U0189979

医养结合机构常见疾病诊疗及护理规范

主编　管春燕　殷玉梅　刘克岩　齐学伟

中国海洋大学出版社
·青岛·

图书在版编目（CIP）数据

医养结合机构常见疾病诊疗及护理规范／管春燕等
主编 . -- 青岛：中国海洋大学出版社，2023.12
ISBN 978-7-5670-3751-9

Ⅰ. ①医… Ⅱ. ①管… Ⅲ. ①常见病－诊疗②常见病
－护理－规范 Ⅳ. ①R4

中国国家版本馆 CIP 数据核字（2023）第 246541 号

YIYANG JIEHE JIGOU CHANGJIAN JIBING ZHENLIAO JI HULI GUIFAN
医养结合机构常见疾病诊疗及护理规范

出版发行	中国海洋大学出版社
社　　址	青岛市香港东路 23 号　　　邮政编码　266071
出 版 人	刘文菁
网　　址	http://pub.ouc.edu.cn
订购电话	0532-82032573（传真）
责任编辑	邓志科　　　　　　　　　　电　　话　0532-85901040
印　　制	日照报业印刷有限公司
版　　次	2023 年 12 月第 1 版
印　　次	2023 年 12 月第 1 次印刷
成品尺寸	185 mm ×260 mm
印　　张	15.25
字　　数	280 千
印　　数	1—1 000
定　　价	59.00 元

发现印装质量问题，请致电 0633-8221365，由印刷厂负责调换。

序言

　　随着人口老龄化进程的日益加快，老年人成为一个重要的社会群体，"4-2-1"家庭结构导致家庭养老功能减弱，社会养老服务需求迅速释放，伴随着人口寿命的逐步延长，老年人的医疗卫生服务需求和生活照料需求叠加的趋势越来越显著。十九大报告中明确指出："积极应对人口老龄化，构建养老、孝老、敬老政策体系和社会环境，推进医养结合，加快老龄事业和产业发展"。

　　针对现状，"医养一体化"越来越成为当前我国应对"人口老龄化"和解决"养老＋医疗"问题的迫切要求。在此情况下，医养结合服务模式的出现及其发展成为全社会关注的问题。医养结合服务模式对于缓解社会老龄化造成的压力、提高慢性病老年人生活质量、减轻家庭负担具有很大成效。如何使老年人在医养结合机构既能得到生活上的照顾，又能得到必要的医疗护理服务，形成集"医、康、养、护"为一体的服务模式，就显得尤为重要。但在实际工作中，医养结合队伍存在专业人员数量不足，医疗护理培训不到位等问题，使人力资源质量和养老模式不匹配。就此，迫切需要展开探究医养结合服务模式，建立实用可行的医养结合培训体系。

　　本培训材料旨在培养医养结合骨干人才，提高专业技术人员的理论水平和岗位技能水平，提升医养结合服务能力，助力养老服务质量提升，推动医养结合养老模式健康发展。

　　本书的内容详细介绍了医养结合产生的背景及相关政策支持，医养结合机构常见病诊疗及护理规范。该书内容新颖，知识系统，具有简明易懂，通俗实用的特点。内容涉及面广，难免有疏漏和不足之处，恳请同仁及读者在使用过程中给予批评指正。

目　录

第一篇
概　述

第一节 医养结合产生的背景及概念

自 20 世纪 90 年代中期以来,国际社会开始提倡以"持续照顾"为主的养老服务理念,在该理念的指导下,日本、英国、瑞典等先后根据本国实际建立起各自的长期照护系统。受国际社会倡导的"持续照顾"理念影响,"老有所养"不再只是满足基本生活需求的传统养老模式,而应该增加包括医疗护理、精神慰藉、娱乐文化及临终关怀等在内的一系列服务。医养结合在我国的理论与实践探索,也正是基于这一时代背景而产生的。医养结合的概念相对具有中国特色,也是在国际交流中养老界同仁较为困惑与纠结的问题。因为目前在国际上,找不出任何一个英文词可以对应医养结合的概念。

医院式养老是医养结合的前身,早期有学者提出了医院式养老的概念,即利用医院医疗条件完善的优势,划出专门的区域,设立单独的科室,开展社会养老服务。

医养结合是指医疗资源与养老资源相结合,实现社会资源利用的最大化。把专业的医疗技术和先进设备与康复训练、日常学习、日常饮食、生活养老等专业相融合。以医疗为保障,以康复为支撑,边医边养、综合治疗。其中,"医"包括医疗康复保健服务,具体有医疗服务、健康咨询服务、健康检查服务、疾病诊治和护理服务、大病康复服务以及临终关怀服务等;"养"包括生活照护服务、精神心理服务、文化活动服务。其利用"医养一体化"的发展模式,是集医疗、康复、养生、养老等为一体,把老年人健康医疗服务放在首要位置,将养老机构与医院的功能相结合,把生活照料和康复关怀融为一体的新型模式。医养结合整合医疗资源与生活照料,近似于美国的管理性医疗服务,基于资源整合理论。医养结合是人类医疗改革创新中的重点康复工程,是一种切实可行的医疗改革新模式。

第二节 医养结合的范围

2015 年,国务院办公厅转发卫生计生委、民政部、发展改革委、财政部、人力资源社会保障部、国土资源部、住房城乡建设部、全国老龄办、中医药局《关于推进医疗卫生与养老服务相结合的指导意见》,全面部署进一步推进医疗卫生与养老服务相结合,满足人民群众多层次、多样化的健康养老服务需求。

该意见明确了五方面医养结合的范围和重点任务。一是建立健全医疗卫生机构与养老机构合作机制。鼓励养老机构与周边的医疗卫生机构开展多种形式的协议合作。通过建设医疗养老联合体等多种模式为老年人提供一体化的健康和养老服务。二是支持养老机构开展医疗服务。养老机构可根据自身能力和老年人服务需求,按相关规定申请开办医疗机构,提高养老机构提供基本医疗服务的能力。三是推动医疗卫生服务延伸至社区、家庭。推进基层医疗卫生机构和医务人员与社区、居家养老结合,与老年人家庭建立签约服务关系,为老年人提供具有连续性的健康管理服务和医疗服务。四是鼓励社会力量兴办医养结合机构。在制定医疗卫生和养老相关规划时,要给社会力量举办医养结合机构留出空间,鼓励有条件的地方提供一站式便捷服务。五是鼓励医疗卫生机构与养老服务融合发展。统筹医疗卫生与养老服务资源布局,提高综合医院为老年患者服务的能力,提高基层医疗卫生机构康复、护理床位占比,全面落实老年医疗服务优待政策。

医疗机构牵手养老机构建立医养联盟,打破养老机构与医疗机构之间资源割裂的状态,可以形成双赢甚至多赢的局面:养老机构可以整合医院的医疗资源,提高为老年人服务的能力;医疗机构可以树立社会形象,扩大自身的影响力及医疗服务的覆盖范围;老有所医和老有所养,可以减轻老年人及其子女的精神压力和经济负担。

当然,医疗服务和养老服务的深度融合,并不是医疗机构和养老机构"1+1"的简单形式,而是需要健全整个社会服务体系、完善公共服务设施,需要卫生、民政、财政、社保等相关部门协调配合形成合力,将两者有机结合起来,从而做好资源整合。

第三节　医养结合的现状及相关政策

一、医养结合的现状

医养结合是近几年逐渐兴起于各地的一种新型养老模式。由于其将现代医疗服务与养老保障模式有效结合,实现了"有病治病、无病疗养"的养老保障模式创新,已经成为我国"十三五"时期重点培育和发展的养老服务新方向,也成为政府决策部门及学者们共同热议的焦点问题。医养结合整合医疗资源和养老资源,是一种有病治病、无病疗养、医疗和养老相结合的新型养老模式。

20世纪90年代中期以来,国际社会开始提倡以"持续照顾"理念为主的养老服务理念,即尽可能使老年人在熟悉的居住环境中得到持续的养老服务照料而尽量减少由于护理程度变化带来的不断更换养老场所的次数。在这一理念的指导下,日本、英国、瑞典等国先后根据本国实际建立起了各自的长期照护系统。受国际社会倡导的"持续照顾"

理念影响,"老有所养"不再只是提供满足基本生活需求的传统养老模式,而应该增加包括医疗护理、精神慰藉、娱乐文化以及临终关怀等在内的一系列服务。准确理解医养结合的概念需要比较其与传统养老模式的区别与联系。在服务内容上,传统养老模式仅为老年人提供老年生活保障,医养结合则在提供传统养老模式所包含的基本养老服务的基础上,借助于现代医疗技术为老年人提供老年疾病治疗、康复所需要的专业化医疗服务,实现了传统养老服务与现代医疗服务相结合。在养老服务供给方式上,医养结合模式不同于传统养老模式,具有明确的责任主体。

二、医养结合相关政策

1. 国务院《关于加快发展养老服务业的若干意见》(国发〔2013〕35 号),积极推进医疗卫生与养老服务相结合。

2. 国务院《关于促进健康服务业发展的若干意见》(国发〔2013〕40 号),加快发展健康养老服务。

3. 国家发展改革委、民政部等部门《关于加快推进健康与养老服务工程建设的通知》(发改投资〔2014〕2091 号),加快推进健康与养老服务工程建设的实施安排。

4. 国务院办公厅《关于印发全国医疗卫生服务体系规划纲要(2015—2020 年)的通知》(国办发〔2015〕14 号),推进医疗机构与养老机构等加强合作。推动中医药与养老结合,充分发挥中医药"治未病"和养生保健优势。

5. 国务院办公厅《关于印发中医药健康服务发展规划(2015—2020 年)的通知》(国办发〔2015〕32 号),积极发展中医药健康养老服务。

6. 十部委《关于鼓励民间资本参与养老服务业发展的实施意见》(民发〔2015〕33 号),进一步推进医养融合发展。

7. 民政部、卫计委《关于做好医养结合机构服务机构许可工作的通知》(民发〔2016〕52 号),支持医疗机构设立养老机构。

8. 《人力资源社会保障部办公厅关于开展长期护理保险制度试点的指导意见》(人社厅〔2016〕80 号)。

9. 国家卫健委等 12 部门联合印发《关于深入推进医养结合发展的若干意见》(国卫老龄发〔2019〕60 号),强化医疗卫生与养老服务衔接,推进医养结合机构"放管服"改革。

第二篇
医养结合机构常见疾病诊疗

第一章
老年病的现状及特点

第一节 老年期生理变化及特征

一、生理性衰老的主要表现

(一)人体结构成分的衰老变化

(1)水分减少。60岁以上老年人全身含水量男性为51.5%(正常为60%),细胞内含水量由42%降至35%,女性为42.0%~45.5%(正常为50%),所以老年人用发汗退烧药要注意防止脱水。

(2)脂肪增多。随着年龄的增长,新陈代谢逐渐减慢,耗热量逐渐降低,因而食入热量常高于耗消耗量,所余热量即转化为脂肪而储积,使脂肪组织的比例逐渐增加,身体逐渐肥胖。人体脂含量与水含量呈反比,脂肪含量与血总胆固醇含量呈平行关系,因此血脂随增龄而上升。

(3)细胞数减少,器官及体质量减轻。细胞减少随增龄而渐加剧。75岁老人组织细胞减少约30%,由于老年人细胞萎缩、死亡及水分减少等,致使人体各器官重量和体质量减轻,其中以肌肉、性腺、脾、肾等减重更为明显,细胞萎缩最明显的是肌肉,肌肉弹性降低、力量减弱、易疲劳。老年人肌腱、韧带萎缩僵硬,致使动作缓慢,反应迟钝。

(4)器官功能下降。主要表现在各器官的储备能力减少,适应能力降低和抵抗能力减退等。

(二)老化性代谢(三大代谢平衡失调)

在代谢上,青年期的特点是进行性、同化性和合成性,而老年期的特点则是退行性、异化性和分解性,这种倾向通常在衰老症状出现前就已开始了。

（1）糖代谢的变化，老年人糖代谢功能下降，有患糖尿病的倾向。研究证明，50 岁以上糖代谢异常者占 16%，70 岁以上异常者占 25%。

（2）脂代谢的变化，随机体的老化，不饱和脂肪酸形成的脂质过氧化物易积聚，后者极易产生自由基，血清脂蛋白也是自由基的来源，随年龄的增长，血中脂质明显增加，易患脂血症、动脉粥样硬化、高血压及脑血管病。

（3）蛋白质代谢的变化，蛋白质代谢的衰老变化是人体生理功能衰退的重要物质基础，随增龄人血白蛋白含量降低，总球蛋白增高，而且蛋白质分子可随增龄而形成大而不活跃的分子，蓄积于细胞中，致使细胞活力降低，功能下降。老年人蛋白质代谢分解大于合成，消化、吸收功能减退。随年龄的增长，各种蛋白质的量和质趋于降低。蛋白质轻度缺乏时，可出现易疲劳、体质量减轻、抵抗力降低等症状。严重缺乏时则可引致营养不良性水肿、低蛋白血症及肝、肾功能降低等。但老年人长期过量的高蛋白饮食，可增加功能已减退的肝、肾等器官的负担。随增龄，在蛋白质合成过程中易发生翻译差错，导致细胞的衰老与死亡。

（4）无机物代谢的变化，老年人细胞膜通透功能减退，离子交换能力低下，最显著的无机物异常代谢表现为骨关节性，尤以骨质疏松为甚。

（三）适应能力的变化

老年人对内外环境的改变的适应能力下降，体力活动时易心慌气短，活动后恢复时间延长。对冷、热适应能力减弱，夏季易中暑，冬季易感冒。一些年轻人很易应付的体、脑力劳动，老年人常难以负担。由于对体位适应能力减退，老年人血压波动大，代谢能力低下，如经口或静脉注射葡萄糖负荷或静脉注射钙负荷，其高血糖或高血钙均持续时间较长，可见老年人的内环境稳定性较年轻人低。

二、各系统的生理性老化

1. 皮肤系统的生理性老化

皮肤是保持身体正常生理活动的第一道防线，从面积和含量而论，皮肤是人体最大的器官。老年人皮肤的触痛、温觉减弱，表面的反应性减弱，对不良刺激的防御等功能降低，再生和愈合能力减弱，通常在 40 岁左右皮肤开始出现老化特征。

（1）毛发改变：毛发失去光泽，头发脱落，眉毛、鼻毛变白脱落。

（2）皮肤：老年人皮肤因皮脂腺分泌减少而无泽易裂，瘙痒，由于表面粗糙、松弛、弹性降低而出现皱纹、下眼睑肿胀，形成眼袋，皮肤毛细血管减少、变性、脆性增加，易出血（老年性紫癜），随增龄，皮肤神经末梢的密度显著降低，致皮肤调温功能下降，感觉迟钝，脂褐素沉积形成老年斑。

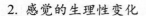

2. 感觉的生理性变化

随增龄,衰老机体的细胞数减少,组织器官发生退行性变致多种生理功能减退,如听力下降,视力减退、视野变小,嗅觉不灵,感觉迟钝,行动迟缓,步履蹒跚,对周围环境的适应能力降低易发生感染性疾病,因而人们会用"老态龙钟""老气横秋"等形容词来形容老年人因衰老所表现出的缺乏朝气的表现。

3. 呼吸系统的老化

(1)鼻:鼻软骨弹性减低,黏膜及腺体萎缩,鼻腔对气流的过滤和加温功能减退或丧失,加重下位气道的负担,使整体气道防御功能下降。

(2)咽:咽黏膜和淋巴细胞萎缩,易于引起上呼吸道感染。

(3)气管、支气管:支气管黏膜萎缩,弹性组织减少,纤维组织增生,黏膜下腺体和平滑肌萎缩,支气管软骨钙化、变硬、管腔扩张,小气道状细胞数量增多,分泌亢进,黏液潴留,气流阻力增加,易发生呼气性呼吸困难,常使小气道萎陷、闭合。由于管腔内分泌物排泄不畅,发生感染的机会增多,内径变大呈桶状。

(4)胸廓:因肋骨、脊柱钙化而变硬,黏膜上皮及黏液腺退化,管腔扩张,前后径变大呈桶状。

(5)肺:肺泡壁变薄,泡腔扩大,弹性降低,肺组织重量减轻,呼吸肌萎缩,肺弹性回缩力降低,导致肺活量降低,残气量增多,咳嗽反射及纤毛运动功能退化,老年人咳嗽和反射机能减弱,使滞留在肺的分泌物和异物增多,易感染。

4. 循环系统的老化

(1)心脏:心脏增大,80岁左心室比30岁时增厚25%,心肌细胞纤维化,脂褐素沉积,胶原增多,淀粉样变,心肌的兴奋性、自律性、传导性均降低,心瓣膜退行性变和钙化,窦房结P细胞减少、纤维增多,房室结、房室束和束支都有不同程度的纤维化,导致心脏传导障碍。

(2)血管:随增龄,动脉内膜增厚,中层胶原纤维增加,造成大动脉扩张而屈曲,小动脉管腔变小,动脉粥样硬化,由于血管硬化、可扩张性小,易发生血压上升及体位性低血压。

5. 消化系统的老化

(1)口腔:牙龈萎缩,齿根外露,齿槽管被吸收,牙齿松动,牙釉质丧失,牙易磨损、过敏,舌和咬肌萎缩,咀嚼无力,碎食不良,食欲下降,唾液腺的分泌减少,加重下消化道负担。

(2)食管:肌肉萎缩,收缩力减弱,食管颤动变小,食物通过时间延长。

(3)胃:胃黏膜及腺细胞萎缩、退化,胃液分泌减少,造成胃黏膜的机械损伤,黏液碳酸氢盐屏障的形成障碍,致胃黏膜易被胃酸和胃蛋白酶破坏,减低胃蛋白酶的消化作用和灭菌作用,促胰液素的释放降低,使胃黏膜糜烂、溃疡、出血、营养被夺,加之内因子分泌功能部分或全部丧失,失去吸收维生素 B12 的能力,致巨幼红细胞性贫血和造血障碍,平滑肌的萎缩使胃蠕动减弱,排空延迟,是引发便秘的原因之一。

(4)肠:小肠绒毛增宽而短,平滑肌层变薄,收缩蠕动无力,吸收功能差,小肠分泌减少,各种消化酶水平下降,致小肠消化功能大大减退,结肠黏膜萎缩,肌层增厚,易产生憩室,肠蠕动缓慢无力,对水分的吸收无力,大肠充盈不足,不能引起扩张感觉等,造成便秘。

(5)肝:肝细胞数减少变性、结缔组织增加,易造成肝纤维化和硬化,肝功能减退,合成蛋白能力下降,肝解毒功能下降,易引起药物性肝损害,由于老年人消化吸收功能差,易引起蛋白质等营养缺乏,导致肝脂肪沉积。

(6)胆:胆囊及胆管壁变厚、弹性减低,因含大量胆固醇,易发生胆囊炎、胆石症。

(7)胰:胰腺萎缩,胰液分泌减少,酶量及活性下降,严重影响淀粉、蛋白、脂肪等消化吸收;胰岛细胞变性,胰岛素分泌减少,对葡萄糖的耐量减退,增加了发生非胰岛素依赖型糖尿病的危险。

6. 泌尿系统老化

(1)肾:肾重量减轻,间质纤维化增加,肾小球数量减少,且玻璃样变、硬化,基底膜增厚,肾小管细胞脂肪变性,弹性纤维增多,内膜增厚,透明变性,肾远端小管憩室数随增龄而增加,可扩大成肾囊肿。肾单位减少,70 岁以后可减少 1/2 ～ 1/3。肾功能衰减,出现少尿,尿素、肌酐清除率下降,肾血流量减少,肾浓缩、稀释功能降低,肾小管分泌与吸收功能随增龄下降,肾小管内压增加,从而减少有效滤过,使肾小球滤过率进一步下降。肾调节酸碱平衡能力下降,肾的内分泌机能减退。

(2)输尿管:肌层变薄,支配肌肉活动的神经减少,输尿管弛缩力降低,使泵入膀胱的速度变慢,且易反流。

(3)膀胱:膀胱肌肉萎缩,纤维组织增生,易发生憩室,膀胱缩小,容量减少,残余尿增多,75 岁以上老年人残余尿可达 100 mL,随增龄膀胱括约肌萎缩,支配膀胱的植物神经系统功能障碍,致排尿反射减弱,缺乏随意控制能力,常出现尿频或尿意延迟,甚至尿失禁。

(4)尿道:尿道肌萎缩,纤维化变硬,括约肌松弛,尿流变慢,排尿无力,致较多残余尿,尿失禁,由于尿道腺体分泌减少,男性前列腺增生,前列腺液分泌减少,使尿道感染的发生率高。

7. 神经精神系统的老化

随增龄脑组织萎缩,脑细胞数减少。一般认为,人出生后脑神经细胞即停止分裂,自 20 岁开始,每年丧失 0.8% 且随其种类、存在部位等的不同而选择性减少。60 岁时大脑皮质神经和细胞数减少 20%～25%，小脑皮质神经细胞减少 25%。70 岁以上老人神经细胞总数减少可达 45%，脑室扩大，脑膜增厚，脂褐素沉积增多，阻碍细胞的代谢，脑动脉硬化血循环阻力增大，脑供血减少，耗氧量降低，致脑软化，约半数 65 岁以上的正常老人的脑部都可发现缺血性病灶。老年人脑多种神经递质的能力皆有所下降，导致老年人健忘，智力减退，注意力不集中，睡眠不佳，精神性格改变，动作迟缓，运动震颤，痴呆等。脑神经突触数量减少发生退行性变，神经传导速度减慢，导致老年人对外界事物反应迟钝，动作协调能力下降。随增龄植物神经变性，功能紊乱，导致体液循环、气体交换、物质吸收与排泄、生长发育和繁殖等内脏器官的功能活动的平衡失调，老年人的触觉、本体觉、视觉、听觉的敏锐性均下降，味、嗅觉的阈值明显升高，向中枢的传导信号明显减少，从而使老年人的劳动能力下降，只能从事节律较慢的活动和较轻的工作。老年人独特的心理特征：① 老年人的记忆，特别是近记忆减退明显，对新鲜事物不敏感，想象力衰退。② 情绪易波动，特别是对亲友的生离死别、丧偶等会使他们情绪抑郁，对生活失去兴趣，加之体弱多病，离退休生活习惯的骤然改变都可使其产生自卑、无用、老朽感，患上抑郁症，万念俱灰，个别人还会产生自杀的念头。③ 性格改变，人到老年，精神活动由倾向外界事物的变化，渐转为"内向"的趋势，留恋往事，固守旧的习惯，自我封闭，可以一改以往性格，判若两人。这与大脑皮层额叶先退化有关。④ 行为改变，由于大脑皮层的衰变，受皮层控制的皮层下部的本能活动占优势，因此部分老年人会出现一些如儿童的行为。

8. 内分泌系统的老化

（1）下丘脑：下丘脑是体内植物神经中枢。一些学者认为"老化钟"位于下丘脑，其功能衰退，使各种促激素释放激素分泌减少或作用减低，接受下丘脑调节的垂体及下属靶腺的功能也随之发生全面减退，从而引起衰老的发生与发展。随增龄，下丘脑的受体数减少，对糖皮质激素和血糖的反应均减弱。对负反馈抑制的阈值升高。

（2）垂体：随增龄垂体纤维组织和铁沉积增多，下丘脑－垂体轴的反馈受体敏感性降低。

（3）甲状腺：老年人甲状腺重量减轻，滤泡变小，同化碘的能力减弱，T3 水平降低，血清抗甲状腺自身抗体增高，甲状腺在外周组织的降解率降低，垂体前叶促甲状腺激素释放激素（TRH）刺激的反应性亦降低。

（4）甲状旁腺：老年人的甲状旁腺细胞减少，结缔组织和脂肪细胞增厚，血管狭窄，PTH（甲状腺素）的活性下降，Ca^{2+} 转运减慢，血清总钙和离子钙均比年轻人低。老年妇女由于缺乏能抑制 PTH 的雌激素，可引起骨代谢障碍。

（5）肾上腺：老年人肾上腺的皮、髓质细胞均减少，不论性别，随增龄肾上腺皮质的雄激素分泌皆直线下降，使老年人保持内环境稳定的能力与应激能力降低。

（6）性腺：男性 50 岁以上，其睾丸间质细胞的睾酮分泌下降，受体数目减少，或其敏感性降低,致使性功能渐减退,女性 35～40 岁雌激素急剧减少,60 岁降到最低水平,60 岁以后稳定于低水平。

(7)胰腺:随增龄,胰岛功能减退,胰岛素分泌减少,细胞膜上胰岛素受体减少和对胰岛素的敏感性降低,致 65 岁以上老人 43%糖耐量降低,糖尿病发生率高。

(8)松果体:有副垂体之称,老年人垂体产生的胺类和肽类激素减少,使其调节功能减退,下丘脑敏感阈值升高,对应激反应延缓。

9. 免疫系统的老化

随增龄,人体免疫功能与机体衰老呈平行下降。

(1)胸腺:老年期胸腺明显萎缩,血中胸腺素浓度下降,使 T 细胞分化、成熟和功能表达均相应极度降低。

(2)T 细胞:在抗原刺激下转化为致敏淋巴细胞的能力明显减弱,对外来抗原的反应减弱。

(3)β 细胞:β 淋巴细胞对抗原刺激的应答随增龄而下降,抗原和抗体间的亲和力下降;需要 T 细胞协助的体外免疫应答也随增龄而下降。

(4)自身免疫:老年人自身免疫功能大大增加,免疫细胞的识别能力随增龄而减弱,除攻击外来病原体外,还攻击自身组织,引起机体衰老死亡。

10. 运动系统的老化。

(1)骨老化:骨老化的总特征是骨质吸收超过骨质形成。骨皮质变薄,髓质增宽,胶质减少或消失,骨内水分增多,碳酸钙减少,骨密度减低,骨质疏松,脆性增加,易发生骨折,肋软骨钙化、易断,老年人骨质畸形,越活越矮。

(2)关节老化:老年人关节软骨含水量和亲水性黏多糖减少,软骨素亦减少,关节囊滑膜沉积磷灰石钙盐或焦磷酸盐而僵硬,滑膜萎缩、变薄,基质减少,液体分泌减少,关节软骨、滑膜钙化、纤维化失去弹性,血管硬化,供血不足,加重变性,韧带、腱膜、关节素纤维化而僵硬,使关节活动受到严重影响,引起疼痛,骨质增生形成骨刺。

(3)肌肉老化:随增龄肌细胞水分减少,脂褐素沉积增多,肌纤维变细,重量减轻,肌肉韧带萎缩,耗氧量减少,肌力减低,易疲劳,加之脊髓和大脑功能衰退,活动减少,反应迟钝、笨拙。

第二节　老年期疾病的特点

随着年龄增长,老年人人体各器官出现退行性改变,对疾病的易感性和脆弱性增加,老年期疾病具有特有的发病特点及临床表现,诊疗上可根据人群的特殊性、干预终点的特殊性进行适当调整。

(1)症状及体征不典型。老年人感受性降低,加之常常并发多种疾病,因而使患病后症状及体征不典型,容易漏、误诊,如老年人肺炎常无症状,或仅表现食欲差、全身无力、脱水,或突然意识障碍,而无呼吸系症状,因此要重视客观检查,尤其体温、脉搏、血压及意识的观察极为重要。

(2)多病性。指同一老人常有两种以上疾病同时存在。如不少老人患高血压动脉粥样硬化,同时又患慢性支气管炎,肺气肿或兼有肾功能损害,这就使得症状不典型,造成诊断和鉴别诊断的困难,需引起警惕。

(3)发病快,病程短。由于老年人脏器储备功能低下,一旦应激,病情迅速恶化。

(4)易有意识障碍,这与老年人脑血管硬化、血压改变、感染、毒血症和电解质紊乱等有关。

(5)易引起水电解紊乱。老年人脑呈萎缩状态,口渴中枢敏感性降低,饮水不多,因而轻微的原因即可引起水电平衡紊乱,应注意观察舌象、皮肤弹性以及尿量。

(6)易发生全身衰竭。

(7)易发生后遗症的并发症。如长期卧床可以引起坠积性肺炎、便秘、肌肉萎缩、体位低血压、肢体挛缩、骨质疏松、褥疮等。

(8)病理心理学特点。近几十年国内外研究表明,冠心病与 A 型行为类型有关。如脑血管病患者的心理特点为记忆障碍明显高于健康人,词语不流畅,反应速度减慢,语言障碍显著,说明性格因素与某些老年病有关。

第二章
常见症状

第一节　发热

发热（fever）是指机体在致热原（pyrogen）作用下或各种原因引起体温调节中枢的功能障碍时体温升高超出正常范围。正常人的体温受体温调节中枢所调控，并通过神经、体液因素使产热和散热过程呈动态平衡，保持体温在相对恒定的范围内。

正常体温与生理变异：

正常人体温一般为 36～37 ℃，可因测量方法不同而略有差异。正常体温在不同个体之间略有差异，且常受机体内、外因素的影响稍有波动。在 24 小时内下午体温较早晨稍高，剧烈运动、劳动或进餐后体温也可略升高，但一般波动范围不超过 1 ℃。妇女月经前及妊娠期体温略高于正常。老年人因代谢率偏低，体温相对低于青壮年。另外，在高温环境下体温也可稍升高。

一、病因

发热的病因很多，临床上可分为感染性与非感染性两大类，而以前者多见。

（一）感染性发热（infective fever）

各种病原体如病毒、细菌、支原体、立克次体、螺旋体、真菌、寄生虫等引起的感染，不论是急性、亚急性或慢性，局部性或全身性，均可出现发热。

（二）非感染性发热（noninfective fever）

主要有下列几类病因：

（1）血液病：如白血病、淋巴瘤、恶性组织细胞病等。

（2）结缔组织疾病：如系统性红斑狼疮、皮肌炎、硬皮病、类风湿关节炎和结节性多动脉炎等。

（3）变态反应性疾病：如风湿热、药物热、血清病、溶血反应等。

（4）内分泌代谢疾病：如甲状腺功能亢进症、甲状腺炎、痛风和重度脱水等。

（5）血栓及栓塞疾病：如心肌梗死、肺梗死、脾梗死和肢体坏死等，通常称为吸收热。

（6）颅内疾病：如脑出血、脑震荡、脑挫伤等，为中枢性发热。癫痫持续状态可引起发热，为产热过多所致。

（7）皮肤病变：皮肤广泛病变致皮肤散热减少而发热，见于广泛性皮炎、鱼鳞癣等。慢性心力衰竭使皮肤散热减少也可引起发热。

（8）恶性肿瘤：各种恶性肿瘤均有可能引起发热。

（9）物理及化学性损害：如中暑、大手术后、内出血、骨折、大面积烧伤及重度安眠药中毒等。

（10）自主神经功能紊乱：由于自主神经功能紊乱，影响正常的体温调节过程，使产热大于散热，体温升高，多为低热，常伴有自主神经功能紊乱的其他表现，属功能性发热范畴。常见的功能性低热有：

1）原发性低热：由于自主神经功能紊乱所致的体温调节障碍或体质异常，低热可持续数月甚至数年之久，热型较规则，体温波动范围较小，多在 0.5 ℃以内。

2）感染治愈后低热：由于病毒、细菌、原虫等感染致发热后，低热不退，而原有感染已治愈。此系体温调节功能仍未恢复正常所致，但必须与因机体抵抗力降低导致潜在的病灶（如结核）活动或其他新感染所致的发热相区别。

3）夏季低热：低热仅发生于夏季，秋凉后自行退热，每年如此反复出现，连续数年后多可自愈。多见于幼儿，因体温调节中枢功能不完善，夏季身体虚弱，且多发生于营养不良或脑发育不全者。

4）生理性低热：如精神紧张、剧烈运动后均可出现低热。月经前及妊娠初期也可有低热现象。

二、临床表现

（一）发热的分度

发热的分度以口腔温度为标准，可将发热分为：

（1）低热：37.3～38.0 ℃。

（2）中等度热：38.1～39.0 ℃。

（3）高热：39.1～41.0 ℃。

（4）超高热：41℃以上。

（二）发热的临床过程及特点

发热的临床过程一般分为以下三个阶段。

1. 体温上升期

体温上升期常有疲乏无力、肌肉酸痛、皮肤苍白、畏寒或寒战等现象。皮肤苍白是因体温调节中枢发出的冲动经交感神经而引起皮肤血管收缩,浅层血流减少所致,甚至伴有皮肤温度下降。由于皮肤散热减少刺激皮肤的冷觉感受器并传至中枢引起畏寒。中枢发出的冲动再经运动神经传至运动终板,引起骨骼肌不随意地周期性收缩,发生寒战及竖毛肌收缩,使产热增加。该期产热大于散热使体温上升。

体温上升有两种方式:

(1)骤升型:体温在几小时内达 39～40 ℃或以上,常伴有寒战。小儿易发生惊厥。见于疟疾、大叶性肺炎、败血症、流行性感冒、急性肾盂肾炎、输液或某些药物反应等。

(2)缓升型:体温逐渐上升在数日内达高峰,多不伴寒战。如伤寒、结核病、布鲁氏菌病(brucellosis)等所致的发热。

2. 高热期

是指体温上升达高峰之后保持一定时间,持续时间的长短可因病因不同而有差异。如疟疾可持续数小时,大叶性肺炎、流行性感冒可持续数天,伤寒则可为数周。在此期中体温已达到或略高于上移的体温调定点水平,体温调节中枢不再发出寒战冲动,故寒战消失;皮肤血管由收缩转为舒张,使皮肤发红并有灼热感;呼吸加快变深;开始出汗并逐渐增多。使产热与散热过程在较高水平保持相对平衡。

3. 体温下降期

由于病因的消除,致热原的作用逐渐减弱或消失,体温中枢的体温调定点逐渐降至正常水平,产热相对减少,散热大于产热,使体温降至正常水平。此期表现为出汗多,皮肤潮湿。

体温下降有两种方式:

(1)骤降(crisis):指体温于数小时内迅速下降至正常,有时可略低于正常,常伴有大汗淋漓。常见于疟疾、急性肾盂肾炎、大叶性肺炎及输液反应等。

(2)渐降(lysis):指体温在数天内逐渐降至正常,如伤寒、风湿热等。

(三)热型及临床意义

发热病人在不同时间测得的体温数值分别记录在体温单上,将各体温数值点连接起来成体温曲线,该曲线的不同形态(形状)称为热型(fever type)。不同的病因所致发热的热型常不相同。临床上常见的热型有以下几种。

1. 稽留热(continued fever)

是指体温恒定地维持在 39～40 ℃以上的高水平,达数天或数周,24 小时内体温波动范围不超过 1 ℃。常见于大叶性肺炎、斑疹伤寒及伤寒高热期。

2. 弛张热（remittent fever）

又称败血症热型。体温常在 39 ℃以上，波动幅度大，24 小时内波动范围超过 2 ℃，但都在正常水平以上。常见于败血症、风湿热、重症肺结核及化脓性炎症等。

3. 间歇热（intermittent fever）

体温骤升达高峰后持续数小时，又迅速降至正常水平，无热期（间歇期）可持续 1 天至数天，如此高热期与无热期反复交替出现。常见于疟疾、急性肾盂肾炎等。

4. 波状热（undulant fever）

体温逐渐上升达 39 ℃或以上，数天后又逐渐下降至正常水平，持续数天后又逐渐升高，如此反复多次。常见于布鲁氏菌病。

5. 回归热（recurrent fever）

体温急剧上升至 39 ℃或以上，持续数天后又骤然下降至正常水平。高热期与无热期各持续若干天后规律性交替一次。可见于回归热、霍奇金（Hodgkin）淋巴瘤等。

6. 不规则热（irregular fever）

发热的体温曲线无一定规律，可见于结核病、风湿热、支气管肺炎、渗出性胸膜炎等。

不同的发热性疾病各具有相应的热型，热型的不同有助于发热病因的诊断和鉴别诊断。但必须注意：① 由于抗生素的广泛应用，及时控制了感染，或因解热药或糖皮质激素的应用，可使某些疾病的特征性热型变得不典型或呈不规则热型；② 热型也与个体反应的强弱有关，如老年人患休克型肺炎时可仅有低热或无发热，而不具备肺炎的典型热型。

（四）伴随症状

1. 伴寒战

见于大叶性肺炎、败血症、急性胆囊炎、急性肾盂肾炎、流行性脑脊髓膜炎、疟疾、钩端螺旋体病、药物热、急性溶血或输血反应等

2. 伴结膜充血

见于麻疹、流行性出血热、斑疹伤寒、钩端螺旋体病等。

3. 伴单纯疱疹

口唇单纯疱疹多出现于急性发热性疾病，见于大叶性肺炎、流行性脑脊髓膜炎、间日疟、流行性感冒等。

4. 伴淋巴结肿大

见于传染性单核细胞增多症、风疹、淋巴结结核、局灶性化脓性感染、丝虫病、白血

病、淋巴瘤、转移癌等。

5. 伴肝脾肿大

见于传染性单核细胞增多症、病毒性肝炎、肝及胆道感染、布氏杆菌病、疟疾、结缔组织病、白血病、淋巴瘤、黑热病、急性血吸虫病等。

6. 伴出血

发热伴皮肤黏膜出血可见于重症感染及某些急性传染病,如流行性出血热、病毒性肝炎、斑疹伤寒、败血症等。也可见于某些血液病,如急性白血病、再生障碍性贫血、恶性组织细胞病等。

7. 伴关节肿痛

见于败血症、猩红热、布氏杆菌病、风湿热、结缔组织病、痛风等。

8. 伴皮疹

见于麻疹、猩红热、风疹、水痘、斑疹伤寒、风湿热、结缔组织病、药物热等。

9. 伴昏迷

先发热后昏迷者见于流行性乙型脑炎、斑疹伤寒、流行性脑脊髓膜炎、中毒性菌痢、中暑等;先昏迷后发热者见于脑出血、巴比妥类药物中毒等。

第二节　水肿

水肿(edema)是指人体组织间隙有过多的液体积聚使组织肿胀。水肿可分为全身性与局部性。当液体在体内组织间隙呈弥漫性分布时呈全身性水肿(常为凹陷性);液体积聚在局部组织间隙时呈局部水肿;发生于体腔内称积液,如胸腔积液、腹腔积液、心包积液。一般情况下,水肿这一术语,不包括内脏器官局部的水肿,如脑水肿、肺水肿等。

一、病因及临床表现

(一)全身性水肿

1. 心源性水肿(cardiac edema)

主要是右心衰竭。发生机制主要是有效循环血量减少,肾血流量减少,继发性醛固酮增多引起钠水潴留以及静脉淤血,毛细血管内静水压增高,组织液回吸减少所致。水肿特点是:首先出现于身体低垂部位,能起床活动者,最早出现于踝内侧,行走活动后明显,休息后减轻或消失;经常卧床者以腰骶部较为明显。颜面一般不出现水肿。水肿为对称性、凹陷性。此外,通常有颈静脉怒张、肝肿大、静脉压升高,严重时还出现胸腔积液、腹腔积液及肢体水肿。心源性水肿还可见于某些缩窄性心脏疾病,如缩窄性心包炎、心包积液或积血、心肌或心内膜纤维组织增生及心肌硬化等。这些疾病多由于心包、心肌或心内膜的广泛病变,导致心肌顺应性降低、心脏舒张受限、静脉回流受阻、静脉淤血、静脉压增高,从而出现腹腔积液、胸腔积液及肢体水肿。

2. 肾源性水肿(renal edema)

可见于各型肾炎和肾病。发生机制主要是由多种因素引起肾排泄钠、水减少,导致钠水潴留,细胞外液增多,引起水肿。钠水潴留是肾源性水肿的基本机制。导致肾源性水肿主要因素有:① 肾小球滤过功能降低;② 肾小管对钠水重吸收增加;③ 血浆胶体渗透压降低(蛋白尿所致)。水肿特点是疾病早期晨间起床时有眼睑与颜面水肿,以后很快发展为全身水肿。常有尿常规改变、高血压及肾功能损害的表现。

3. 肝源性水肿

肝硬化是肝源性水肿最常见的原因,主要表现为腹腔积液。也可首先出现踝部水肿,而头、面部及上肢常无水肿。门静脉高压症、低蛋白血症、肝淋巴液回流障碍、继发醛固酮增多等因素是水肿与腹腔积液形成的主要机制。肝硬化在临床上主要有肝功能减退和门静脉高压两方面表现。

4. 内分泌代谢疾病所致水肿

(1)甲状腺功能减退症:由于组织间隙亲水物质增加而引起的一种特殊类型水肿,称为黏液性水肿。该水肿特点为非凹陷性,水肿不受体位影响,水肿部位皮肤增厚、粗糙、苍白、温度减低。

(2)甲状腺功能亢进症:部分病人可出现凹陷性水肿及局限性黏液性水肿,其原因可能与蛋白质分解加速而致低蛋白症及组织间隙黏多糖、黏蛋白等胶体物质沉积有关。

(3)原发性醛固酮增多症:可出现下肢及面部轻度水肿,其主要原因为醛固酮及去氧皮质酮过多致钠水潴留。

(4)库欣综合征:出现面部及下肢轻度水肿,其原因是肾上腺皮质激素分泌过多,引起钠水潴留。

(5)腺垂体功能减退症:多出现面部黏液性水肿,伴上肢水肿。

(6)糖尿病:部分病人在发生心肾并发症前即可出现水肿。

5. 营养不良性水肿(nutritional edema)

由于慢性消耗性疾病长期营养缺乏、蛋白丢失性胃肠病、重度烧伤等所致低蛋白血症或维生素 B1 缺乏症,可产生水肿。其特点是水肿发生前常有体质量减轻表现。皮下脂肪减少所致组织松弛,组织压降低,加重了水肿液的潴留。水肿常从足部开始逐渐蔓延至全身。

6. 妊娠性水肿

大多数妇女在妊娠的后期出现不同程度的水肿,其中多数属于生理性水肿,待分娩后水肿可自行消退,部分妊娠妇女的水肿为病理性的。妊娠性水肿主要原因为钠水潴留,血浆胶体渗透压降低,静脉和淋巴回流障碍。

7. 结缔组织疾病所致水肿

可见于系统性红斑狼疮、硬皮病、皮肌炎等。

8. 变态反应性水肿

常见致敏原有致病微生物、异种血清、动植物毒素、某些食物及动物皮毛等。

9. 药物所致水肿

① 药物过敏反应:常见于解热镇痛药、磺胺类、某些抗生素等;② 药物性肾脏损害:见于某些抗生素、磺胺类、别嘌醇、木通、雷公藤等;③ 药物致内分泌紊乱:见于肾上腺皮质激素、性激素、胰岛素、萝芙木制剂、甘草制剂和钙拮抗剂等,引起水肿原因为钠水潴留。

10. 经前期紧张综合征

育龄妇女在月经来潮前 7～14 天出现眼睑、下肢水肿,其原因可能与内分泌激素改变有关。

11. 特发性水肿

水肿原因不明,可能与内分泌功能失调有关,绝大多数见于女性,水肿多发生在身体低垂部位。

12. 功能性水肿

病人无引起水肿的器质性疾病,而是在环境体质、体位等因素的影响下,使体液循环功能发生改变而产生的水肿,称为功能性水肿。功能性水肿包括:① 高温环境引起的水肿;② 肥胖性水肿;③ 老年性水肿;④ 旅行者水肿;⑤ 久坐椅者水肿。

(二)局部性水肿

局部性水肿常见的有:① 炎症性水肿:见于蜂窝织炎、疖肿、痈、丹毒、高温及化学灼伤等;② 淋巴回流障碍性水肿:见于非特异性淋巴管炎、淋巴结切除后、丝虫病等;③ 静脉回流障碍性水肿:见于静脉曲张、静脉血栓和血栓性静脉炎、上腔静脉阻塞综合征、下腔静脉阻塞综合征等;④ 血管神经性水肿;⑤ 神经源性水肿;⑥ 局部黏液性水肿。

局部性水肿伴随症状为:

1. 伴肝肿大

可为心源性、肝源性与营养不良性,而同时有颈静脉怒张者则为心源性。

2. 伴重度蛋白尿

常为肾源性，而轻度蛋白尿也可见于心源性。

3. 伴呼吸困难与发绀

常提示由于心脏病、上腔静脉阻塞综合征等所致。

4. 伴心跳缓慢、血压偏低

可见于甲状腺功能减退症。

5. 伴消瘦、体质量减轻

可见于营养不良。

6. 水肿与月经周期有明显关系

可见于经前期紧张综合征。

第三节 血尿

血尿（hematuria）包括镜下血尿和肉眼血尿，前者是指尿色正常，需经显微镜检查方能确定，通常离心沉淀后的尿液镜检每高倍视野有红细胞 3 个以上。后者是指尿呈洗肉水色或血色，肉眼即可见的血尿。

一、病因

血尿是泌尿系统疾病最常见的症状之一。故 98％的血尿是由泌尿系统疾病引起，2％的血尿由全身性疾病或泌尿系统邻近器官病变所致。

（一）泌尿系统疾病肾小球疾病

如急、慢性肾小球肾炎、IgA 肾病、遗传性肾炎和薄基底膜肾病各种间质性肾炎、尿路感染、泌尿系统结石、结核、肿瘤、多囊肾、血管异常包括肾静脉受到挤压如胡桃夹现象（nutcracker phenomenon）、尿路憩室、息肉和先天性畸形等。

（二）全身性疾病

1. 感染性疾病

败血症、流行性出血热、猩红热、钩端螺旋体病和丝虫病等。

2. 血液病

白血病、再生障碍性贫血、血小板减少性紫癜、过敏性紫癜和血友病等。

3. 免疫和自身免疫性疾病

系统性红斑狼疮、结节性多动脉炎、皮肌炎、类风湿关节炎、系统性硬化症等引起肾损害时。

4. 心血管疾病

亚急性感染性心内膜炎、急进性高血压、慢性心力衰竭、肾动脉栓塞和肾静脉血栓形成等。

（三）尿路邻近器官疾病

急、慢性前列腺炎，精囊炎，急性盆腔炎或脓肿，宫颈癌，输卵管炎，阴道炎，急性阑尾炎，直肠和结肠癌等。

（四）化学物品或药品对尿路的损害

如磺胺药、吲哚美辛、甘露醇、汞、铅、镉等重金属对肾小管的损害；环磷酰胺引起的出血性膀胱炎；抗凝剂如肝素过量也可出现血尿。

（五）功能性血尿

平时运动量小的健康人，突然加大运动量可出现运动性血尿。

二、临床表现

（一）尿颜色的改变

血尿的主要表现是尿颜色的改变，除镜下血尿颜色正常外，肉眼血尿根据出血量多少而尿呈不同颜色。尿呈淡红色像洗肉水样，提示每升尿含血量超过 1 mL。出血严重时尿可呈血液状。肾脏出血时，尿与血混合均匀，尿呈暗红色；膀胱或前列腺出血尿色鲜红，有时有血凝块。但红色尿不一定是血尿，需仔细辨别。如尿呈暗红色或酱油色，不混浊无沉淀，镜检无或仅有少量红细胞，见于血红蛋白尿；棕红色或葡萄酒色，不混浊，镜检无红细胞见于卟啉尿；服用某些药物如大黄、利福平、氨基比林或进食某些红色蔬菜也可排红色尿，但镜检无红细胞。

（二）分段尿异常

将全程尿分段观察颜色如尿三杯试验，用三个清洁玻璃杯分别留起始段、中段和终末段尿观察，如起始段血尿提示病变在尿道；终末段血尿提示出血部位在膀胱颈部，三角区或后尿道的前列腺和精囊腺；三段尿均呈红色即全程血尿，提示血尿来自肾脏或输尿管。

（三）镜下血尿

尿颜色正常，但显微镜检查可确定血尿，并可判断是肾性或肾后性血尿。镜下红细胞大小不一、形态多样为肾小球性血尿，见于肾小球肾炎。因红细胞从肾小球基底膜漏出，通过具有不同渗透梯度的肾小管时，化学和物理作用使红细胞膜受损，血红蛋白溢出而变形。如镜下红细胞形态单一，与外周血近似，为均一型血尿，提示血尿来源于肾后，见于肾盂肾盏、输尿管、膀胱和前列腺病变。

（四）症状性血尿

血尿病人伴有全身或局部症状，而以泌尿系统症状为主。如伴有肾区钝痛或绞痛提示病变在肾脏。膀胱和尿道病变则常有尿频、尿急和排尿困难。

（五）无症状性血尿

部分血尿病人既无泌尿道症状也无全身症状，见于某些疾病的早期，如肾结核、肾癌或膀胱癌早期。隐匿性肾炎也常表现为无症状性血尿。

（六）伴随症状

1. 伴肾绞痛

肾或输尿管结石的特征。

2. 伴尿流中断

见于膀胱和尿道结石。

3. 伴尿流细和排尿困难

见于前列腺炎、前列腺癌。

4. 伴尿频、尿急、尿痛

见于膀胱炎和尿道炎，同时伴有腰痛、高热、畏寒常为肾盂肾炎。

5. 伴有水肿、高血压、蛋白尿

见于肾小球肾炎。

6. 伴肾肿块

单侧可见于肿瘤、肾积水和肾囊肿；双侧肿大见于先天性多囊肾，触及移动性肾脏见于肾下垂或游走肾。

7. 伴有皮肤黏膜及其他部位出血

见于血液病和某些感染性疾病。

8. 合并乳糜尿

见于丝虫病、慢性肾盂肾炎。

第三章
呼吸系统

第一节　慢性阻塞性肺疾病

慢性阻塞性肺疾病（chronic obstructive pulmonary disease，COPD）简称慢阻肺，是一种常见的、可以预防和治疗的疾病，其特征是持续存在的呼吸系统症状和气流受限，通常与显著暴露于有害颗粒或气体引起的气道和（或）肺泡异常有关。肺功能检查对确定气流受限有重要意义，在吸入支气管扩张剂后，第一秒用力呼气容积（FEV1）占用力肺活量（FVC）之比值（FEV1/FVC）<70％表明存在持续气流受限。

一些已知病因或具有特征病理表现的疾病也可导致持续气流受限，如支气管扩张症、肺结核纤维化病变、严重的间质性肺疾病、弥漫性泛细支气管炎以及闭塞性细支气管炎等，但均不属于慢阻肺。

慢阻肺是呼吸系统疾病中的常见病和多发病，患病率和病死率均居高不下。1992年在我国北部和中部地区对 102 230 名农村成年人进行了调查，慢阻肺的患病率为3％。2018 年新发布的我国慢阻肺流行病学调查结果显示，40 岁以上人群慢阻肺的患病率占13.7％。在我国，慢阻肺是导致慢性呼吸衰竭和慢性肺源性心脏病最常见的病因，约占全部病例的 80％。因肺功能进行性减退，严重影响病人的劳动力和生活质量。慢阻肺造成巨大的社会和经济负担，根据世界银行／世界卫生组织发表的研究，慢阻肺将占世界疾病经济负担的第五位。

一、病因

吸烟、职业粉尘和化学物质、空气污染、感染因素，其他因素如免疫功能紊乱、气道高反应性、自主神经功能失调、年龄增大等集体因素和气候环境因素均与本病的发生和发展有关。本病的病因与慢性支气管炎相似，可能是多种环境因素与机体自身因素长期相互作用的结果。慢阻肺与慢性支气管炎和肺气肿有密切关系。慢性支气管炎是指在排除慢性咳嗽的其他已知原因后,病人每年咳嗽、咳痰 3 个月以上并连续 2 年者。肺气肿是指肺部终末细支气管远端气腔出现异常持久的扩张,并伴有肺泡和细支气管的破坏,而无明显的肺纤维化。当慢性支气管炎、肺气肿病人肺功能检查出现持续气流受限时,则能诊断为慢阻肺;如病人只有慢性支气管炎和(或)肺气肿,而无持续气流受限,则不能诊断为慢阻肺。

二、临床表现

(一)症状

起病缓慢,病程较长,早期可以没有自觉症状。主要症状包括:

1. 慢性咳嗽

随病程发展可终身不愈。常晨间咳嗽明显,夜间阵咳或排痰。

2. 咳痰

一般为白色黏液或浆液泡沫性痰,偶可带血丝,清晨排痰较多。急性发作期痰量增多,可有脓性痰。

3. 气短或呼吸困难

早期在较剧烈活动时出现,后逐渐加重,以致在日常活动甚至休息时也感到气短,是慢阻肺的标志性症状。

4. 喘息和胸闷

部分病人特别是重度病人或急性加重时出现喘息。

5. 其他

晚期病人有体质量下降,食欲减退等。

(二)体征

1. 视诊

胸廓前后径增大,肋间隙增宽,剑突下胸骨下角增宽,称为桶状胸。部分病人呼吸变浅,频率增快,严重者可有缩唇呼吸等。

2. 触诊

双侧语颤减弱。

3. 叩诊

肺部过清音,心浊音界缩小,肺下界和肝浊音界下降。

4. 听诊

两肺呼吸音减弱，呼气期延长，部分病人可闻及湿啰音和（或）干啰音。

三、实验室和其他辅助检查

1. 肺功能检查

是判断持续气流受限的主要客观指标。吸入支气管扩张剂后，FEV1/FVC<70％可确定为持续气流受限。肺总量（TLC）、功能残气量（FRC）和残气量（RV）增高，肺活量（VC）减低，表明肺过度充气。

2. 胸部 X 线检查

慢阻肺早期胸片无异常变化。以后可出现肺纹理增粗、紊乱等非特异性改变，也可出现肺气肿。X 线胸片改变对慢阻肺诊断的特异性不高，但对于与其他肺疾病进行鉴别具有重要价值，对于明确自发性气胸、肺炎等常见并发症也十分有用。

3. 胸部 CT 检查

CT 检查可见慢阻肺小气道病变的表现、肺气肿的表现以及并发症的表现，但其主要临床意义在于排除其他具有相似症状的呼吸系统疾病。高分辨率 CT 对辨别小叶中央型或全小叶型肺气肿以及确定肺大疱的大小和数量，有较高的敏感性和特异性，对预估肺大疱切除或外科减容手术等效果有一定价值。

4. 血气检查

对确定发生低氧血症、高碳酸血症、酸碱平衡失调以及判断呼吸衰竭的类型有重要价值。

5. 其他

慢阻肺合并细菌感染时，外周血白细胞计数增高，核左移。痰培养可能查出病原菌。

四、诊断依据

（一）诊断

根据吸烟等高危因素史、临床症状和体征等资料，临床可以怀疑慢阻肺。肺功能检查确定持续气流受限是慢阻肺诊断的必备条件，吸入支气管扩张剂后，FEV1/FVC<70％为确定存在持续气流受限的界限，若能同时排除其他已知病因或具有特征病理表现的气流受限疾病，则可明确诊断为慢阻肺。

（二）稳定期病情严重程度评估

目前多主张对稳定期慢阻肺采用综合指标体系进行病情严重程度评估。

1. 肺功能评估

可使用 GOLD 分级,慢阻肺病人吸入支气管扩张剂后 FEV1/FVC<70%,再依据其 FEV1 下降幅度进行气流受限的严重度分级。

表 3-1 COPD 病人气流受限严重程度的肺功能分级

肺功能分级	病人肺功能 FEV1 占预计值的百分比(% pred)
GOLD1 级:轻度	≥80
GOLD2 级:中度	50～80
GOLD3 级:重度	30～50
GOLD4 级:极重度	<30

2. 症状评估

可采用改良版英国医学研究委员会呼吸困难问卷(mMRC 问卷)评估呼吸困难程度,采用慢阻肺评估测试(COPD assessment test,CAT)问卷评估慢阻肺病人的健康损害程度。

表 3-2 mMRC 问卷

mMRC 分级	呼吸困难症状
0 级	剧烈活动时出现呼吸困难
1 级	平地快步行走或爬缓坡时出现呼吸困难
2 级	由于呼吸困难,平地行走时比同龄人慢或需要停下来休息
3 级	平地行走 100 米左右或数分钟后即需要停下来喘气
4 级	因严重呼吸困难而不能离开家,或在穿衣脱衣时即出现呼吸困难

3. 急性加重风险评估

上一年发生 2 次或以上急性加重,或者 1 次及 1 次以上需要住院治疗的急性加重,均提示今后急性加重风险增加。

依据上述症状,急性加重风险和肺功能改变等,即可对稳定期慢阻肺病人的病情严重程度作出综合性评估,并依据该评估结果选择稳定期的主要治疗药物。外周血嗜酸性粒细胞计数有可能在预估慢阻肺急性加重风险及吸入糖皮质激素(ICS)对急性加重的预防效果有一定价值。

在对慢阻肺病人进行病情严重程度的综合评估时,还应注意慢阻肺病人的全身合并疾病,如心血管疾病、骨质疏松、焦虑和抑郁、肺癌、感染、代谢综合征和糖尿病等,治疗时应予兼顾。

表 3-3　稳定期 COPD 病人病情严重程度的综合性评估及其主要治疗药物

病人综合评估分组	特征	上一年急性加重次数	mMRC 分级或CAT 评分	首选治疗药物
A 组	低风险,症状少	≤1 次	0～1 级或 <10	SAMA 或 SABA,必要时
B 组	低风险,症状多	≤1 次	≥2 级或 ≥10	LAMA 或(和)LABA
C 组	高风险,症状少	≥2 次*	0～1 级或 ≤10	LAMA,或 LAMA 加 LABA,或 ICS 加 LABA
D 组	高风险,症状多	≥2 次*	≥2 级或 ≥10	LAMA,或 LAMA 加 ICS

注:SABA:短效 β2 受体激动剂;SAMA:短效抗胆碱能药物;LABA:长效 β2 受体激动剂;LAMA:长效抗胆碱能药物;ICS:吸入糖皮质激素;* 或因急性加重住院 ≥1 次。

4. 急性加重期病情严重程度评估

慢阻肺急性加重是指咳嗽、咳痰、呼吸困难比平时加重,或痰量增多,或咳黄痰,需要改变用药方案。根据临床征象将慢阻肺急性加重分为 3 级。

表 3-4　AECOPD 的临床分级

	I 级	II 级	III 级
呼吸衰竭	无	有	有
呼吸频率(次/分)	20～30	>30	>30
应用辅助呼吸肌群	无	有	有
意识状态改变	无	有	有
低氧血症	能通过鼻导管或文丘里面罩 28％～35％浓度吸氧而改善	能通过文丘里面罩 28％～35％浓度吸氧而改善	低氧血症不能通过文丘里面罩吸氧或 >40％吸氧浓度而改善
高碳酸血症	无	有,$PaCO_2$ 增加到 50～60 mmHg	有,$PaCO_2$>60 mmHg,或存在酸中毒(pH≤7.25)

五、治疗

(一)稳定期的治疗

1. 教育与管理

其中最重要的是劝导吸烟的病人戒烟,这是减少慢肺功能损害最有效的措施,也是最难落实的措施。医务人员自己首先应该不吸烟。对吸烟的病人采用多种宣教措施,有条件者可以考虑使用辅助药物。因职业或环境粉尘、刺激性气体所致者,应脱离污染环境。

2. 支气管扩张剂

是现有控制症状的主要措施,可依据病人病情严重程度、用药后病人的反应等因素选用。联合应用不同药理机制的支气管扩张剂可增加支气管扩张效果。

(1) β_2 肾上腺素受体激动剂:短效制剂如沙丁胺醇(salbutamol)气雾剂,每次 $100\sim200\ \mu g$($1\sim2$ 喷),雾化吸入,疗效持续 $4\sim5$ 小时,每 24 小时不超过 $8\sim12$ 喷。长效制剂如沙美特罗(salmeterol)、福莫特罗(formoterol)等,每日吸入 2 次,茚达特罗每日仅吸入 1 次。

(2) 抗胆碱药:短效制剂如异丙托溴铵(ipratropium)气雾剂,雾化吸入,持续 $6\sim8$ 小时,每次 $40\sim80\ \mu g$(每喷 $20\ \mu g$),每天 $3\sim4$ 次。长效制剂有噻托溴铵(tiotropium bromide)粉吸入剂,剂量为 $18\ \mu g$,每天吸入 1 次;噻托溴铵喷雾剂,剂量为 $5\ \mu g$,每天吸入 1 次。

(3) 茶碱类药:茶碱缓释或控释片,$0.2\ g$,每 12 小时 1 次;氨茶碱,$0.1\ g$,每天 3 次。

3. 糖皮质激素

对高风险病人(C 组和 D 组病人),有研究显示长期吸入糖皮质激素与长效 β_2 肾上腺素受体激动剂的联合制剂可增加运动耐量、减少急性加重频率、提高生活质量。目前常用剂型有沙美特罗加氟替卡松、福莫特罗加布地奈德。

4. 祛痰药

对痰不易咳出者可应用,常用药物有盐酸氨溴索,$30\ mg$,每日 3 次;N-乙酰半胱氨酸,$0.6\ g$,每日 2 次;或羧甲司坦,$0.5\ g$,每日 3 次。后两种药物可以降低部分病人急性加重的风险。

5. 其他药物

磷酸二酯酶 -4 抑制剂罗氟司特用于具有 COPD 频繁急性加重病史的病人,可以降低急性加重风险。有研究表明大环内酯类药物(红霉素或阿奇霉素)应用 1 年可以减少某些频繁急性加重的慢阻肺病人的急性加重频率,但有可能导致细菌耐药及听力受损。

6. 长期家庭氧疗(LTOT)

对慢阻肺并发慢性呼吸衰竭者可提高生活质量和生存率,对血流动力学、运动能力和精神状态均会产生有益的影响。LTOT 的使用指征为:① $PaO_2\leqslant55\ mmHg$ 或 $SaO_2\leqslant88\%$,有或没有高碳酸血症。② $PaO_2\ 55\sim60\ mmHg$,或 $SaO_2<89\%$,并有肺动脉高压、右心衰竭或红细胞增多症(血细胞比容 >0.55)。一般用鼻导管吸氧,氧流量为 $1.0\sim2.0\ L/min$,吸氧时间 $>15\ h/d$。目的是使病人在海平面、静息状态下,达到 $PaO_2\geqslant60\ mmHg$ 和(或)使 SaO_2 升至 90% 以上。

7. 康复治疗

可以使因进行性气流受限、严重呼吸困难而很少活动的病人改善活动能力、提高生活质量，是稳定期病人的重要治疗手段，具体包括呼吸生理治疗、肌肉训练、营养支持、精神治疗与教育等多方面措施。

（二）急性加重期治疗

确定急性加重的原因（最多见的原因是细菌或病毒感染）及病情的严重程度，根据病情严重程度决定门诊或住院治疗。

1. 支气管扩张剂

药物同稳定期。有严重喘息症状者可给予较大剂量雾化吸入治疗，如应用沙丁胺醇 500 μg，或沙丁胺醇 1 000 μg 加异丙托溴铵 250～500 μg，通过小型雾化器给病人吸入治疗以缓解症状。

2. 低流量吸氧

发生低氧血症者可用鼻导管吸氧，或通过文丘里（Venturi）面罩吸氧。鼻导管给氧时，吸入的氧浓度为 28%～30%，应避免吸入氧浓度过高引起二氧化碳潴留。

3. 抗生素

当病人呼吸困难加重，咳嗽伴痰量增加、有脓性痰时，应依据病人所在地常见病原菌及其药物敏感情况积极选用抗生素治疗。门诊可用阿莫西林／克拉维酸、头孢唑肟、头孢呋辛、左氧氟沙星、莫西沙星口服治疗；较重者可应用第三代头孢菌素，如头孢曲松 2.0 g 加于生理盐水中静脉滴注，每天 1 次。住院病人应根据预计的病原菌及当地细菌耐药情况选用抗生素，如 β- 内酰胺类／β- 内酰胺酶抑制剂、大环内酯类或呼吸喹诺酮类，一般多静脉滴注给药。如果找到确切的病原菌，应根据药敏结果选用抗生素。

4. 糖皮质激素

对需要住院治疗的急性加重期病人可考虑泼尼松龙 30～40 mg/d，也可静脉给予甲泼尼龙 40～80 mg，每日 1 次。连续 5～7 天。

5. 机械通气

对于并发较严重呼吸衰竭的病人可使用机械通气治疗。

6. 其他治疗措施

合理补充液体和电解质以保持身体水电解质平衡。注意补充营养，根据病人胃肠功能状况调节饮食，保证热量和蛋白质、维生素等营养素的摄入，必要时可以选用肠外营养治疗。积极排痰治疗，最有效的措施是保持机体有足够体液，使痰液变稀薄；其他措施如刺激咳嗽、叩击胸部、体位引流等。积极处理伴随疾病（如冠心病、糖尿病等）及并发症

（如自发性气胸、休克、弥散性血管内凝血、上消化道出血、肾功能不全等）。

如病人有呼吸衰竭、肺源性心脏病、心力衰竭，具体治疗方法可参阅有关章节治疗内容。

（三）外科治疗

外科方法仅适用于少数有特殊指征的病人，选择适当病例可以取得一定疗效，使病人肺功能有所改善，呼吸困难有所减轻。鉴于较高的手术风险及昂贵的手术费用，选择手术治疗应十分谨慎。术前必须进行动脉血气分析、肺功能测定和胸部 CT 检查，全面评估呼吸功能。手术方式包括肺大疱切除术和肺减容手术。肺移植术为终末期慢阻肺病人提供了一种新的治疗选择，但存在技术要求高、供体资源有限、手术费用昂贵等诸多问题。

第二节　肺炎

肺炎（pneumonia）指终末气道、肺泡和肺间质的炎症，可由病原微生物、理化因素、免疫损伤、过敏及药物所致。其中细菌性肺炎是最常见的肺炎，也是最常见的感染性病症之一。

一、病因

正常的呼吸道免疫防御机制（支气管内黏液-纤毛运载系统、肺泡巨噬细胞等细胞防御的完整性等）使下呼吸道免除于细菌等致病菌感染。是否发生肺炎取决于两个因素：病原体和宿主因素。如果病原体数量多、毒力强和（或）宿主呼吸道局部和全身免疫防御系统损害，即可发生肺炎。病原体可通过下列途径引起社区获得性肺炎：① 空气吸入；② 血行播散；③ 邻近感染部位蔓延；④ 上呼吸道定植菌的误吸。医院获得性肺炎则更多是通过误吸胃肠道的定植菌（胃食管反流）和（或）通过人工气道吸入环境中的致病菌引起。病原体直接抵达下呼吸道后，孳生繁殖，引起肺泡毛细血管充血、水肿，肺泡内纤维蛋白渗出及细胞浸润。除了金黄色葡萄球菌、铜绿假单胞菌和肺炎克雷伯杆菌等可引起肺组织的坏死性病变易形成空洞外，肺炎治愈后多不遗留瘢痕，肺的结构与功能均可恢复。

医养结合机构多为老年人，老年人易感因素：

（1）老年人呼吸解剖生理改变和器官功能减退；

（2）老年人防御及免疫功能减退；

（3）口咽部定植菌增加；

（4）老年性肺炎的危险因素。

二、临床表现

老年人肺炎的临床表现常不典型，加之基础疾病症状的遮盖，肺炎易被漏诊而延误治疗。一般肺炎症状如畏寒、寒战、高热、咳嗽、胸痛不明显，而常出现心动过速、呼吸急促，且可为早期症状，肺部炎症病变范围广泛时有低氧血症表现，如嗜睡、意识模糊、表情迟钝等。

老年人所具有的各种疾病均可成为发生肺炎的基础和诱因。有报告显示老年人发生肺炎者，有多种慢性病者达 95.5％。肺炎常见的诱因以受凉感冒最多，占 60％以上，其次为慢性支气管炎急性发作、误吸及手术等。老年人肺炎伴发菌血症者约占 20％，40％可出现脓毒症，并出现相应症状。吸入性肺炎可急性发病，但经常发病隐匿，厌氧菌感染痰常带臭味。

三、实验室及辅助检查

细菌性肺炎血白细胞计数一般在 $10\times10^9 \sim 15\times10^9/L$，约 20％患者血白细胞不增高，但中性粒细胞比例仍增高。老年人肺炎所感染病原体极为复杂，临床表现以及流行病学推测可能的病原体感染，经验性治疗效果不甚满意。若能获得精确的病原学诊断和抗生素药敏资料，则对指导临床治疗非常有帮助。

胸部 X 线检查对肺炎的诊断极为重要，肺内出现新的浸润灶即可作出诊断，但各种不同的病原体感染的肺部表现却因缺乏特征性而不易区分。

四、诊断

（一）确定肺炎诊断

首先把肺炎及呼吸道感染区别开来，其次把肺炎与其他类似肺炎的疾病区别开。

（二）评估严重程度

如果肺炎的诊断成立，评价病情的严重程度对于决定在门诊或入院治疗甚或 ICU 治疗至关重要。肺炎严重性决定于三个主要因素：肺部局部炎症程度，肺部炎症的播散和全身炎症反应程度。重症肺炎目前还没有普遍认同的诊断标准，如果肺炎病人需要通气支持（急性呼吸衰竭、气体交换严重障碍伴高碳酸血症或持续低氧血症）、循环支持（血流动力学障碍、外周灌注不足）和需要加强监护与治疗，可认为是重症肺炎。目前许多国家制定了重症肺炎的诊断标准，虽然有所不同，但均注重肺部病变的范围、器官灌注和氧合状态。目前我国推荐使用 CURB-65 作为判断 CAP 病人是否需要住院治疗的标准。CURB-65 共五项指标，满足 1 项得 1 分：① 意识障碍；② 尿素氮 >7 mmol/L；

③ 呼吸频率 ≥30 次 / min；④收缩压 <90 mmHg 或舒张压 ≤60 mmHg；⑤ 年龄 ≥65 岁。评分 0～1 分，原则上门诊治疗即可；2 分建议住院或严格随访下的院外治疗；3～5 分应住院治疗。同时应结合病人年龄、基础疾病、社会经济状况、胃肠功能、治疗依从性等综合判断。若 CAP 符合下列 1 项主要标准或 ≥ 3 项次要标准者可诊断为重症肺炎，需密切观察，积极救治，有条件时收住 ICU 治疗。主要标准：① 需要气管插管行机械通气治疗；② 脓毒症休克经积极液体复苏后仍需要血管活性药物治疗。次要标准：① 呼吸频率 ≥30 次 / min；② PaO_2/FiO_2≤250 mmHg（1 mmHg=0.133 kPa）；③ 多肺叶浸润；④ 意识障碍和（或）定向障碍；⑤ 血尿素氮 ≥20 mg/dL（7.14 mmol/L）；⑥ 收缩压 <90 mmHg，需要积极的液体复苏。

（三）确定病原体

痰液培养致病菌、经支气管镜或人工气道吸引、防污染样本毛刷、支气管肺泡灌洗、经皮细针吸检、血培养和胸腔积液培养、胸肺活检等。

五、治疗与预防

（一）一般治疗

（1）口腔或静脉补液，以纠正脱水。

（2）有低氧血症者应予吸氧。

（3）密切观察呼吸、循环状况。有呼吸衰竭经治疗无改善者应及时转入上级医院治疗。

（4）对症治疗。物理降温、吸氧、镇咳、祛痰及镇静等。

（二）抗生素使用

开始时抗生素的选用为经验性，以后根据临床表现及病原学检查调整。轻症者可口服抗生素，严重或有呕吐者需静脉给药。

抗生素根据经验选用：

（1）院外获得性肺炎。首选青霉素、头孢菌素类和／或新大环内酯类抗菌药，重症者可选用碳青霉烯类；对于疑为耐药菌株者，可选喹诺酮类。必要时，可选用万古霉素或去甲万古霉素等。

（2）院内获得性肺炎。第二或第三代头孢菌素（或酶抑制剂复合剂）加氨基苷类抗生素，重症者可选用碳青霉烯类加氨基苷类或喹诺酮类。

（3）吸入性肺炎。青霉素类与酶抑制剂的合剂加甲硝唑等。

（三）中毒性肺炎的处理

（1）注意补充血容量。

（2）适当应用血管活性药物。

（3）可应用皮质激素以减轻炎性反应。

（4）抗生素的应用方面，一般主张联合用药，经静脉给药。并根据痰培养或血培养结果，选择敏感的抗生素。

抗菌药物治疗应尽早进行，一旦怀疑为肺炎即应马上给予首剂抗菌药物，越早治疗预后越好。病情稳定后可从静脉途径转为口服治疗。抗感染治疗一般可于热退 2～3 天且主要呼吸道症状明显改善后停药，但疗程应视病情严重程度、缓解速度、并发症以及不同病原体而异，不必以肺部阴影吸收程度作为停用抗菌药物的指征。通常轻、中度 CAP 病人疗程 5～7 天，重症以及伴有肺外并发症病人可适当延长抗感染疗程。非典型病原体治疗反应较慢者疗程延长至 10～14 天。金黄色葡萄球菌、铜绿假单胞菌、克雷伯菌属或厌氧菌等容易导致肺组织坏死，抗菌药物疗程可延长至 14～21 天。

大多数 CAP 病人在初始治疗后 72 小时临床症状改善，表现为体温下降，症状改善，临床状态稳定，白细胞、C 反应蛋白和降钙素原逐渐降低或恢复正常，但影像学改善滞后于临床症状。应在初始治疗后 72 小时对病情进行评价，部分病人对治疗的反应相对较慢，只要临床表现无恶化，可以继续观察，不必急于更换抗感染药物。经治疗后达到临床稳定，可以认定为初始治疗有效。临床稳定标准需符合下列所有五项指标：① 体温 ≤37.8 ℃；② 心率 ≤100 次／分；③ 呼吸频率 ≤24 次／分；④ 收缩压 ≥90 mmHg；⑤ 氧饱和度 ≥90％（或者动脉氧分压 ≥60 mmHg，吸空气条件下）。对达到临床稳定且能接受口服药物治疗的病人，改用同类或抗菌谱相近、对致病菌敏感的口服制剂进行序贯治疗。

如 72 小时后症状无改善，其原因可能有：① 药物未能覆盖致病菌或细菌耐药；② 特殊病原体感染，如结核分枝杆菌、真菌、病毒等；③ 出现并发症或存在影响疗效的宿主因素（如免疫抑制）；④ 非感染性疾病误诊为肺炎；⑤ 药物热。这种情况需仔细分析，做必要的检查，进行相应处理。

第三节　肺血栓栓塞症

肺栓塞（pulmonary embolism）是以各种栓子阻塞肺动脉或其分支为其发病原因的一组疾病或临床综合征的总称，包括肺血栓栓塞症（pulmonary thromboembolism，PTE）、脂肪栓塞综合征、羊水栓塞、空气栓塞等。

肺血栓栓塞症为肺栓塞最常见的类型，是来自静脉系统或右心的血栓阻塞肺动脉或其分支所导致的以肺循环和呼吸功能障碍为主要临床和病理生理特征的疾病。引起 PTE 的血栓主要来源于深静脉血栓形成（deep venous thrombosis，DVT）。DVT 与 PTE 实质上为一种疾病过程在不同部位、不同阶段的表现，两者合称为静脉血栓栓塞症（venous thromboembolism，VTE）。

一、病因

引起 PTE 的栓子可以来源于下腔静脉径路、上腔静脉径路或右心腔，其中大部分来源于下肢深静脉，特别是从腘静脉上端到髂静脉段的下肢近端深静脉（占 50%～90%）。肺动脉血栓栓塞既可以是单一部位的，也可以是多部位的。病理检查发现多部位或双侧性的血栓栓塞更为常见。影像学发现栓塞更易发生于右侧和下肺叶。PTE 发生后，栓塞局部可能继发血栓形成，参与发病过程。

（一）血流动力学改变

栓子阻塞肺动脉及其分支达一定程度（30%～50%）后，通过机械阻塞作用，加之神经体液因素和低氧所引起的肺动脉收缩，导致肺血管阻力（PVR）增加，肺动脉压力升高；右心室后负荷增加，右心室壁张力增高，右心室扩大，可引起右心功能不全；右心扩大致室间隔左移，使左心室功能受损，导致心输出量下降，进而可引起体循环低血压甚至休克；主动脉内低血压和右心室压力升高，使冠状动脉灌注压下降，心肌血流减少，特别是右心室内膜下心肌处于低灌注状态，加之此时心肌耗氧增加，可致心肌缺血，诱发心绞痛。右心室心肌耗氧量增加和右心室冠状动脉灌注压下降相互作用，导致右心室缺血和功能障碍，并且可能产生恶性循环最终导致死亡。

（二）气体交换障碍

栓塞部位肺血流减少，肺泡无效腔量增大；肺内血流重新分布，通气／血流比例失调；右心房压力升高可引起未闭合的卵圆孔开放，产生心内右向左分流；神经体液因素引起支气管痉挛；栓塞部位肺泡表面活性物质分泌减少；毛细血管通透性增高，间质和肺泡内液体增多或出血；肺泡萎陷，呼吸面积减小；肺顺应性下降，肺体积缩小并可出现肺不张；累及胸膜，可出现胸腔积液。以上因素导致呼吸功能不全，出现低氧血症和代偿性过度通气（低碳酸血症）或相对性肺泡低通气。

（三）肺梗死

肺动脉发生栓塞后，若其支配区的肺组织因血流受阻或中断而发生坏死，称为肺梗死（pulmonary infarction）。由于肺组织同时接受肺动脉、支气管动脉和肺泡内气体三重氧供，故肺栓塞时只有约 15% 的病人出现肺梗死。一般只有在患有基础心肺疾病或病情严重影响到肺组织的多重氧供时才发生肺梗死。

（四）慢性血栓栓塞性肺动脉高压

慢性血栓栓塞性肺动脉高压（chronic thromboembolic pulmonary hypertension, CTEPH）指急性 PTE 后肺动脉内血未完全溶解，或 PTE 反复发生，出现血栓机化、肺血管管腔狭窄甚至闭塞，导致肺血管阻力增加、肺动脉压力进行性增高，右心室肥厚甚至右心衰。栓塞所致病情的严重程度取决于以上机制的综合和相互作用。栓子的大小和数量、多个栓子的递次栓塞间隔时间、是否同时存在其他心肺疾病、个体反应的差异及血栓溶解的快慢对发病过程有重要影响。

二、临床表现

（一）症状

PTE 的症状多样，缺乏特异性。可以从无症状、隐匿，到血流动力学不稳定，甚或发生猝死。

常见症状有：① 不明原因的呼吸困难及气促，尤以活动后明显，为 PTE 最多见的症状；② 胸痛，包括胸膜炎性胸痛或心绞痛样疼痛；③ 晕厥，可为 PTE 的唯一或首发症状；④ 烦躁不安、惊恐甚至濒死感；⑤ 咯血，常为小量咯血，大咯血少见；⑥ 咳嗽、心悸等。各病例可出现以上症状的不同组合。临床上有时出现所谓"三联征"，即同时出现呼吸困难、胸痛及咯血，但仅见于约 20% 的病人。

（二）体征

（1）呼吸系统体征以呼吸急促最常见。另有发绀，肺部哮鸣音和（或）细湿啰音，或胸腔积液的相应体征。

（2）循环系统体征包括心动过速，血压变化，严重时可出现血压下降甚至休克，颈静脉充盈或搏动，肺动脉瓣区第二心音亢进（P2>A2）或分裂，三尖瓣区收缩期杂音。

（3）其他可伴发热，多为低热，少数病人可有中度（38 ℃）以上的发热。

（三）DVT 的症状与体征

主要表现为患肢肿胀、周径增粗、疼痛或压痛、皮肤色素沉着，行走后患肢易疲劳或肿胀加重。但需注意，半数以上的下肢 DVT 病人无自觉症状和明显体征。

应测量双侧下肢的周径来评价其差别。大、小腿周径的测量点分别为髌骨上缘以上 15 cm 处，髌骨下缘以下 10 cm 处。双侧相差 >1 cm 即考虑有临床意义。

三、实验室及辅助检查

如病人出现上述临床症状、体征，特别是存在前述危险因素的病例出现不明原因的呼吸困难、胸痛、晕厥、休克，或伴有单侧或双侧不对称性下肢肿胀、疼痛等，应进行如下检查。

（1）血浆 D- 二聚体（D-dimer）是交联纤维蛋白在纤溶系统作用下产生的可溶性降解产物，为一个特异性的纤溶过程标志物，对血栓形成具有很高的敏感性。急性 PTE 时 D- 二聚体升高，若其含量正常，则对 PTE 有重要的排除诊断价值，但因特异性差，对 PTE 无诊断价值。D- 二聚体一般采用酶联免疫吸附法（ELISA）测定，界值通常设为 500 μg/L。

（2）动脉血气分析常表现为低氧血症、低碳酸血症，肺泡 - 动脉血氧分压差 [P(A-a) O$_2$] 增大，部分病人的血气结果可以正常。

（3）心电图大多数病例呈非特异性的心电图异常。最常见的改变为窦性心动过速。当有肺动脉及右心压力升高时，可出现 V1-V2 甚或 V4 的 T 波倒置和 ST 段异常、S1QmTm 征（即 I 导 S 波加深，导出现 Q/q 波及 T 波倒置）、完全或不完全性右束支传导阻滞、肺型 P 波、电轴右偏及顺钟向转位等。对心电图改变需作动态观察，注意与急性冠状动脉综合征相鉴别。

（4）X 线胸片可显示：① 肺动脉阻塞征：区域性肺纹理变细、稀疏或消失，肺野透亮度增加；② 肺动脉高压征及右心扩大征：右下肺动脉干增宽或伴截断征，肺动脉段膨隆以及右心室扩大；③ 肺组织继发改变：肺野局部片状阴影，尖端指向肺门的楔形阴影，肺不张或膨胀不全，肺不张侧可见横膈抬高，有时合并少至中量胸腔积液。

（5）超声心动图对提示 PTE 和除外其他心血管疾病以及进行急性 PTE 危险度分层有重要价值。对于严重的 PTE 病例，超声心动图检查发现右心室功能障碍（right ventricular dysfunction）的一些表现，可提示或高度怀疑 PTE。若在右心房或右心室发现血栓，同时病人临床表现符合 PTE，即可作出诊断。超声检查偶可因发现肺动脉近端的血栓而确诊。超声检查符合下述两项指标时即可诊断右心室功能障碍：① 右心室扩张；② 右心室壁运动幅度减低；③ 吸气时下腔静脉不萎陷；④ 三尖瓣反流压差 30 mmHg 而右心室壁增厚（>5 mm）对于提示是否存在 TEPH 有重要意义。

（6）下肢深静脉检查。下肢为 DVT 最多发部位，超声检查为诊断 DVT 最简便的方法。另外，放射性核素或 X 线静脉造影、CT 静脉造影（CTV）、MRI 静脉造影（MRV）等对于明确是否存在 DVT 亦具有重要价值。

（7）CT 肺动脉造影（CT pulmonary angiography，CTPA）是 PTE 的一线确诊手段，能够准确发现肺段以上肺动脉内的血栓。① 直接征象：肺动脉内的低密度充盈缺损，部分或完全包围在不透光的血流之间（轨道征），或者呈完全充盈缺损，远端血管不显影；② 间接征象：肺野楔形密度增高影，条带状高密度区或盘状肺不张，中心肺动脉扩张及远端血管分支减少或消失。

（8）放射性核素肺通气 / 血流灌注（V/Q）显像是 PTE 的重要诊断方法。典型征象是呈肺段分布的肺血流灌注缺损，并与通气显像不匹配。一般可将 V/Q 显像结果分为

3 类:① 高度可能:其征象为至少 2 个或更多肺段的局部灌注缺损,而该部位通气良好或 X 线胸片无异常;② 正常或接近正常;③ 非诊断性异常:其征象介于高度可能与正常之间。若结果呈高度可能,具有诊断意义。V/Q 显像对于远端肺栓塞诊断价值更高,且可用于肾功能不全和碘造影剂过敏病人。

（9）磁共振成像和磁共振肺动脉造影(magnetic resonance imaging/pulmonary angiography, MRI/MRPA)可以直接显示肺动脉内的栓子及 PTE 所致的低灌注区,可确诊 PTE,但对肺段以下水平的 PTE 诊断价值有限。可用于肾功能严重受损、对碘造影剂过敏或妊娠病人。

（10）肺动脉造影(pulmonary angiography)是 PTE 诊断的"金标准"。其敏感性约为 98%,特异性为 95%～98%。直接征象有肺动脉内造影剂充盈缺损,伴或不伴轨道征的血流阻断;间接征象有肺动脉造影剂流动缓慢,局部低灌注,静脉回流延迟或消失等。肺动脉造影是一种有创性检查,发生致命性或严重并发症的可能性分别为 0.1% 和 1.5%,应严格掌握适应证。

四、诊断

诊断 PTE 的关键是增强意识,诊断一般按疑诊、确诊、求因三个步骤进行。对疑诊病例进一步明确诊断(确诊),在临床表现和初步检查提示 PTE 的情况下,应安排 PTE 的确诊检查,以便明确诊断。

寻找 PTE 的成因和危险因素(求因)。明确有无 DVT。对某一病例只要疑诊 PTE,无论其是否有 DVT 症状,均应进行下肢深静脉加压超声等检查,以明确是否存在 DVT 及栓子的来源。寻找发生 DVT 和 PTE 的诱发因素如制动、创伤、肿瘤、长期口服避孕药等。同时要注意病人有无易栓倾向,尤其是对于年龄小于 40 岁,复发性 PTE 或有 VTE 家族史的病人,应考虑易栓症的可能性,应进行相关原发性危险因素的检查。对不明原因的 PTE 病人,应对隐源性肿瘤进行筛查。

(一)急性肺血栓栓塞症

（1）高危 PTE。临床上以休克和低血压为主要表现,即体循环动脉收缩压<90 mmHg,或较基础值下降幅度≥40 mmHg,持续 15 分钟以上。需除外新发生的心律失常、低血容量或感染中毒症所致的血压下降。此型病人病情变化快,预后差,临床病死率>15%,需要积极予以治疗。

（2）中危 PTE。血流动力学稳定,但存在右心功能不全和(或)心肌损伤。右心功能不全的诊断标准:临床上出现右心功能不全的表现,超声心动图提示存在右心室功能障碍,或脑钠肽(BNP)升高(>90 pg/mL)或 N 末端脑钠肽前体(NT-PROBNP)升高(500 g/mL)。心肌损伤:心电图 ST 段升高或压低,或 T 波倒置;cTNI 升高(>0.4 ng/mL)或 cTNT 升高(>0.1 ng/mL)。此型病人可能出现病情恶化,临床病死率为 3%～15%,

故需密切监测病情变化。

（3）低危 PTE。血流动力学稳定，无右心功能不全和心肌损伤，临床病死率 <1%。

（二）慢性血栓栓塞性肺动脉高压

慢性血栓栓塞性肺动脉高压（CTEPH）常表现为呼吸困难、乏力、运动耐量下降。多可追溯到呈慢性、进行性发展的肺动脉高压的相关临床表现，后期出现右心衰竭；影像学检查证实肺动脉阻塞，经常呈多部位、较广泛的阻塞，可见肺动脉内贴血管壁、环绕或偏心分布、有钙化倾向的团块状物等慢性血栓栓塞征象；常可发现 DVT 的存在；右心导管检查示静息肺动脉平均压 >25 mmHg；超声心动图检查示右心室壁增厚，符合慢性肺源性心脏病的诊断标准。

五、治疗

急性肺栓塞的处理原则是早期诊断，早期干预，根据病人的危险度分层选择合适的治疗方案和治疗疗程。

（一）一般处理与呼吸循环支持治疗

对高度疑诊或确诊 PTE 的病人，应进行严密监护，监测呼吸、心率、血压、心电图及血气的变化。卧床休息，保持大便通畅，避免用力，以免深静脉血栓脱落；可适当使用镇静、止痛、镇咳等相应的对症治疗。采用经鼻导管或面罩吸氧，以纠正低氧血症。对于出现右心功能不全且血压下降者，可应用多巴酚丁胺和多巴胺及去甲肾上腺素等。

（二）抗凝治疗

为 PTE 和 DVT 的基本治疗方法，可以有效地防止血栓再形成和复发，为机体发挥自身的纤溶机制溶解血栓创造条件。抗凝药物主要有普通肝素（unfractionated heparin，UFH）、低分子肝素（low molecular-weight heparins，LMWH）、磺达肝癸钠（fondaparinux sodium）、华法林（warfarin）以及新型的直接口服抗凝药物等。抗血小板药物的抗凝作用不能满足 PTE 或 DVT 的抗凝要求。临床疑诊 PTE 时，如无禁忌证，即应开始抗凝治疗。

抗凝治疗前应测定基础活化部分凝血酶时间（APTT）、凝血酶原时间（PT）及血常规（含血小板计数、血红蛋白）；应注意是否存在抗凝的禁忌证，如活动性出血、凝血功能障碍、未予控制的严重高血压等。对于确诊的 PTE 病例，大部分禁忌证属相对禁忌证。

（1）普通肝素予 2 000～5 000 U 或 80 U/kg 静脉注射，继之以 18 U/(kg·h)持续静脉滴注。测定 APTT，根据 APTT 调整剂量，尽快使 APTT 达到并维持于正常值的 1.5～2.5 倍。肝素亦可皮下注射给药，一般先予负荷量 2 000～5 000 静脉注射，然后按 250 U/kg 的剂量每 12 小时皮下注射一次。调节注射剂量，使注射后 6～8 小时的 APTT 达到治疗水平。

肝素应用期间,应注意监测血小板,以防出现肝素诱导的血小板减少症(heparin induced thrombocytopenia,HIT)。若出现血小板迅速或持续降低达 50% 以上,和(或)出现动、静脉血栓的征象,应停用肝素。

(2)低分子肝素必须根据体质量给药(anti-Xa U/kg 或 mg/kg。不同 LMWH 的剂量不同,详见下文),每日 1~2 次,皮下注射。对于大多数病例,按体质量给药是有效的,不需监测 APTT 和调整剂量,但对过度肥胖或孕妇宜监测血浆抗 Xa 因子活性(plasma anti-Xa activity),并据此调整剂量。

各种 LMWH 的具体用法:① 那曲肝素钙(nadroparin calcium):86 U/kg 皮下注射,每 12 小时 1 次单日总量不超过 17 100 U;② 依诺肝素钠(enoxaparin sodium):1 mg/kg 皮下注射,每 12 小时 1 次,单日总量不超过 180 mg;③ 达肝素钠(dalteparin sodium):100 U/kg 皮下注射,每 12 小时 1 次,单日总量不超过 18 000 U。不同厂家制剂需参照其产品使用说明。

(3)磺达肝癸钠是一种小分子的合成戊糖,通过与抗凝血酶特异结合,介导对 Xa 因子的抑制作用,无 HIT 作用,可用于 VTE 的初始治疗。应用方法:5 mg(体质量<50 kg)、7.5 mg(体质量 50~100 kg)、10 mg(体质量>100 kg),皮下注射,每日 1 次。

(4)华法林是维生素 K 拮抗剂,通过抑制维生素 K 依赖的凝血因子 Ⅱ、Ⅶ、Ⅸ、Ⅹ 的合成发挥抗凝作用。在肝素/磺达肝癸钠开始应用后的第 1 天即可加用口服抗凝剂华法林,初始剂量为 3.0~5.0 mg。由于华法林需要数天才能发挥全部作用,因此与肝素类药物需至少重叠应用 5 天,当国际标准化比值(INR)达到 2.5(2.0~3.0),持续至少 24 小时方可停用肝素。单用华法林抗凝治疗,根据 INR 调节其剂量,维持 INR 目标值一般为 2.0~3.0。

(5)直接口服抗凝药物是一类新型的抗凝药物,直接作用于凝血因子,抗凝活性不依赖其他辅助因子(如抗凝血酶),包括直接凝血酶抑制剂达比加群酯(dabigatran etexilate),直接 Xa 因子抑制剂利伐沙班(rivaroxaban)、阿哌沙班(apixaban)等。这些直接口服抗凝药物与食物、药物之间相互作用少,不需要常规检测凝血指标,应用更为方便。

(6)其他抗凝药物包括阿加曲班、比伐卢定等,主要用于发生 HIT 的病人。

抗凝治疗的持续时间因人而异。一般口服华法林的疗程至少为 3 个月。部分病例的危险因素短期可以消除,例如服雌激素或临时制动,疗程 3 个月即可;对于栓子来源不明的首发病例,需至少给予 6 个月的抗凝;对复发性 VTE 或危险因素长期存在者,抗凝治疗的时间应更为延长,达 12 个月或以上,甚至终身抗凝。抗凝治疗的主要并发症是出血,临床应用中需要注意监测。

（三）溶栓治疗

主要适用于高危 PTE 病例（有明显呼吸困难、胸痛、低氧血症等）。对于部分中危 PTE,若无禁忌证,应考虑溶栓,PTE 的溶栓适应证仍有待确定。对于血压和右心室运动功能均正常的低危病例,不宜溶栓。溶栓的时间窗一般定为 14 天以内,但若近期有新发 PTE 征象可适当延长。溶栓应尽可能在 PTE 确诊的前提下慎重进行。对有明确溶栓指征的病例宜尽早开始溶栓。

溶栓治疗的绝对禁忌证包括:活动性内出血和近期自发性颅内出血。相对禁忌证包括:2 周内的大手术、分娩、有创检查如器官活检或不能压迫止血部位的血管穿刺;10 天内的胃肠道出血;15 天内的严重创伤;1 个月内的神经外科或眼科手术;难以控制的重度高血压（收缩压 >180 mmHg,舒张压 >110 mmHg）;3 个月内的缺血性脑卒中;创伤性心肺复苏;血小板计数 <$100×10^9$/L;抗凝过程中（如正在应用华法林）;心包炎或心包积液;妊娠;细菌性心内膜炎;严重肝、肾功能不全;糖尿病出血性视网膜病变;高龄（年龄 >75 岁）等。对于致命性大面积 PTE,上述绝对禁忌证亦应被视为相对禁忌证。溶栓治疗的主要并发症是出血,最严重的是颅内出血,发生率为 1%～2%,发生者近半数死亡。用药前应充分评估出血的危险性,必要时应配血,做好输血准备。溶栓前宜留置外周静脉套管针,以方便溶栓中取血监测,避免反复穿刺血管。

常用的溶栓药物有尿激酶（UK）、链激酶（SK）和重组组织型纤溶酶原激活剂（rt-PA）。溶栓方案与剂量:① 尿激酶:2 小时溶栓方案按 20 000 U/kg 剂量,持续静脉滴注 2 小时;另可考虑负荷量 4 400 U/kg,静脉注射 10 分钟,随后以 2 200 U/（kg•h）持续静脉滴注 12 小时。② 链激酶:负荷量 250 000 U/h,静脉注射 30 分钟,随后以 100 000 U/h 持续静脉滴注 12～24 小时。链激酶具有抗原性,故用药前需肌内注射苯海拉明或地塞米松,以防止过敏反应。链激酶 6 个月内不宜再次使用。③ rt-PA:50 mg 持续静脉滴注 2 小时。

溶栓治疗后,应每 2～4 小时测定一次 APTT,当其水平降至正常值的 2 倍（≤60 秒）时,即应启动规范的肝素治疗。

（四）肺动脉导管碎解和抽吸血栓

对于肺动脉主干或主要分支的高危 PTE,且存在以下情况者:溶栓治疗禁忌;经溶栓或积极的内科治疗无效;或在溶栓起效前（在数小时内）很可能会发生致死性休克。如果具备相当的专业人员和技术,可采用导管辅助去除血栓（导管碎解和抽吸肺动脉内巨大血栓）,一般局部小剂量溶栓和机械碎栓联合应用。

（五）肺动脉血栓摘除术

风险大,病死率高,需要较高的技术条件,仅适用于经积极的内科治疗或导管介入治疗无效的紧急情况,如致命性肺动脉主干或主要分支堵塞的高危 PTE,有溶栓禁忌证,或在溶栓起效前(在数小时内)很可能会发生致死性休克者。

(六)放置腔静脉滤器

对于急性 PTE 合并抗凝禁忌的病人,为防止下肢深静脉大块血栓再次脱落阻塞肺动脉,经审慎评估后可考虑放置下腔静脉滤器。对于上肢 DVT 病例,还可应用上腔静脉滤器。置入滤器后如无禁忌证(出血风险去除),建议常规抗凝治疗,定期复查有无滤器上血栓形成。

(七)CTEPH 的治疗

长期口服华法林抗凝治疗,根据 IR 调整剂量,维持 INR 2～3。若阻塞部位处于手术可及的肺动脉近端,首选肺动脉血栓内膜剥脱术治疗;无法手术治疗的远端病变病人,可考虑介入方法行球囊肺动脉成形术,或应用肺动脉高压治疗药物缓解症状;反复下肢深静脉血栓脱落者,可放置下腔静脉滤器。

第四节　胸腔积液

胸膜腔是位于肺和胸壁之间的一个潜在腔隙,正常情况下有一层很薄的液体,起润滑作用,这一薄层液体保持动态平衡,任何因素使胸膜腔内液体形成过快或吸收过缓,即产生胸腔积液(pleural effusions)。

一、病因

胸腔积液临床常见,肺、胸膜和肺外疾病均可引起。常见病因有:

(1)胸膜毛细血管内静水压增高如充血性心力衰竭、缩窄性心包炎、血容量增加、上腔静脉或奇静脉受阻,产生漏出液。

(2)胸膜通透性增加如胸膜炎症(肺结核、肺炎)、风湿性疾病[系统性红斑狼疮(SLE)、类风湿关节炎(RA)]、胸膜肿瘤(恶性肿瘤转移、间皮瘤)、肺梗死、膈下炎症(膈下脓肿、肝脓肿、急性胰腺炎)等,产生渗出液。

(3)胸膜毛细血管内胶体渗透压降低如低蛋白血症、肝硬化、肾病综合征、急性肾小球肾炎、黏液性水肿等,产生漏出液。

(4)壁层胸膜淋巴引流障碍癌症、淋巴管阻塞、发育性淋巴管引流异常等,产生渗出液。

(5)损伤主动脉瘤破裂、食管破裂、胸导管破裂等,产生血胸、脓胸和乳糜胸。

（6）医源性药物（如甲氨蝶呤、胺碘酮、苯妥英、呋喃妥因、β受体阻滞剂）、放射治疗、消化内镜检查和治疗、支气管动脉栓塞术，卵巢过度刺激综合征、液体负荷过大、冠脉旁路移植手术或冠脉内支架置入、骨髓移植、中心静脉置管穿破和腹膜透析等，都可以引起渗出性或漏出性积液。

二、临床表现

少量胸腔积液可能没有任何临床表现，随着胸腔积液量的增加可能出现如下症状与体征。

（一）症状

（1）呼吸困难是最常见的症状。

（2）可伴胸痛和咳嗽。

（3）结核性胸腔积液多见于青年人，常有发热。

（4）恶性胸腔积液多见于中年以上患者，胸部隐痛，伴消瘦或肿瘤原发症状。

（5）症状与积液量有关，介于 0.3～0.5 L 时症状不明显。

（二）体征

（1）与积液量有关。

（2）少量时可无明显体征。

（3）中至大量时，患侧胸廓饱满，呼吸运动减弱，触觉语颤减弱，叩诊浊音，呼吸音减弱或消失。可伴气管向健侧移位。

三、实验室及辅助检查

（一）实验室检查

诊断性胸腔穿刺和胸腔积液检查。胸腔穿刺性胸腔积液检查，观察抽液的外观和气味、细胞检查、pH 和葡萄糖、病原体检查、类脂、酶、免疫学检查、肿瘤标志物检查。

（二）辅助检查

（1）X 线：X 线胸片是用于发现胸腔积液的首要影像学方法，其表现与积液量和是否有包裹或粘连有关。极小量的游离性胸腔积液，后前位胸片仅见肋膈角变钝；积液量增多时显示有向外侧、向上的弧形上缘的积液影。平卧时积液散开，使整个肺野透亮度降低。注意少量积液时平卧位时胸片可正常或仅见叶间胸膜增厚。大量积液时患侧胸部致密影，气管和纵隔推向健侧。液气胸时有气液平面。包裹性积液不随体位改变而变动，边缘光滑饱满，多局限于叶间或肺与膈之间。肺底积液可仅有膈肌升高或形状的改变。积液时常遮盖肺内原发病灶，故复查胸片应在抽液后，可发现肺部肿瘤或其他病变。

（2）CT 或 PET/CT 检查可显示少量的胸腔积液、肺内病变、胸膜间皮瘤、胸内和胸膜转移性肿瘤、纵隔和气管旁淋巴结等病变，有助于病因诊断。CT 或 PET/CT 诊断胸腔积液的准确性，在于能正确鉴别支气管肺癌的胸膜侵犯或广泛转移，良性或恶性胸膜增厚，对恶性胸腔积液的病因诊断、肺癌分期与选择治疗方案至关重要。

（3）超声检查。

（4）胸膜针刺活检。

（5）胸腔镜或开胸活检。

（6）支气管镜。

四、诊断

胸腔积液的诊断分 3 个步骤。

（一）确定有无胸腔积液

中量以上的胸腔积液诊断不难，症状和体征都较明显。少量积液（0.3 L）仅表现肋膈角变钝，有时易与胸膜粘连混淆，可行患侧卧位胸片，液体可散开于肺外带。体征上需与胸膜增厚鉴别，胸膜增厚叩诊浊音，听诊呼吸音减弱，但往往伴有胸廓扁平或塌陷，肋间隙变窄，气管向患侧移位，语音传导增强等体征。B 超、CT 等检查可确定有无胸腔积液。

（二）区别漏出液和渗出液

目前主要依据蛋白与 LDH 水平而确定。漏出液外观清澈透明，无色或浅黄色，不凝固；而渗出液外观颜色深，呈透明或浑浊的草黄或棕黄色，或血性，可自行凝固。两者划分标准多根据相对密度（以 1.018 为界）、蛋白质含量（以 30 g/L 为界）、白细胞数（以 500×10^6/L 为界），小于以上界限为漏出液，反之为渗出液，但其诊断的敏感性和特异性较差。目前多根据 Light 标准，符合以下任何 1 项可诊断为渗出液：① 胸腔积液/血清蛋白比例＞0.5；② 胸腔积液/血清 LDH 比例＞0.6；③ 胸腔积液 LDH 水平大于血清正常值高限的 2/3。此外，诊断渗出液的指标还有胸腔积液胆固醇浓度＞1.56 mmol/L，胸腔积液/血清胆红素比例＞0.6，血清-胸腔积液白蛋白梯度＜12 g/L 等。有些积液难以确切地划入漏出液或渗出液，系由于多种机制参与积液的形成，见于恶性胸积液。

（三）寻找胸腔积液的病因

多在结核性、类肺炎性、恶性胸腔积液之间相互鉴别。

五、治疗

胸腔积液为胸部或全身疾病的一部分，病因治疗尤为重要。漏出液常在纠正病因后可吸收。

（一）结核性胸膜炎

1. 一般治疗

包括休息、营养支持和对症治疗。

2. 抽液治疗

由于结核性胸膜炎胸腔积液蛋白含量高，容易引起胸膜粘连，原则上应尽快抽尽胸腔内积液或肋间插细管引流。可解除肺及心、血管受压，改善呼吸功能，使肺功能免受损伤。抽液后可减轻毒性症状，体温下降，有助于使被压迫的肺复张。大量胸腔积液者每周抽液 $2\sim3$ 次，直至胸腔积液完全消失。首次抽液不要超过 700 mL，以后每次抽液量不应超过 1 000 mL，过快、过多抽液可使胸腔压力骤降，发生复张后肺水肿或循环衰竭。表现为剧咳、气促、咳大量泡沫状痰，双肺满布湿啰音，PaO_2 下降，X 线显示肺水肿征。治疗应立即吸氧，酌情应用糖皮质激素及利尿剂，控制液体入量，严密监测病情与酸碱平衡，有时需气管插管机械通气。若抽液时发生头晕、冷汗、心悸、面色苍白、脉细等表现应考虑"胸膜反应"，应立即停止抽液，使病人平卧，必要时皮下注射 0.1% 肾上腺素 0.5 mL，密切观察病情，注意血压变化，防止休克。一般情况下，抽胸腔积液后，没必要胸腔内注入抗结核药物，但可注入链激酶等防止胸膜粘连。

3. 抗结核治疗。

略。

4. 糖皮质激素

效果不肯定。如全身毒性症状严重、大量胸腔积液者，在抗结核治疗的同时，可尝试加用泼尼松 30 mg/d，分 3 次口服。待体温正常、全身毒性症状减轻、胸腔积液量明显减少时，即应逐渐减量以至停用。停药速度不宜过快，否则易出现反跳现象，一般疗程为 $4\sim6$ 周。注意不良反应或结核播散，应慎重掌握适应证。

（二）类肺炎性胸腔积液和脓胸

类肺炎性胸腔积液一般积液量少，经有效的抗生素治疗后可吸收，积液多者应胸腔穿刺抽液，胸腔积液 pH<7.2 应肋间插管引流。

脓胸治疗原则是控制感染、引流胸腔积液及促使肺复张，恢复肺功能。抗菌药物要足量，体温恢复正常后再持续用药 2 周以上，防止脓胸复发，急性期可联合抗厌氧菌的药物，全身及胸腔内给药。引流是脓胸最基本的治疗方法，反复抽脓或肋间插管闭式引流。可用 2% 碳酸氢钠或生理盐水反复冲洗胸腔，然后注入适量链激酶或尿激酶，或组织纤溶酶原激活物（tPA）＋脱氧核糖核酸酶（Dnase），可使脓液变稀便于引流。对有支气管胸膜瘘者不宜冲洗胸腔，以免引起细菌播散。慢性脓胸应改进原有的脓腔引流，也可考虑外科胸膜剥脱术等治疗。此外，一般支持治疗亦相当重要，应给予高能量、高蛋白及富含维生素的食物,纠正水电解质紊乱及维持酸碱平衡。

(三)恶性胸腔积液

包括原发病和胸腔积液的治疗。例如,部分小细胞肺癌所致胸腔积液全身化疗有一定疗效,纵隔淋巴结有转移者可行局部放射治疗。胸腔积液多为晚期恶性肿瘤并发症,其胸腔积液生长迅速,常因大量积液的压迫引起严重呼吸困难,甚至导致死亡。常需反复胸腔穿刺抽液,但反复抽液可使蛋白丢失太多,效果不理想。可选择化学性胸膜固定术,在抽吸胸腔积液或胸腔插管引流后,胸腔内注入博来霉素、顺铂、丝裂霉素等抗肿瘤药物,或胸膜粘连剂,如滑石粉等,可减缓胸腔积液的产生。也可胸腔内注入生物免疫调节剂,如短小棒状杆菌疫苗、白介素-2、干扰素、淋巴因子激活的杀伤细胞、肿瘤浸润性淋巴细胞等,可抑制恶性肿瘤细胞、增强淋巴细胞局部浸润及活性,并使胸膜粘连。此外,可胸腔内插管持续引流,目前多选用细管引流,具有创伤小、易固定、效果好、可随时胸腔内注入药物等优点。对插管引流后胸腔积液持续或肺不能复张者,可行胸-腹腔分流术或胸膜切除术。虽经上述多种治疗,恶性胸腔积液的预后不良。

第五节　呼吸衰竭

呼吸衰竭(respiratory failure)是指各种原因引起的肺通气和(或)换气功能严重障碍,使静息状态下亦不能维持足够的气体交换,导致低氧血症伴(或不伴)高碳酸血症,进而引起一系列病理生理改变和相应临床表现的综合征。其临床表现缺乏特异性,明确诊断有赖于动脉血气分析:在海平面、静息状态、呼吸空气条件下,动脉血氧分压(PaO_2)<60 mmHg,伴或不伴二氧化碳分压($PaCO_2$)>50 mmHg,可诊断为呼吸衰竭。

急性呼吸衰竭

某些突发的致病因素,如严重肺疾病、创伤、休克、电击、急性气道阻塞等,可使肺通气和(或)换气功能迅速出现严重阻碍,短时间内即可发生呼吸衰竭。

一、病因

呼吸系统疾病如严重呼吸系统感染、急性呼吸道阻塞性病变、重度或危重哮喘、各种原因引起的急性肺水肿、肺血管疾病、胸廓外伤或手术损伤、自发性气胸和急剧增加的胸腔积液等,导致肺通气或(和)换气障碍;急性颅内感染、颅脑外伤、脑血管病变(脑出血、脑梗死)等可直接或间接抑制呼吸中枢;脊髓灰质炎、重症肌无力、有机磷中毒及颈椎外伤等可损伤神经肌肉传导系统，引起肺通气不足。上述各种原因均可造成急性呼吸衰竭。

二、临床表现

急性呼吸衰竭的临床表现主要是低氧血症所致的呼吸困难和多脏器功能障碍。

1. 呼吸困难

呼吸困难（dyspnea）是呼吸衰竭最早出现的症状。多数病人有明显的呼吸困难，可表现为频率、节律和幅度的改变。较早表现为呼吸频率增快，病情加重时出现呼吸困难，辅助呼吸肌活动加强，如三凹征。中枢性疾病或中枢神经抑制性药物所致的呼吸衰竭，表现为呼吸节律改变如潮式呼吸、比奥呼吸等。

2. 发绀

发绀是缺氧的典型表现，当动脉血氧饱和度低于90%时，可在口唇、指甲等处出现发绀。另应注意，因发绀的程度与还原型血红蛋白含量相关，所以红细胞增多者发绀更明显，贫血者则不明显或不出现发绀。因严重休克等引起末梢循环障碍的病人，即使动脉血氧分压尚正常，也可出现发绀，称作外周性发绀；而真正由于动脉血氧饱和度降低引起的发绀，称作中央性发绀。发绀还受皮肤色素及心功能的影响。

3. 精神神经症状

急性缺氧可出现精神错乱、躁狂、昏迷、抽搐等症状。如合并急性 CO_2 潴留可出现嗜睡、淡漠、扑翼样震颤，甚至呼吸骤停。

4. 循环系统表现

多数病人有心动过速；严重低氧血症和酸中毒可导致心肌损害，亦可引起周围循环衰竭、血压下降、心律失常、心搏停止。

5. 消化和泌尿系统表现

严重呼吸衰竭对肝、肾功能都有影响，部分病例可出现丙氨酸氨基转移酶与血浆尿素氮升高，个别病例尿中可出现蛋白、红细胞和管型。因胃肠道黏膜屏障功能受损，导致胃肠道黏膜充血水肿、糜烂渗血或发生应激性溃疡，引起上消化道出血。

三、辅助检查及诊断

除原发疾病、低氧血症及 CO_2 潴留所致的临床表现外，呼吸衰竭的诊断主要依靠血气分析。而结合肺功能、胸部影像学和纤维支气管镜等检查对于明确呼吸衰竭的原因至关重要。

1. 动脉血气分析

对判断呼吸衰竭和酸碱失衡的严重程度及指导治疗均具有重要意义。pH 可反映机体的代偿状况,有助于鉴别急性或慢性呼吸衰竭。当 $PaCO_2$ 升高、pH 正常时,称为代偿性呼吸性酸中毒;若 $PaCO_2$ 升高、pH<7.35,则称为失代偿性呼吸性酸中毒。需要指出,由于血气受年龄、海拔高度、氧疗等多种因素影响,具体分析时一定要结合临床情况。

2. 肺功能检测

尽管某些重症病人肺功能检测受到限制,但能通过肺功能判断通气功能障碍的性质(阻塞性、限制性或混合性)及是否合并换气功能障碍,并对通气和换气功能障碍的严重程度进行判断。呼吸肌功能测试能够提示呼吸肌无力的原因和严重程度。

3. 胸部影像学检查

包括普通 X 线胸片、胸部 CT 和放射性核素肺通气/灌注扫描、肺血管造影及超声检查等。

4. 纤维支气管镜检查

对明确气道疾病和获取病理学证据具有重要意义。

四、治疗

呼吸衰竭的总体治疗原则是:呼吸支持,包括保持呼吸道通畅、纠正缺氧和改善通气等;病因和诱因的治疗;一般支持治疗以及对其他重要脏器功能的监测与支持。

(一)保持呼吸道通畅

对任何类型的呼吸衰竭,保持呼吸道通畅是最基本、最重要的治疗措施。气道不畅使呼吸阻力增加,呼吸功耗增多,会加重呼吸肌疲劳;气道阻塞致分泌物排出困难将加重感染,同时也可能发生肺不张,使气体交换面积减小;气道如发生急性完全阻塞,会发生窒息,短时间内致病人死亡。

保持气道通畅的方法主要有:① 若病人昏迷,应使其处于仰卧位,头后仰,托起下颌并将口打开;② 清除气道内分泌物及异物;③ 若以上方法不能奏效,必要时应建立人工气道。人工气道的建立一般有三种方法,即简便人工气道、气管插管及气管切开,后两者属气管内导管。简便人工气道主要有口咽通气道、鼻咽通气道和喉罩,是气管内导管的临时替代方式,在病情危重不具备插管条件时应用,待病情允许后再行气管插管或气管切开。气管内导管是重建呼吸通道最可靠的方法。

若病人有支气管痉挛,需积极使用支气管扩张药物,可选用 β_2 肾上腺素受体激动剂、抗胆碱药糖皮质激素或茶碱类药物等。在急性呼吸衰竭时,主要经静脉给药。

(二)氧疗

即氧气疗法,指通过不同吸氧装置增加肺泡内氧分压以纠正机体低氧血症的治疗方法。

1. **吸氧浓度**

确定吸氧浓度的原则是在保证 PaO_2 迅速提高到 60 mmHg 或脉搏容积血氧饱和度（SpO_2）达 90％以上的前提下，尽量降低吸氧浓度。Ⅰ 型呼吸衰竭的主要问题为氧合功能障碍而通气功能基本正常，较高浓度（>35％）给氧可以迅速缓解低氧血症而不会引起 CO_2 潴留。对于伴有高碳酸血症的急性呼吸衰竭，往往需要将给氧浓度设定为达到上述氧合目标的最低值。

2. **吸氧装置**

（1）鼻导管或鼻塞：主要优点为简单、方便，不影响病人咳痰进食；缺点为氧浓度不恒定，易受病人呼吸的影响。高流量时对局部鼻黏膜有刺激，氧流量不能大于 7 L/min。吸入氧浓度与氧流量的关系：吸入氧浓度（％）=21+4×氧流量（L/min）。

（2）面罩：主要包括简单面罩、带储气囊无重复呼吸面罩和文丘里（Venturi）面罩。主要优点为吸氧浓度相对稳定，可按需调节，且对鼻黏膜刺激小；缺点为在一定程度上影响病人咳痰、进食。

（3）经鼻主流量氧疗（high flow nasal cannula，HFNC）：近年来出现的一种新型的呼吸支持技术，该系统主要由 3 部分组成：高流量产生装置、加温湿化装置和高流量鼻塞。HFNC 可以实现气体流量和氧气浓度单独调节，一般要求输送的最大流量至少达到 60 L/min，FiO_2 调节范围 0.21～1.0。该系统的主要生理学效应包括：吸入氧气浓度更加稳定；产生一定水平的气道内正压（2～7 cmH_2O），每增加 10 L/min 的气体流量，气道内压力在张口呼吸条件下平均增加 0.35 cmH_2O，在闭口呼吸情况下平均增加 0.69 cmH_2O，因此能增加呼气末肺容积、改善气体交换和降低呼吸功耗；减低生理无效腔，改善通气效率；加强气道湿化，促进纤毛黏液系统的痰液清除能力和改善病人治疗的耐受性；促进气体分布的均一性。

（三）正压机械通气与体外膜式氧合

当机体出现严重的通气和（或）换气功能障碍时，以人工辅助通气装置（有创或无创正压呼吸机）来改善通气和（或）换气功能，即为正压机械通气。机械通气能维持必要的肺泡通气量，降低 $PaCO_2$ 改善肺的气体交换效能；使呼吸肌得以休息，有利于恢复呼吸肌功能。正压机械通气可分为经气管插管进行的有创正压通气及经鼻/面罩进行的无创正压通气（non-invasive positive pressure ventilation，NIPPV）。

气管插管的指征因病而异。当通过常规氧疗或 NIPPV 不能维持满意通气及氧合，或呼吸道分泌物增多，咳嗽和吞咽反射明显减弱甚至消失时，应行气管插管使用机械通气。机械通气过程中应根据血气分析和临床资料调整呼吸机参数。机械通气的主要并发症包括：通气过度，造成呼吸性碱中毒；通气不足，加重原有的呼吸性酸中毒和低氧血症；血压下降、心输出量下降、脉搏增快等循环功能障碍；气道压力过高或潮气量过大导致气压伤,如气胸、纵隔气肿或间质性肺气肿;人工气道长期存在可并发呼吸机相关性肺炎(ventilator associated pneumonia,VAP)。

无创正压通气无需建立有创人工气道,简便易行,与机械通气相关的严重并发症发生率低。但病人应具备以下基本条件:① 清醒,能够合作;② 血流动力学稳定;③ 不需要气管插管保护(即病人无误吸、严重消化道出血、气道分泌物过多且排痰不利等情况);④ 无影响使用鼻/面罩的面部创伤;⑤ 能够耐受鼻/面罩。

体外膜式氧合(ECMO)是体外生命支持技术中的一种,通过将病人静脉血引出体外后经氧合器行充分的气体交换,然后再输入病人体内。按照治疗方式和目的,ECMO可分为静脉-静脉方式 ECMO(VV-ECMO)和静脉-动脉方式 ECMO(VA-ECMO)两种。VV-ECMO 是指将经过体外氧合后的静脉血重新输回静脉,因此仅用于呼吸功能支持;而 VA-ECMO 是指将经过体外氧合后的静脉血输至动脉,因减少了回心血量,VA-ECMO 可以同时起到呼吸和心脏功能支持的目的。因此,ECMO 是严重呼吸衰竭的终极呼吸支持方式,主要目的是部分或全部替代心肺功能,让其充分休息,减少呼吸机相关性肺损伤的发生,为原发病的治疗争取更多的时间。

(四)病因治疗

如前所述,引起急性呼吸衰竭的原发疾病多种多样,在解决呼吸衰竭本身所致危害的前提下,明确并针对不同病因采取适当的治疗措施十分必要,是治疗呼吸衰竭的根本所在。

(五)一般支持疗法

电解质紊乱和酸碱平衡失调的存在,可以进一步加重呼吸系统乃至其他系统脏器的功能障碍并干扰呼吸衰竭的治疗效果,因此应及时加以纠正。加强液体管理,防止血容量不足和液体负荷过大,保证血细胞比容(Hct)在一定水平,对于维持氧输送能力和防止肺水过多具有重要意义。呼吸衰竭病人由于摄入不足或代谢失衡,往往存在营养不良,需保证充足的营养及热量供给。

呼吸兴奋剂是改善通气的一类传统药物,由于正压通气的广泛应用,呼吸兴奋剂的应用不断减少。常用的药物有尼可刹米和洛贝林,用量过大可引起不良反应。近年来这两种药物几乎已被淘汰,取而代之的有多沙普仑(doxapram),该药对于镇静催眠药过量引起的呼吸抑制和慢阻肺并发急性呼吸衰竭者均有显著的呼吸兴奋效果。使用原则:① 必须保持气道通畅,否则会促发呼吸肌疲劳,加重 CO_2 潴留;② 脑缺氧、脑水肿未纠正而出现频繁抽搐者慎用;③ 病人的呼吸肌功能基本正常;④ 不可突然停药。主要适用于以中枢抑制为主、通气量不足引起的呼吸衰竭,不宜用于以肺换气功能障碍为主所致的呼吸衰竭。

（六）其他重要脏器功能的监测与支持

呼吸衰竭往往会累及其他重要脏器,因此应及时将重症病人转入 ICU,加强对重要脏器功能的监测与支持,预防和治疗肺动脉高压、肺源性心脏病、肺性脑病、肾功能不全、消化道功能障碍和弥散性血管内凝血（DC）等。

慢性呼吸衰竭

一些慢性疾病可使呼吸功能的损害逐渐加重,经较长时间发展为呼吸衰竭。

一、病因

慢性呼吸衰竭多由支气管 - 肺疾病引起,如慢阻肺、严重肺结核、肺间质纤维化、肺尘埃沉着症等。胸廓和神经肌肉病变,如胸部手术、外伤、广泛胸膜增厚、胸廓畸形、脊髓侧索硬化症等,亦可导致慢性呼吸衰竭。

二、临床表现

慢性呼吸衰竭的临床表现与急性呼吸衰竭大致相似,但以下几方面有所不同。

1. 呼吸困难

慢阻肺所致的呼吸困难,病情较轻时表现为呼吸费力伴呼气延长,严重时发展成浅快呼吸。若并发 CO_2 潴留,$PaCO_2$ 升高过快或显著升高以致发生 CO_2 麻醉时,病人可由呼吸过速转为浅慢呼吸或潮式呼吸。

2. 神经症状

慢性呼吸衰竭伴 CO_2 潴留时,随 $PaCO_2$ 升高可表现为先兴奋后抑制现象。兴奋症包括失眠、烦躁躁动、夜间失眠而白天嗜睡（昼夜颠倒现象）等,但此时切忌应用镇静或催眠药以免加重 CO_2 潴留,诱发肺性脑病。肺性脑病主要表现为神志淡漠、肌肉震颤或扑翼样震颤、间歇抽搐、昏睡甚至昏迷等,亦可出现腿反射减弱或消失、锥体束征阳性等。此时应与合并脑部病变作鉴别。

3. 循环系统表现

CO_2 潴留使外周体表静脉充盈、皮肤充血、温暖多汗、血压升高、心排血量增多而致脉搏洪大;多数病人心率增快;因脑血管扩张产生搏动性头痛。

三、辅助检查

动脉血气分析、肺功能检测、胸部影像学检查、纤维支气管镜检查。

四、诊断

除原发疾病、低氧血症及 CO_2 潴留所致的临床表现外，呼吸衰竭诊断主要依靠血气分析。

慢性呼吸衰竭的血气分析诊断标准参见急性呼吸衰竭，但在临床上 Ⅱ 型呼吸衰竭病人还常见于另一种情况，即吸氧治疗后，$PaO_2 > 60$ mmHg，但 $PaCO_2$ 仍高于正常水平。

五、治疗

治疗原发病、保持气道通畅、恰当的氧疗等治疗原则与急性呼吸衰竭基本一致。

1. 氧疗

慢阻肺是导致慢性呼吸衰竭的常见呼吸系统疾病，病人常伴有 CO_2 潴留，氧疗时需注意保持低浓度吸氧，防止血氧含量过高。CO_2 潴留是通气功能不良的结果。慢性高碳酸血症病人呼吸中枢的化学感受器对 CO_2 反应性差，呼吸主要靠低氧血症对颈动脉体、主动脉体化学感受器的刺激来维持。若吸入高浓度氧，使血氧迅速上升，解除了低氧对外周化学感受器的刺激，便会抑制病人呼吸，造成通气状况进一步恶化，导致 CO_2 浓度上升，严重时陷入 CO_2 麻醉状态。

2. 正压机械通气

根据病情选用无创机械通气或有创机械通气。慢阻肺急性加重早期及时应用无创机械通气可以防止呼吸功能不全加重，缓解呼吸肌疲劳，减少后期气管插管率，改善预后。

3. 抗感染

慢性呼吸衰竭急性加重的常见诱因是感染，一些非感染因素诱发的呼吸衰竭也容易继发感染。抗感染治疗抗生素的选择可以参考相关章节。

4. 呼吸兴奋剂

慢性呼吸衰竭病人在病情需要时可服用呼吸兴奋剂阿米三嗪（almitrine）50～100 mg，2 次／日。该药通过刺激颈动脉体和主动脉体的化学感受器兴奋呼吸中枢，增加通气量。

5. 纠正酸碱平衡失调

慢性呼吸衰竭常有 CO_2 潴留，导致呼吸性酸中毒。呼吸性酸中毒的发生多为慢性过程，机体常通过增加碱储备来代偿，以维持 pH 于相对正常水平。当以机械通气等方法较为迅速地纠正呼吸性酸中毒时，原已增加的碱储备会使 pH 升高，对机体造成严重危害，故在纠正呼吸性酸中毒时，应注意同时纠正潜在的代谢性碱中毒，通常给予病人盐酸精氨酸和补充氯化钾。

第四章
循环系统

第一节　原发性高血压

　　高血压是一种以体循环动脉收缩期和(或)舒张期血压持续升高为主的临床表现伴或不伴有多种心血管危险因素的综合征。高血压是多种心脑血管疾病的重要病因和危险因素,影响重要脏器如心、脑、肾的结构与功能,最终导致这些器官的功能衰竭,迄今为止仍是心血管病死亡的主要原因之一。临床上可分为两类:原发性高血压是一种以血压升高为主要临床表现而病因尚未明确的独立疾病,占所有高血压患者的90%以上。继发性高血压又称为症状性高血压,在这类疾病中病因明确,高血压仅是该种疾病的临床表现之一,血压可暂时性或持久性升高。

一、病因

　　高血压病的病因为多因素,可分为遗传和环境因素两个方面,高血压是遗传易感性和环境相互作用的结果,体质量、药物等因素也与高血压关系密切。

二、临床表现

(一)主要临床表现

1. 症状

　　大多数起病缓慢,早期可能无明显症状或症状不明显,部分患者仅在体检测量血压时或已出现心、脑、肾等重大脏器并发症时发现。常见症状有头晕、头痛、颈项板紧、疲劳、心悸等,也可出现视物模糊、鼻出血等较重症状,或仅在劳累、精神紧张、情绪波动后发生血压升高,可在休息后恢复正常。随着病程延长,血压持续升高,逐渐会出现各种症状,此时被称为缓进型高血压病。缓进型高血压病常见的临床症状有头痛、头晕、注意力不集中、记忆力减退、肢体麻木、夜尿增多、心悸、胸闷、乏力等。高血压的症状与血压水平有一定关联,多数症状在紧张或劳累后可加重,清晨活动后血压可迅速升高,出现清晨高血压,导致心脑血管事件多发生在清晨。老年高血压的临床特点:收缩压增高为主,脉压增大,直立性低血压,餐后低血压,血压昼夜节律异常,诊室高血压和多病共存,正常人的血压随内外环境变化在一定范围内波动。

2. 体征

高血压体征一般较少,要参考全身情况,主要是出现并发症的表现。可有心尖搏动范围扩大和/或心尖搏动向左下移位,提示左室增大,主动脉瓣区第二心音亢进、收缩期杂音或收缩早期喀喇音,少数患者在颈部或腹部可听到血管杂音,提示颈部动脉狭窄、肾动脉狭窄。

3. 恶性或急进型高血压

少数患者病情急骤,舒张压持续高于 130 mmHg,并有头痛、视物不清、眼底出血,肾脏损害明显,有持续蛋白尿、血尿以及管型尿。病情进展快,若不及时有效降压,预后极差,患者常死于肾功能衰竭或心力衰竭。发病机制尚不明确,部分患者继发于严重肾动脉狭窄。

(二)并发症

1. 高血压危象

诱因有紧张、疲劳、寒冷、嗜铬细胞瘤发作,突然停服降压药物等,小动脉发生痉挛导致血压在短时间内急剧上升,影响重要脏器血液供应而产生危急症状。危象发生时,患者出现头痛、烦躁、眩晕、恶心、呕吐、心悸以及视物模糊等症状,大动脉亦可出现痉挛累及相关脏器出现缺血症状。

2. 高血压脑病

常发生在重症高血压患者,由于血压过高突破脑血流的自动调节范围,脑组织血流灌注过多导致脑水肿。主要表现为弥漫性严重头痛、呕吐、意识障碍、精神错乱,重者昏迷、局灶性或全身抽搐。

3. 脑血管病

脑血管病可导致脑内出血、脑血栓形成、腔隙性脑梗死、TIA 等。

5. 主动脉夹层

主动脉夹层是指血压渗入主动脉壁中层形成的夹层血肿,并沿主动脉壁延伸剥离的严重血管急症,也是导致猝死原因之一。高血压是导致本病的重要因素。突发剧烈胸痛为主要表现,剧烈疼痛可导致血压进一步升高,可迅速出现夹层破裂或压迫主动脉大分支的各种不同表现。

6. 心力衰竭及慢性肾衰竭

参见第四、六章内容。

（三）容易漏诊、误诊的高血压

1. 继发性高血压（secondary hypertension）

继发性高血压如肾血管性高血压、肾性高血压、主动脉缩窄、原发性醛固酮增多症及嗜铬细胞瘤等较常见。

2. 隐匿性高血压（masked hypertension）

隐匿性高血压是指患者在诊室内血压正常，动态血压或家中自测血压升高的临床现象。

3. 假性高血压（pseudo hypertension）

假性高血压是指袖带法所测血压值高于动脉内测压值的现象，多见于严重动脉硬化老年患者。

三、实验室及辅助检查

（一）常规检查

眼底、尿常规、血红蛋白和血细胞压积、空腹血糖、血电解质、血胆固醇、低密度脂蛋白胆固醇、高密度脂蛋白胆固醇、血甘油三酯、肾功能、血尿酸、心电图。

（二）特殊检查

24 h 动态血压监测、餐后血糖。

（三）对怀疑为继发性高血压病人根据需要选择的检查项目

血浆肾素活性、血和尿醛固酮、血和尿皮质醇、血肾上腺素及去甲肾上腺素、血和尿儿茶酚胺、动脉造影、肾和肾上腺超声、CT 或 MRI、睡眠呼吸监测等。

四、诊断

（一）高血压诊断

主要根据诊所测量的血压值，采用经核准的水银柱或电子血压计，测量安静休息坐位时上臂肱动脉部位血压。必要时测量平卧位和站立位血压。高血压的诊断必须以未服用降压药物情况下 2 次或 2 次以上非同日多次血压测定所得的平均值为依据。除评估诊室血压外，还应注意患者家庭清晨血压的监测和管理，以便诊断和控制血压，降低心脑血管事件的发生率。血压水平的分类和标准见下表。

表 4-1　血压水平的定义和分类（2004 年中国高血压防治指南）

类别	收缩压（mmHg）	舒张压（mmHg）
正常血压	<120	<80
正常高值	120～139	80～89
高血压	≥140	≥90
1 级高血压（轻度）	140～159	90～99
2 级高血压（中度）	160～179	100～109
3 级高血压（重度）	≥180	≥110
单纯收缩期高血压	≥140	<90

注：若患者的收缩压与舒张压分属不同级别时，则以较高的分级为准。单纯收缩期高血压也可按照收缩压水平分为 3 级。

高血压的标准是根据临床及流行病学资料人为界定的。将 120～139/80～89 mmHg 列为正常高值是根据我国流行病学数据分析的结果，又称为高血压前期。血压处在此正常范围内者，应认真改善生活方式，及早预防，以免发展为高血压。研究证实，高血压前期已存在对靶器官的损害，血压水平与心血管病发病和死亡的风险之间存在密切的因果关系，收缩压每升高 20 mmHg 或舒张压每升高 10 mmHg，心、脑血管并发症发生的风险翻倍。

（二）高血压患者心血管危险分层

即分为低危、中危、高危、很高危，分别表示 10 年内将发生心脑血管事件的概率为 0～<15%、15%～20%、20%～30%、>30%。具体分层标准根据血压水平、其他心血管危险因素、糖尿病、靶器官损害以及并发症情况。

1. 用于分层的其他心血管危险因素

男性>55 岁、女性>65 岁、吸烟、血脂异常、早发心血管病家族史（一级亲属发病年龄<50 岁）、腹型肥胖（WC 男性≥85 cm，女性≥80 cm）或肥胖（BMI≥28 kg/m²）、C 反应蛋白≥1 mg/dL。靶器官损害：左心室肥厚（心电图或超声心动图）、动脉壁增厚（颈动脉超声 IMT≥0.9 mm、超声或 X 线证实有动脉粥样硬化性斑块）、血清肌酐轻度升高（106～177 μmol/L）、微量白蛋白尿（30～300 mg/24h）。

2. 并发症

脑血管病（缺血性卒中史、脑出血史、短暂性脑缺血发作史）、心脏疾病（心肌梗死、心绞痛、冠状动脉血运重建术后、心力衰竭）、肾脏疾病（糖尿病肾病、血清肌酐升高超过 177 μmol/L、微量蛋白尿>300 mg/24h）、糖尿病、外周血管疾病、视网膜病变（出血或渗出、视乳头水肿）。

表 4-2　高血压患者心血管危险分层标准

其他危险因素和病史	1 级高血压	2 级高血压	3 级高血压
无其他危险因素	低危	中危	高危
1～2 个危险因素	中危	中危	很高危
3 个以上危险因素,或靶器官损害	高危	高危	很高危
临床并发症或合并糖尿病	很高危	很高危	很高危

五、治疗

（一）治疗目标

原发性高血压目前尚无根治方法,但大规模临床试验证明,收缩压下降 10～20 mmHg 或舒张压下降 5～6 mmHg,3～5 年内脑卒中、心脑血管病死率与冠心病时间分别减少 38%、20% 与 16%,心力衰竭减少 50% 以上。虽然降压治疗不是治本,但也不仅仅是对症的,降压治疗的最终目的是减少高血压患者心脑血管病的病残率和死亡率。要求医生在治疗高血压的同时,干预患者检查出来的所有可逆性危险因素(如吸烟、高脂血症或糖尿病),并适当处理患者同时存在的各种临床情况。收缩压、舒张压降至 140/90 mmHg 以下,老年患者的收缩压降至 150 mmHg 以下,有糖尿病或肾病的高血压患者降压目标为 130/80 mmHg 以下。

（二）治疗策略

检查患者及全面评估后,判断病人属于低危、中危、高危或很高危。医生应为患者制订具体的全面治疗方案,监测病人的血压和各种危险因素。根据临床试验已获得的证据,老年收缩期性高血压的降压目标水平,收缩压控制在 150 mmHg 以下,如能耐受,可降至 140 mmHg 以下,舒张压 <90 mmHg,但不低于 65～70 mmHg,舒张压降得过低可能抵消收缩压下降的获益。

1. 很高危与高危病人

无论经济条件如何,必须立即开始对高血压及并存危险因素和临床情况进行药物治疗。

2. 中危病人

如果患者病情允许,先观察患者的血压及其他危险因素数周,进一步了解病情,然后决定是否开始药物治疗,或由临床医师决定何时开始药物治疗。

3. 低危病人

观察患者数月,然后决定是否开始药物治疗。

（三）改变生活方式（非药物治疗）

适用于所有高血压患者，包括使用降压药物治疗的患者。

1. 减轻体质量

尽量将体质量指数控制在<25。

2. 减少钠盐摄入

每人每日食盐量≤6 g。

3. 补充钙和钾盐

每人每日吃新鲜蔬菜400～500 g，喝牛奶500 mL，可以补充钾1 000 mg，钙400 mg。

4. 减少脂肪摄入

膳食中脂肪量应控制在总热量的25%以下。

5. 限制饮酒

饮酒量每日不超过相当于50 g乙醇的量。

6. 增加运动

可根据年龄及身体状况选择慢跑或步行，一般每日适度运动，每次30～60 min。

7. 保持健康心态

避免大喜大悲，保持宽松、平和、乐观的心态。

如改善生活行为后血压仍未获得有效控制者，应考虑给予降压治疗。

（四）药物治疗

1. 药物治疗原则

采用较小的有效剂量以获得可能的疗效而使不良反应最小，如效果不满意，可逐步增加剂量以获得最佳疗效；为了有效地防止靶器官损害，要求每天24 h内血压稳定于目标范围内，最好使用1天1次给药而有持续24 h作用的药物；为使降压效果增大而不增加不良反应，可以采用2种或多种降压药联合治疗，2级以上高血压为达到目标血压常需降压药联合治疗。

2. 常用降压药物归纳为6类

即利尿剂、β阻滞剂、钙拮抗剂、血管紧张素转换酶抑制剂、血管紧张素Ⅱ受体阻滞剂、α阻滞剂。

3. 降压药物的选择

降压治疗的收益主要来自降压本身，要了解各类降压药安全性保证下的降压能力。

4. 降压药的联合应用

现有的临床试验结果支持以下类别降压药的组合：利尿剂和 β 阻滞剂；利尿剂和 ACEI 或 ARB；钙拮抗剂（二氢吡啶）和 β 阻滞剂；钙拮抗剂和 ACEI 或 ARB；钙拮抗剂和利尿剂；α 阻滞剂和 β 阻滞剂。

（五）特殊人群的降压治疗

1. 脑血管病

可选择 ARB、长效钙拮抗剂、ACEI、利尿剂等，注意从单种药物小剂量开始，再缓慢递增剂量或联合治疗。

2. 冠心病

稳定性心绞痛时首选 β 阻滞剂或长效钙拮抗剂；急性冠脉综合征时选用 β 阻滞剂和 ACEI；心肌梗死病人选用 ACEI、β 阻滞剂和醛固酮拮抗剂。

3. 心力衰竭

症状轻者用 ACEI 和 β 阻滞剂，注意从小剂量开始；症状重者可将 ACEI、β 阻滞剂、ARB 和醛固酮拮抗剂与祥利尿剂合用。

4. 慢性肾病

ACEI、ARB 有利于防止肾病进展，但要注意在低血容量或病情晚期（肌酐清除率 <30 mL/min 或血肌酐 >265 μmol/L，即 3.0 mg/dL）可能反而使肾功能恶化。血液透析患者仍需降压治疗。

5. 糖尿病

要求将血压降至 130/80 mmHg 以下，常需联合用药。小剂量噻嗪类利尿剂、ACEI、ARB 和长效钙拮抗剂均对减少心血管事件有益；ACEI 对 1 型糖尿病、ARB 对 2 型糖尿病防止肾损害有获益。

6. 老年人

老年界限为 >60 岁。老年人降压治疗同样受益，应逐步降压。可选用利尿剂、长效钙拮抗剂、β 阻滞剂、ACEI 等降压药。

7. 妊娠高血压

以硫酸镁和二氢吡啶类钙拮抗剂为主。

（六）顽固性高血压的治疗

约 10% 高血压患者，尽管使用了 3 种以上合适剂量降压药联合治疗，血压仍未能达到目标水平，称为顽固性高血压或难治性高血压。对顽固性高血压的处理，首先要寻找原因，然后针对具体原因进行治疗。

第二节　冠状动脉粥样硬化性心脏病

冠心病

冠心病(coronary heart disease)指冠状动脉发生粥样硬化引起管腔狭窄或阻塞,导致心肌缺血缺氧或坏死而易引起的心脏病,简称冠心病,也称缺血性心脏病。

一、病因

主要的危险因素如下:

(1)年龄、性别:40 岁以上,男性多见。女性在绝经后发病率迅速增加。

(2)血脂异常。

(3)高血压。

(4)吸烟。

(5)糖尿病。

(6)肥胖。

(7)家族史。一级亲属男性<55 岁,女性<65 岁,考虑存在早发冠心病家族史。

二、临床表现

(一)1979 年世界卫生组织根据不同的临床表现将冠心病分为 5 型

1. 隐匿型或无症状性冠心病

患者无症状,但静息、动态时或负荷试验心电图有 ST 段压低、T 波改变等心肌缺血的客观证据,或心肌灌注不足的核素心肌显像表现。

2. 心绞痛

有发作性胸骨后疼痛,为一过性心肌供血不足引起。

3. 心肌梗死

症状严重,有冠状动脉闭塞致心肌急性缺血性坏死所致。

4. 缺血性心肌病

表现为心脏扩大、心力衰竭和心律失常,为长期心肌缺血或坏死导致心肌纤维化而引起。与扩张型心肌病类似。

5. 猝死

因原发性心搏骤停而猝然死亡，多为缺血心肌局部发生电生理紊乱，引起严重室性心律失常所致。

（二）近年趋向于根据发病特点和治疗原则不同分为两大类

1. 慢性冠脉疾病（CAD）

CAD 包括稳定型心绞痛，缺血性心肌病和隐匿型冠心病；也称慢性心肌缺血综合征（CIS）。

2. 急性冠状动脉综合征（ACS）

ACS 包括不稳定型心绞痛（UA），非 ST 段抬高型心肌梗死（NSTEMI）和 ST 段抬高型心肌梗死（STEMI）。也将冠心病猝死包括在内。

稳定型心绞痛

稳定型心绞痛也称劳力性心绞痛，是在冠脉狭窄的基础上，由于心脏负荷的增加，冠脉血流量不能满足心肌代谢的需要，引起心肌急剧的、暂时的缺血与缺氧的临床综合征。

一、临床表现

（一）症状

以发作性胸痛为主要临床表现，疼痛的特点为：

1. 诱因

发作常由体力劳动、情绪激动、饱食、寒冷所诱发。疼痛多发生在劳力或激动的当时，而不是在劳累之后。典型的稳定型心绞痛常在相似的条件下重复发生。

2. 部位

主要在胸骨体之后，可波及心前区，手掌大小范围，也可横贯前胸，界限不清。常放射至左肩、左臂内侧达无名指和小趾，或至颈、咽或下颌部。

3. 性质

为压迫、发闷或紧缩性，也可有烧灼感，偶伴濒死感。发作时病人往往被迫停止正在进行的活动，直至症状缓解。

4. 持续时间

心绞痛一般持续数分钟及十余分钟，多为 3～5 分钟。一般不超过半小时。

5. 缓解方式

一般在停止原来诱发症状的活动后即可缓解,舌下含用硝酸甘油等硝酸酯类药物也能在几分钟之内缓解。

(二)体征

平时一般无体征,发作时常见心率增快、血压升高、表情焦虑、皮肤冷或出汗,有时出现第四或第三心音奔马律,可有暂时性心尖部收缩期杂音等。

二、辅助检查

(一)心电图

是发现心肌缺血,诊断心绞痛最常用的方法:

1. 静息时心电图

约半数病人在正常范围,也可能有陈旧性心肌梗死的改变或非特异性 ST 段和 T 波异常。

2. 发作时心电图

绝大多数病人可出现暂时性心肌缺血引起的 ST 段下移 ≥0.1 mV,发作缓解后恢复;有时也可出现 T 波倒置。在平时有 T 波持续倒置的病人,发作时可变为直立(假性正常化)。

(二)心电图负荷试验

最常用的是运动负荷试验。运动中出现典型心绞痛或 ST 段水平型下移或下斜型下移 ≥0.1 mV、并持续 2 分钟为阳性标准。

(三)动态心电图

可出现与患者的活动和症状相对应的缺血性 ST-T 改变的心电图,有助于帮助诊断。

(四)其他检查

多层螺旋 CT 冠状动脉成像(CTA),超声心电图,放射性核素检查,有创性冠脉造影等。

三、诊断

根据典型心绞痛的发作特点,结合年龄和存在冠心病危险因素,除外其他原因所致的心绞痛,一般即可建立诊断。心绞痛发作时心电图检查可见 ST-T 改变,症状消失后心电图 ST-T 改变亦逐渐恢复,支持心绞痛诊断。未捕捉到发作时心电图者可行心电图负荷试验。冠状动脉 CTA 有助于无创性评价冠脉管腔狭窄程度及管壁病变性质和分布。

冠状动脉造影可以明确冠状动脉病变的严重程度。

四、治疗

（一）发作时的治疗

1. 休息

发作时立刻休息，一般病人在停止活动后症状即逐渐消失。

2. 硝酸甘油

0.5 mg 舌下含化，1～2 分钟即开始起作用，约半小时后作用消失。数分钟可缓解症状。硝酸异山梨酯：5～10 mg 舌下含化，2～5 分钟见效，作用维持 2～3 小时。还有供喷雾吸入用的制剂。

（二）缓解期的药物治疗

1. 阿司匹林

所有病人只要无禁忌证都应该使用阿司匹林，阿司匹林最佳剂量范围为 75～150 mg/d。主要不良反应为胃肠道出血或对阿司匹林过敏。氯吡格雷主要用于支架植入以后及阿司匹林有禁忌证的病人，常用维持剂量为每日 75 mg。

2. β 受体拮抗剂

可减慢心率、降低血压，从而降低心肌耗氧量以减少心绞痛发作。从小剂量开始，逐级增加剂量，亦能缓解症状，心率不低于 50 次／分为宜。临床常用的 β 受体拮抗剂包括美托洛尔普通片 25～100 mg，每日 2 次口服；美托洛尔缓释片 47.5 mg～190 mg，每日 1 次口服；比索洛尔 5～10 mg，每日 1 次口服。

3. 硝酸酯类药

硝酸异山梨酯（普通片 5～20 mg，1 天 3 次，缓释片 20～40 mg，每日 1～2 次口服）；单硝酸异山梨酯（普通片 20 mg，每日 2 次口服，缓释片 40～60 mg，每日 1 次口服）。

4. 钙通道阻滞剂

减少心肌氧耗，扩张冠脉，解除冠脉痉挛，降低动脉压，减轻心脏负荷，改善心肌的微循环。常用制剂有非二氢吡啶类地尔硫（普通片 30～60 mg，每日 3 次，或其缓释片 90 mg，每日 1 次）、维拉帕米（普通片 40～80 mg，每日 3 次，缓释片 240 mg，每日 1 次），不建议用于左心功能不全的病人。二氢吡啶类包括常用的硝苯地平缓释片（20～40 mg，1 天 2 次）；硝苯地平控释片（30 mg，每日 1 次）；氨氯地平（5～10 mg，每日 1 次）。

5. 调节血脂药物

他汀类，阿托伐他汀（10～80 mg，每日 1 次）、依折麦布等。

6. ACEI 或 ARB

卡托普利(12.5～50 ng,每日 1 次)、贝那普利(10～20 mg,每日 1 次)、依那普利(5～0 mg,每日 2 次),不能耐受 ACEI 类药物者可使用 ARB 类药物。稳定型心绞痛合并高血压,糖尿病,心力衰竭或左心室收缩功能不全的高危病人建议使用 ACEI。

7. 血管重建治疗

根据冠脉的病变解剖特征、临床特征及医疗中心手术经验综合判断决定:经皮冠状动脉介入治疗(PCI),冠状动脉旁路移植术(CABG)。

急性冠状动脉综合征

急性冠状动脉综合征(ACS)是一组由急性心肌缺血引起的临床综合征,主要包括不稳定型心绞痛(UA)、非 ST 段抬高型心肌梗死(NSTEMI)和 ST 段抬高型心肌梗死(STEMI)。动脉粥样硬化不稳定斑块破裂或糜烂导致冠状动脉内急性血栓形成,认为是大多数 ACS 发病的主要病理基础。

一、临床表现

(一)不稳定型心绞痛和非 ST 段抬高型心肌梗死不稳定型心绞痛临床表现

诱发心绞痛的体力活动阈值突然或持久降低,心绞痛发生频率、严重程度和持续时间增加,静息或夜间心绞痛,胸痛放射到新的部位,发作时伴新的相关症状(出汗、恶心、呕吐、心悸或呼吸困难等)。常规休息或舌下含服硝酸甘油只能暂时甚至完全缓解症状。

1. 不稳定型心绞痛分型

(1)初发型心绞痛:病程在 1～2 个月内新发生的心绞痛。很轻的体力活动可诱发。

(2)恶化型心绞痛:在相对稳定的心绞痛基础上心绞痛逐渐增强(疼痛更剧烈,时间更长或更频繁,按 CCS 分级至少增加 I 级水平,程度至少 CCS III 级)。

(3)静息型心绞痛:心绞痛发生在休息时,发生时间通常 >20 分钟。

(4)变异型心绞痛:静息心绞痛,发作时的心电图显示一过性 ST 段动态改变(抬高或压低)。发病机制为冠状动脉痉挛。

2. 不稳定型心绞痛和非 ST 段抬高心肌梗死危险分层

根据患者症状、体征、心电图及血流动力学指标进行危险分层:

(1)低危组:无合并症,血流动力学稳定,不伴有反复缺血发作者。

(2)中危组:伴有持续胸痛或反复发作心绞痛者。

(3)高危组:并发心源性休克、急性肺水肿或持续性低血压。

（二）急性 ST 段抬高型心肌梗死

1. 先兆

半数以上的病人有乏力、胸部不适前驱症状，以初发型心绞痛或恶化型心绞痛加重为多见，部分病人症状不明显。

2. 疼痛

最先出现的症状，多发生于清晨，安静时。诱因多不明显，程度较重，持续时间较长，可达数小时或更长，病人常烦躁不安、出汗和恐惧，胸闷，或有濒死感。

3. 全身症状

可有发热、心动过速、红细胞沉降率增快、白细胞增加等。

4. 胃肠道症状

疼痛剧烈时常伴频繁的恶心呕吐和上腹部疼痛。

5. 心律失常

室性心律失常最多见，尤其室性期前收缩。房室传导阻滞，束支传导阻滞也较多见。室颤是早期主要的死因。

6. 低血压和休克

收缩压低于 80 mmHg，有烦躁不安，面色苍白，皮肤湿冷，脉细而快，大汗淋漓，尿量减少。神志迟钝甚至晕厥为休克表现。

7. 心力衰竭

主要为左心衰竭，出现呼吸困难，咳嗽，发绀，烦躁，严重者有颈静脉怒张，肝大，水肿等右心衰竭表现。右心室心肌梗死可一开始即出现右心衰竭表现，伴血压下降。

二、辅助检查

（一）心电图

1. 不稳定型心绞痛

患者绝大多数出现发作时暂时性 ST 段抬高或下移和 T 波改变低平或倒置。其中 ST 段的动态改变 ≥0.1 mV 的抬高或压低是严重冠状动脉疾病的表现，可能会发生急性心肌梗死或猝死。上述心电图动态改变可随着细节图的缓解而完全或部分消失。发作缓解后即恢复。

2. 非 ST 段抬高型心肌梗死

若上述心电图发作后持续 12 小时以上，则提示非 ST 段型抬高心肌梗死，无 Q 波的形成。

3. ST 段抬高型心肌梗死

特征性改变：发作后 ST 段抬高弓背向上，出现病理性 Q 波，T 波变为倒置。动态性改变：超急性期：数小时内，出现异常高大两肢不对称的 T 波。急性期：数小时后，ST 段明显抬高，弓背向上，与直立的 T 波连接形成单向曲线，数小时及 2 日内出现病理性 Q 波。亚急性期改变：数日及两周左右抬高的 ST 段回落到基线水平，T 波变为平坦或倒置。慢性期改变：数周或数月后 T 波倒置呈"V 型倒置"，两肢对称，波谷尖锐。T 波倒置可永久存在，也可在数月及数年内逐渐恢复。部分病人发作后出现新发生的左束支阻滞或预激综合征图形。

（二）血清心肌坏死标记物

1. 肌红蛋白

急性心肌梗死发病后 2 小时内升高，12 小时内达高峰，在急性心肌梗死后出现最早，也十分敏感，但特异性不很强。

2. 肌酸激酶同工酶（CK-MB）

CK-MB 在发病后 4 小时内升高，在 3～4 天恢复正常，对早期（<4 小时）急性心肌梗死的诊断有较重要价值。

3. 肌钙蛋白 I（cTnI）或肌钙蛋白 T（cTnT）

急性心肌梗死发病后 3～4 小时后升高，cTnI 11～24 小时达高峰，7～10 天降至正常。而 cTnT 于 24～48 小时达高峰，10～14 天降至正常，是诊断心肌梗死的敏感指标，特异性很高。

（三）心脏超声

显示梗死区域室壁变薄、节段性运动消失或矛盾运动、心脏大小及功能测定，尚可观察到心脏破裂、腱索或乳头肌断裂和室间隔穿孔等。

三、诊断

（一）不稳定型心绞痛和非 ST 段抬高型心肌梗死

根据典型的心绞痛症状、典型的缺血性心电图改变（新发或一过性 ST 段压低 ≥0.1 mV，或 T 波倒置 ≥0.2 mV）以及心肌损伤标志物（cTnT、cTnI 或 CK-MB）测定，可以作出 UA/NSTEMI 诊断。诊断未明确的不典型病人而病情稳定者，可以在出院前作负荷心电图或负荷超声心动图、核素心肌灌注显像、冠状动脉造影等检查。冠状动脉造影仍是诊断冠心病的重要方法，可以直接显示冠状动脉狭窄程度，对决定治疗策略有重要意义。

（二）急性 ST 段抬高型心肌梗死

典型的心肌梗死临床表现,特征性的心电图改变加心肌血清心肌坏死标记物检查可诊断。老年人突发的严重心律失常、休克、心力衰竭而原因未明,突然发生较重而持久的胸闷或胸痛,都应考虑本病的可能。

四、治疗

（一）不稳定型心绞痛和非 ST 段抬高型心肌梗死治疗

1. 治疗原则

即可缓解缺血,预防严重不良后果(死亡/心肌梗死/再梗死),进行性缺血且对初始药物治疗反应差的病人及血流动力学不稳定的病人入心脏监护室加强监测和治疗。

2. 立即卧床休息

发绀,呼吸困难或其他高危表现病人吸氧,维持血氧饱和度 90% 以上。

3. 药物治疗

（1）抗心肌缺血药物:

① 硝酸酯类药物:不稳定型心绞痛发作时可舌下含服硝酸甘油 0.5 mg,间隔 3～5 分钟可连用 3 次,疼痛不缓解且血压稳定者可静脉应用硝酸甘油,5～10 μg/min 开始,持续滴注,每 5～10 分钟增加 10 μg/min,直至症状缓解或出现明显副作用(收缩压低于 90 mmHg,或相比用药前平均动脉压下降 30 mmHg),200 μg/min 为一般最大推荐剂量。

② β 受体拮抗剂:尽早用于所有无禁忌证的病人。如美托洛尔、比索洛尔等。小剂量开始,逐渐递增,使静息心率降至 50～60 次/分。

③ 钙通道阻滞剂:次选药物,对足量 β 受体拮抗剂与硝酸酯类药物治疗后仍不能控制症状的病人可口服长效钙通道阻滞剂。对于血管痉挛性心绞痛的病人应首选。

（2）抗血小板治疗:COX 抑制剂(阿司匹林,如无禁忌证,应口服阿司匹林负荷量 150～300 mg,负荷量后给予维持剂量 75～100 mg/日,长期服用。)。P2Y12 受体拮抗剂(氯吡格雷负荷量 300～600 mg,维持剂量 75 mg/日;替格瑞洛。在阿司匹林基础上连用一种,并维持至少 12 个月)。血小板糖蛋白Ⅱb/Ⅲa 受体拮抗剂(GPI)(替罗非班)。

（3）抗凝治疗:除非有禁忌,所有病人在抗血小板治疗基础上常规接受抗凝治疗。普通肝素(使用过程中需检测 APTT 及血小板)、低分子肝素(疗效更肯定,使用更方便,皮下应用不需要实验室检测)、磺达肝癸钠(采用保守策略的病人尤其在出血风险增加时作为抗凝药物的首选)、比伐卢定(主要用于 UA/NSTEMI 病人 PCI 术中的抗凝治疗)。

（4）调脂治疗:无论基线血脂水平为多少,均应尽早(24 小时内)开始使用他汀类药物。LDL-C 的目标值为 <70 mg/dL。

（5）ACEI 或 ARB：不存在低血压及禁忌证时，应该在 24 小时内给予口服 ACEI。不能耐受 ACEI 者用 ARB 代替。

（6）冠状动脉血运重建术：经皮冠状动脉介入治疗（PCI）（<2 小时的紧急侵入治疗策略，<24 小时早期侵入治疗策略，<72 小时侵入治疗策略），冠状动脉旁路移植术（病变严重，多支血管病变的症状严重和左心室功能不全的病人）。

（二）ST 段抬高型心肌梗死（STEMI）治疗

1. 监护和一般治疗

（1）收入监护室，建立静脉通道，并检测血压、心率、心律和心功能变化。

（2）休息：急性期卧床休息。

（3）吸氧：对有呼吸困难及血氧饱和度降低者，最初几日间断或持续通过鼻管面罩吸氧。

（4）护理：不宜饱餐，保持大便通畅，床上四肢活动逐渐过渡到床边活动，病情稳定后适当室内、室外活动。

2. 解除疼痛

（1）吗啡或哌替啶：吗啡 3～5 mg 缓慢静脉注射，哌替啶 50～100 mg 肌内注射，5～10 min 可重复应用。

（2）硝酸酯类药物：大多数急性心肌梗死病人有应用硝酸酯类药物指征，而在下壁心肌梗死，可疑右室心肌梗死或明显低血压的病人不适合应用。

（3）β 受体拮抗剂：阿替洛尔、美托洛尔、比索洛尔等。小剂量开始，逐渐递增，使静息心率降至 55～60 次 / 分。

3. 抗血小板治疗

联合应用阿司匹林和 P_2Y_{12} 受体拮抗剂。负荷剂量后给予维持剂量。静脉应用 Ⅱ b/ Ⅲ a 受体拮抗剂主要用于接收直接 PCI 的病人。

4. 抗凝治疗

除非有禁忌，所有 STEMI 病人无论是否采用溶栓治疗，均应在抗血小板治疗基础上常规联合抗凝治疗。接受溶栓治疗的病人，应用磺达肝癸钠。STEMI 直接 PCI 时需联合普通肝素治疗，直接 PCI 尤其出血风险高时推荐应用比伐卢定，对 STEMI 合并心室内血栓或合并心房颤动时需在抗血小板治疗基础上联合华法林治疗。

5. 再灌注心肌治疗

经皮冠状动脉介入治疗（PCI），溶栓疗法（建议优先选用选择性纤溶酶原激活剂），紧急冠状动脉旁路移植术。

6. ACEI/ARB

小剂量口服开始，1～2天逐渐达目标剂量。对能耐受ACEI的病人，不推荐常规用ARB代替ACEI。

7. 调脂治疗

无论基线血脂水平，均应尽早（24小时内）开始使用他汀类药物。LDL-C的目标值为<70 mg/dL。

8. 抗心律失常和传导障碍治疗

发生室颤时尽快采用电除颤。多形性室速尽快采用同步直流电复律。室性期前收缩或室速选用利多卡因。室性心律失常可用胺碘酮。缓慢型心律失常采用阿托品。房室传导阻滞二度或三度伴有血流动力学障碍者人工心脏起搏器临时的起搏治疗。

9. 抗休克治疗

补充血容量，应用升压药，应用血管扩张剂。

10. 抗心力衰竭治疗

主要是治疗左心衰，应用吗啡、利尿剂为主，或用血管扩张剂、多巴酚丁胺、短效ACEI等。梗死发生后24小时应尽量避免使用洋地黄类制剂，有右心室梗死的病人应慎用利尿剂。

第三节　心力衰竭

心力衰竭（heart failure）是指各种心脏结构和功能性疾病导致心室充盈和（或）射血功能受损，心排血量不能满足机体组织代谢需要，以肺循环和（或）体循环淤血，器官、组织血液灌注不足为临床表现的一组综合征。分为慢性心力衰竭及急性心力衰竭。

慢性心力衰竭

慢性心力衰竭（chronic heart failure，CHF）一般均有代偿性心脏扩大或肥厚及其他代偿机制的参与。是心血管疾病的终末期表现和最主要的死因，冠心病、高血压已成为慢性心力衰竭的最主要病因，瓣膜性心脏病仍不可忽视。同时，慢性肺心病和高原性心脏病在我国也具有一定的地域高发性。

一、病因

（一）基本病因

1. 心肌损害

（1）原发性心肌损害：缺血性心肌损害如心肌梗死、慢性心肌缺血；炎症和免疫性心肌损害如心肌炎、扩张型心肌病；遗传性心肌病如家族性扩张型心肌病、肥厚型心肌病、右室心肌病心肌致密化不全、线粒体肌病等。

（2）继发性心肌损害：内分泌代谢性疾病（如糖尿病、甲状腺疾病）、系统性浸润性疾病（如淀粉样变性）、结缔组织病、心脏毒性药物等并发的心肌损害。

2. 心脏负荷过重

（1）压力负荷（后负荷）过重：见于高血压、主动脉瓣狭窄、肺动脉高压、肺动脉瓣狭窄等左、右心室收缩期射血阻力增加的疾病。

（2）容量负荷（前负荷）过重：见于心脏瓣膜关闭不全及左、右心或动、静脉分流性先天性心血管病。此外，伴有全身循环血量增多的疾病如慢性贫血、甲状腺功能亢进症、围生期心肌病、体循环动静脉瘘等，心脏的容量负荷增加。

3. 心室前负荷不足

二尖瓣狭窄、心脏压塞、限制性心肌病、缩窄性心包炎等，引起心室充盈受限，体、肺循环淤血。

（二）诱因

1. 感染

呼吸道感染是最常见、最重要的诱因，感染性心内膜炎也不少见。

2. 心律失常

心房颤动是器质性心脏病最常见的心律失常之一，也是诱发心力衰竭最重要的因素。其他各种类型的快速型心律失常以及严重缓慢型心律失常均可诱发心力衰竭。

3. 血容量增加

如钠盐摄入过多，静脉液体输入过多、过快等。

4. 过度体力消耗或情绪激动

如妊娠后期及分娩过程、暴怒等。

5. 治疗不当

如不恰当地停用利尿药物或降血压药等。

6. 原有心脏病变加重或并发其他疾病

如冠心病发生心肌梗死,风湿性心瓣膜病出现风湿活动,合并甲状腺功能亢进或贫血等。

二、临床表现

1. 左心衰竭

(1)症状:表现为劳力性呼吸困难、夜间阵发性呼吸困难、端坐呼吸和急性肺水肿、咳嗽、咳白色泡沫痰、痰带血丝、肺水肿时咳粉红色泡沫痰、病人感到体力下降、乏力和虚弱、早期出现夜尿增多。严重时出现少尿和肾功能不全。

(2)体征:肺循环淤血表现为两肺湿性啰音、左心室扩大、舒张早期奔马律、P2亢进、活动后呼吸困难、心率加快、收缩压下降,外周血管收缩表现为四肢末梢苍白、发绀。

2. 右心衰竭

(1)症状:食欲不振、腹胀等胃肠道症状,白天少尿、夜尿增多,右上腹胀痛。

(2)体征:体循环淤血表现为肝颈静脉反流征、颈静脉充盈、肝脏肿大、水肿、胸水和腹水,右心增大可见剑突下明显搏动、右室舒张早期奔马律。

3. 全心衰竭

同时具有左、右心衰竭。

(1)NYHA心功能分级(1928年,根据患者自觉活动能力分级):

Ⅰ级:活动量不受限制。

Ⅱ级:体力活动轻度受限。

Ⅲ级:体力活动明显受限。

Ⅳ级:不能从事体力活动。

(2)ABCD心功能分级(1994年,根据心脏客观检查结果分级)

A级:无心血管病的客观依据。

B级:有轻度心血管疾病证据。

C级:有中度心血管疾病证据。

D级:有严重心血管病表现。

三、辅助检查

(一)X线检查

心脏扩大、肺淤血征。

(二)心电图检查

了解心肌缺血、心肌劳损、心室肥大、心律失常等。

（三）实验室检查

血常规、尿常规、肾功能、电解质、肝功能等。

（四）6 min 步行试验

6 min 步行距离评价患者的运动耐量和预后预测，6 min 步行预测对步行 100～450 m/6 min 的心衰病人有意义。

四、诊断

心力衰竭完整的诊断包括病因学诊断、心功能评价及预后评估，心力衰竭需综合病史、症状、体征及辅助检查作出诊断。主要诊断依据为原有基础心脏病的证据及肺循环淤血的表现。症状、体征是早期发现心衰的关键，完整的病史采集及详尽的体格检查非常重要。左心衰竭的不同程度呼吸困难、肺部啰音，右心衰竭的颈静脉征、肝大、水肿，以及心衰的心脏奔马律、瓣膜区杂音等是诊断心衰的重要依据。但症状的严重程度与心功能不全程度无明确相关性，需行客观检查并评价心功能。BNP 测定也可作为诊断依据，并能帮助鉴别呼吸困难的病因。

五、治疗

（一）病因治疗

1. 基本病因治疗

高血压、冠心病、心瓣膜病、先心病、扩张型心肌病等。

2. 除去诱发因素

呼吸道感染、心律失常、甲亢、贫血等。

（二）一般治疗

1. 休息与活动

心衰加重时，限制体力活动可以减轻心脏负荷；心衰改善时，鼓励病人适度主动活动。

2. 控制钠盐摄入

减少钠盐摄入，强效排钠利尿剂应用时严格限制钠盐摄入可导致低钠血症。

（三）药物治疗

1. 利尿剂的应用

袢利尿剂（速尿）20 mg 每日 1 次开始，逐渐加量，重症者可加至 100 mg，每日 2 次。氢氯噻嗪 12.5～25 mg，每日 1 次开始，逐渐加量，可增至每日 75～100 mg，分 2～3 次服用。保钾利尿剂(螺内酯)与上述利尿剂联用以加强利尿效果并预防低血钾。AVP 受体拮抗剂(托伐普坦),可用于治疗伴有低钠血症的心力衰竭。

2. RASS 抑制剂

(1)血管紧张素转换酶抑制剂(ACEI):卡托普利、贝那普利等。低血压,双侧肾动脉狭窄,血肌酐明显增高,高血钾者慎用。

(2)血管紧张素 Ⅱ 受体拮抗剂:缬沙坦(valsartan)80 mg,每天 1 次至每天 3 次,坎地沙坦(candesartan)4～8 mg,每天 1 次至每天 2 次,氯沙坦(losartan)50 mg/d。

(3)血管紧张素受体脑啡肽酶抑制剂(ARNI):沙库巴曲缬沙坦,推荐用于射血分数降低性心衰。

(4)醛固酮受体拮抗剂:螺内酯。能够抑制心血管重塑,改善心衰的远期预后。

3. β 受体拮抗剂

美拖洛尔、比索洛尔、卡维地洛等,小剂量开始,逐渐增加,达最大耐受剂量并长期维持。

4. 正性肌力药

(1)洋地黄类药物:

① 洋地黄类药物的选择:地高辛片 0.125～0.25 mg/d 口服;毛花苷丙(西地兰)0.2～0.4 mg 稀释后缓慢静脉注射。

② 应用洋地黄类药物的适应证:伴有快速心房颤动 / 心房扑动的收缩性心力衰竭是应用洋地黄的最佳指征。对冠心病、高心病、瓣膜病、先心病心衰较好,对代谢异常而发生的高排血量心衰如贫血性心脏病,甲状腺功能亢进欠佳。肺心病慎用。肥厚型心肌病、主动脉狭窄的病禁用。严重的窦性心动过缓或房室传导阻滞病人在置入起搏器前禁用。

③ 洋地黄类药物中毒表现:最重要的反应是各类心律失常,心肌兴奋性过强:室早二联律、非阵发交界区性心动过速、房早、心房颤动。传导系统的阻滞:房室传导阻滞。胃肠道反应:恶心、呕吐。中枢神经的症状:视物模糊、黄视、绿视,定向力障碍等。

④ 洋地黄中毒的处理:立即停药;单发室早、Ⅰ 度房室传导阻滞停药后常自动消失;对快速性心律失常,低血钾者静脉补钾。血钾不低者用利多卡因或苯妥英钠;对传导阻滞及缓慢性心律失常,给予阿托品静脉注射。

(2)非洋地黄类正性肌力药:

1)β 受体兴奋剂:① 多巴胺(dopamine):中等剂量 [2～5 μg /(kg·min)] 可增加心肌收缩力、血管扩张、肾小动脉扩张、心律加快不明显。② 多巴酚丁胺:兴奋 $β_1$ 受体增加心肌收缩力、血管扩张不明显。两者均只能短期静脉应用。

2)磷酸二酯酶抑制剂:抑制磷酸二酯酶活性,cAMP 增加,Ca^{2+} 内流增加,心肌收缩力增加。用法：米力农（milrinone）0.5 μg/（kg·min）静脉滴注。

在慢性心衰加重时，短期静脉应用非洋地黄类正性肌力药物，改善心衰症状，度过危险期。

5. 伊伐布雷定

能够减慢窦性心率，改善左心室功能。

6. 扩血管药物

伴有心绞痛和高血压的病人可考虑联合治疗，存在心脏流出道或瓣膜狭窄的病人应禁用。

急性心力衰竭

急性心力衰竭是心力衰竭急性发作和（或）加重的一种临床综合征，表现为急性新发或慢性心衰急性失代偿。

一、病因

包括与冠心病有关的急性广泛前壁心肌梗死、乳头肌断裂、室间隔穿孔；感染性心内膜炎引起的瓣膜穿孔、腱索断裂，高血压心脏病患者的血压急剧升高；原有心脏病基础上快速性心律失常，静脉输入液体过多、过快等。

二、临床表现

（一）症状

患者突发严重呼吸困难、呼吸 30～60 次/分钟、强迫坐位、面色灰白、发绀、大汗、烦躁、频繁咳嗽、咳粉红色泡沫痰、神志模糊。

（二）体征

血压一度升高然后降低、两肺布满湿性啰音和哮鸣音、心率快、心音低、奔马律。肺水肿不能及时纠正，导致心源性休克。

三、辅助检查

胸部 X 线片显示：早期间质水肿时，上肺静脉充盈、肺门血管影模糊、小叶间隔增厚；肺水肿时现为蝶形肺门；严重肺水肿时，为弥漫满肺的大片阴影。重症病人采用漂浮导管行床旁血流动力学监测，肺毛细血管楔压随病情加重而增高，心脏指数则相反。

四、诊断

根据典型症状与体征，一般不难作出诊断。临床评估时应尽快明确：容量状态、循环灌注状态性心衰诱因及合并症情况。疑似病人可行 BNP/ NT-PROBNP 检测鉴别，阴性者几乎可排除急性心竭的诊断。

五、治疗

（一）体位

半卧位或端坐位，双腿下垂。

（二）吸氧

高流量鼻管给氧。

（三）吗啡

3～5 mg 静脉注射。必要时间隔 15 分钟可重复 1 次，共 2～3 次。老年病人可减量或改为肌内注射。

（四）快速利尿

速尿 20～40 mg 静脉注射。4 小时后可重复一次。

（五）血管扩张剂

硝普钠静脉滴注（用药时间不宜连续超过 24 小时）；硝酸酯类静脉滴注；据病情调整剂量。

（六）洋地黄类药物

毛花苷丙：首剂 0.4～0.8 mg，2 小时后可酌情续用 0.2～0.4 mg。

（七）氨茶碱

解除支气管痉挛，增强心肌收缩，扩张外周血管作用。

（八）血管扩张剂

硝普钠，硝酸酯类，α 受体拮抗剂（乌拉地尔），人重组脑钠肽（奈西立肽）。

（九）其他正性肌力药

小到中等剂量的多巴胺、米力农、左西孟坦等。

第四节　心脏性猝死

心脏性猝死(sudden cardiac death，SCD)是指急性症状发作后 1 小时内发生的以意识突然丧失为特征的、由心脏原因引起的自然死亡，无论是否有心脏病，死亡的时间和形式未能预料。我国心脏性猝死的发生率为 41.84/10 万。心脏性猝死占总猝死病人的75%左右。

一、病因

绝大多数心脏性猝死发生在有器质性心脏病的病人。多由冠心病及其并发症引起，还有各种心肌病(梗阻性肥厚型心肌病，致心律失常性右心室心肌病)，离子通道病(如Brugada 综合征、QT 间期相关综合征)，还有极度的情绪变化兴奋交感神经导致原发性心脏骤停。

二、临床表现

(一)前驱期

猝死前数天或数月，有些病人可出现胸痛、气促、疲乏、心悸，亦可无前驱表现，瞬间发生心脏骤停。

(二)终末事件期

是指心血管状态出现急剧变化到心脏骤停发生前的一段时间，自瞬间至持续 1 小时不等。典型的表现包括：严重的胸痛，急性呼吸困难，突发的心悸或眩晕。心脏骤停瞬间发生，绝大部分是心脏性。猝死前数小时或数分钟内常有室性心动过速，室颤，少部分以循环衰竭发病。

(三)心脏骤停

意识突然丧失，伴局部或全身性抽搐，出现叹息样或短促痉挛性呼吸，随后呼吸停止。皮肤苍白或发绀，瞳孔散大，大小便失禁。

(四)生物学死亡

从心脏骤停至发生生物学死亡的时间的长短取决于原发病的性质以及心脏骤停至

复苏开始的时间。心脏骤停发生后大部分病人将在4～6分钟内开始发生不可逆的脑损害。随后经数分钟过渡到生物学死亡。心脏骤停后立即实施心肺复苏和尽早除颤是避免发生生物学死亡的关键。

三、心脏骤停的处理

（一）识别心脏骤停

需在5～10秒内完成心脏骤停的识别。

诊断要点：

（1）意识突然丧失，伴有或不伴有抽搐。

（2）呼吸呈叹息样或停止。

（3）瞳孔散大，对光反射消失。

（4）心搏及大动脉搏动消失。

操作要点：

（1）判断周围环境：环顾四周，确保周围环境安全后方可进行施救。

（2）判断意识、呼吸及脉搏：观察患者意识、呼吸及颈动脉搏动均消失。

1）无意识判断方法：拍打患者双肩，高声呼喊双耳"喂，你怎么了？"如认识，可直呼其姓名，如无反应，说明意识丧失。

2）无脉搏判断方法：用食指及中指指尖先触及气管正中部位，然后向施救者侧滑移2～3 cm，在胸锁乳突肌内侧触摸颈动脉是否有搏动。（注：禁止双侧同时触摸颈动脉，检查时间不要超过10 s，如10 s内不能明确感觉到脉搏，则应开始胸外按压）。

（二）呼救

在不延缓实施心肺复苏的同时，应设法（打电话或请人拨打急救电话120）通知并启动急救医疗系统，有条件时寻找并使用自动体外除颤仪（AED）。如现场只有一个抢救者，则先进行1分钟的现场心肺复苏后，再联系求救。

（三）初级心肺复苏

C-A-B，即：C（circulation）人工胸外按压，A（airway）开通气道，B（breathing）人工呼吸。人工胸外按压最为重要。

心脏复苏术操作步骤：

1. 胸外按压

只要判断心脏骤停，应立即进行胸外按压，以维持重要脏器的功能。

（1）体位：患者仰卧位于硬质平面上，患者头、颈、躯干平直无扭曲，松解患者衣裤。

按压部位：胸骨中下1/3交界处或双乳头连线与前正中线交界处。

（2）按压方法：保证手掌根部长轴与胸骨长轴方向一致，以手掌根部为着力点，保证用力在胸骨上，身体稍微前倾，肩、肘、腕位于同一轴线，与病人身体表面垂直，按压时肘关节伸直，借助上半身的重力垂直向下按压。每次抬起时掌根不要离开胸壁，并应随时注意有无肋骨或胸骨骨折。

（3）按压频率：至少 100 次/分（理想按压频率 100～120 次/分）。

（4）按压深度：至少 5 cm，但不超过 6 cm. 压下与松开的时间基本相等，压后应让胸廓充分回弹。

（5）按压职责更换：每 2 min 更换按压者，每次更换尽量在 5 s 内完成。

2. 开通气道

判断颈部无创伤，开放气道方法：仰头抬额法。用一只手按压伤病者的前额，使头部后仰，同时另一只手的食指及中指置于下颌骨额部上抬下颌。使下颌角、耳垂连线与地面垂直。清除口腔中的异物和呕吐物时，应先将患者的头部偏向施救者侧，另一手用食指将固体异物钩出，或用指套或手指缠纱布清除口腔中的液体分泌物及鼻腔分泌物。若有义齿松动应取下。

3. 人工呼吸

（1）口对口人工呼吸：

1）确保呼吸道通畅。

2）用按于前额的手的食指和拇指捏紧患者鼻孔。

3）正常吸气后紧贴患者的嘴，要把患者的口部完全包住。

4）缓慢向患者口内吹气（1 秒以上），足够的潮气量（500～600 mL）以使得患者胸廓抬起，并用眼睛余光观察胸廓起伏。

5）每一次吹气完毕后，应与患者口部脱离，松开患者鼻子，侧头看患者胸廓起伏，并用面颊感受患者鼻部呼吸。

6）吹气时暂停按压，吹气频率 10～12 次/分，按压通气比率为 30∶2。

（2）口对鼻人工呼吸。

在某些患者口对鼻人工呼吸更有效。如患者口不能张开（牙关紧闭）、口部严重损伤，或抢救者不能将患者的口部完全紧紧地包住。

重新评价：

1）单人 CPR：按压/通气 5 个周期（约 2 min）后，再次检查和评价，如仍无循环体征，继续进行 CPR。

2）双人 CPR：一人行胸部按压，另一人行人工通气，同时监测颈动脉搏动，评价按压效果。每 2 min 更换按压职责，避免因劳累降低按压效果。若摸到心脏或脉搏有自主跳动，或不按压时能测到血压，即可停止按压而进行严密观察，记录生命体征，并给予高级生命支持。

心肺复苏有效的指标：

1）自主呼吸及心跳恢复。可听到心音，触及大动脉搏动，心电图示窦性、房性（房颤、房扑）或交界性心律。

2）瞳孔变化。散大的瞳孔回缩变小，对光反射恢复。

3）按压时可扪及大动脉搏动（颈动脉、股动脉）。

4）收缩压达 60 mmHg 左右。

5）发绀的面色、口唇、指甲转为红润。

6）脑功能好转。肌张力增高、自主呼吸、吞咽动作、昏迷变浅及开始挣扎。

高质量心肺复苏要点：

1）按压频率至少 100 次 / 分。

2）按压深度至少 5 cm 或胸廓前后径的 1/3。

3）每次按压后保证胸廓充分回弹。

4）胸外按压时尽可能减少中断：每次更换按压者应在 5 s 内完成，在实施保持气道通畅措施时中断时间应不超过 10 s。

5）避免过度通气。

并发症：

（1）骨折：肋骨、胸骨、脊柱骨折、连枷胸。

（2）脏器撕裂：如肺、肝、腹部其他脏器，以及心脏撕裂或破裂。

（3）栓塞：肺或脑脂肪栓塞。

（4）其他：气胸、血胸、心包填塞。

禁忌证：

（1）胸部严重挤压伤或多发性肋骨骨折。

（2）大面积肺栓塞。

（3）张力性气胸。

终止心肺复苏指征：

（1）被抢救者自主呼吸及心搏已经恢复。

（2）复苏操作已达 30 分钟以上，而患者仍呈深度昏迷，且自主呼吸、心跳一直未能恢复。

（3）心电图示波一直呈现直线。

黄金 4 分钟心跳骤停的后果以秒计算：

5～10 秒→意识丧失，突然倒地。

30 秒→可出现全身抽搐。

60 秒→瞳孔散大，自主呼吸逐渐停止。

3 分钟→开始出现脑水肿。

4 分钟→开始出现脑细胞死亡。

8 分钟→"脑死亡""植物状态"。

当心搏、呼吸突然停止后,体内循环也会停止,脑细胞缺氧一般能支撑 4 分钟,超过这个时间,大脑就发生不可逆损伤,因此实施心肺复苏要争分夺秒。

成人高级心肺复苏:

(1)通气与氧供,尽早气管插管,呼吸机。

(2)电除颤、复律、起搏治疗。单项波 360 J,双向波 200 J。

(3)药物治疗。建议尽早使用肾上腺素。选择使用碳酸氢钠、胺碘酮、利多卡因、β受体拮抗剂等药物。

第五节　深静脉血栓形成

深静脉血栓形成(deep venous thrombosis)是指血液在深静脉腔内不正常地凝结、阻塞静脉管腔,导致静脉回流障碍,如未予及时治疗,将造成程度不一的慢性深静脉功能不全,影响生活和工作能力,甚至致残。全身主干静脉均可发病,尤其多见于下肢。

一、病因

静脉壁损伤,血流缓慢和血液高凝状态是深静脉血栓形成的三大因素。静脉壁损伤时,内膜下层及胶原裸露,可激活血小板释放多种具有生物学活性的物质,启动内源性凝血系统,同时静脉壁电荷改变,导致血小板聚集、黏附,形成血栓。造成血流缓慢的外因有:久病卧床,术中、术后以及肢体固定等制动状态及久坐不动等。血液高凝状态见于:妊娠、产后或术后、创伤、长期服用避孕药、肿瘤组裂解产物等,使血小板数增高,凝血因子含量增加而抗凝血因子活性降低,导致血管内异常凝结形成血栓。血栓形成后可向主干静脉的近端和远端滋长蔓延。其后,在纤维蛋白溶解酶的作用下,血栓可溶解消散,有时崩解断裂的血栓可成为栓子,随血流进入肺动脉引起肺栓塞。

二、临床表现

深静脉是静脉血液回流的主要通路,一旦因血栓形成阻塞管腔,必然引起远端静脉回流障碍的症状。按照深静脉血栓形成的发病部位分述如下:

(一)上肢深静脉血栓形成

可以局限于腋静脉,主要临床表现为前臂和手部肿胀、胀痛,手指活动受限。发生在腋−锁骨下静脉汇合部者,肿胀范围累及整个上肢,伴有上臂、肩部、锁骨上和患侧前胸壁等部位的浅静脉扩张。在下垂位时,上肢肿胀和胀痛加重。

(二)上、下腔静脉血栓形成

上腔静脉血栓形成大多数起因于纵隔器官或肺的恶性肿瘤。除了有上肢静脉回流障碍的临床表现外,并有面颈部肿胀,球结膜充血水肿,眼睑肿胀。颈部、前胸壁、肩部浅静脉扩张,往往呈广泛性并向对侧延伸,胸壁的扩张静脉血流方向向下。常伴有头痛、头胀及其他神经系统症状和原发疾病状。下腔静脉血栓形成,多系下肢深静脉血栓向上蔓延所致。其临床特征为双下肢深静脉回流障碍,躯干的浅静脉扩张,血流方向向头端。

(三)下肢深静脉血栓形成

根据急性期血栓形成的解剖部位分型:① 中央型,即髂−股静脉血栓形成。主要临床特征为起病急骤,全下肢明显肿胀,患侧髂窝、股三角区有疼痛和压痛,浅静脉扩张,患肢皮温及体温均升高。左侧发病多于右侧。② 周围型,包括股静脉血栓形成及小腿深静脉血栓形成。局限于股静脉的血栓形成,主要临床特征为大腿肿痛,由于髂−股静脉通畅,故下肢肿胀往往并不严重。局限在小腿部的深静脉血栓形成,临床特点为:突然出现小腿剧痛,患足不能着地踏平,行走时症状加重;小腿肿胀且有深压痛,作踝关节过度背屈试验可导致小腿剧痛(Homans 征阳性)。③ 混合型,即全下肢深静脉血栓形成。主要临床表现为:全下肢普遍性肿胀、剧痛,股三角区、腘窝、小腿肌层都可有压痛,常伴有体温升高和脉率加速(股白肿)。如病程继续进展,肢体极度肿胀,对下肢动脉造成压迫以及动脉痉挛,导致下肢动脉血供障碍,出现足背动脉和胫后动脉搏动消失,进而小腿和足背往往出现水泡,皮肤温度明显降低并呈青紫色(股青肿),如不及时处理,可发生静脉性坏疽。

三、辅助检查

1. 静脉最大流出率测定

采用超声多普勒检测仪,利用压力袖阻断肢体静脉,放开后记录静脉最大流出率,可以判断下肢主干静脉是否有阻塞,但对小静脉血栓形成敏感性不高。

2. 放射性核素检查

静脉注射 125 碘纤维蛋白原,能被新鲜血栓摄取,含量超过血液摄取量的 5 倍,因而能检出早期的血栓形成,可用于高危病人的筛选检查。

3. 静脉造影

能使静脉直接显像,可以对各个部位的深静脉形态作出确定诊断。主要的 X 线征象为:① 闭塞和中断:深静脉主干被血栓完全堵塞而不显影,或出现造影剂在静脉某一平面突然受阻的征象。一般说来，见于血栓形成的急性期。② 充盈缺损：主干静脉腔内持久的、长短不一的圆柱状或类圆柱状造影剂密度降低区域，即充盈缺损影，是静脉血栓的直接征象，为急性深静脉血栓形成的诊断依据。③ 再通：静脉管腔呈不规则狭窄或细小多枝状，部分可显示扩张，甚至扩张扭曲状。上述征象见于血栓形成的中、后期。④ 侧支循环形成：邻近阻塞静脉的周围，有排列不规则的侧支静脉显影。

四、诊断

一侧肢体突然发生的肿胀，伴有胀痛、浅静脉扩张，都应疑及下肢深静脉血栓形成。根据不同部位深静脉血栓形成的临床表现，一般不难作出临床诊断。

五、治疗

下肢深静脉血栓形成与手术、制动、血液高凝状态的关系最为密切，因此，给予抗凝、祛聚药物，鼓励病人经常做四肢的主动运动和早期离床活动，是主要的预防措施。治疗方法可分为非手术治疗和手术取栓两类，应根据病变类型和实际病期而定。

（一）非手术疗法包括一般处理、溶栓、抗凝和祛聚疗法

1. 一般处理

卧床休息，抬高患股，适当使用利尿剂，以减轻股体肿胀。当全身状和局部压痛缓解后，即可进行轻便活动。起床活动时，应穿弹力袜或用弹力绷带。

2. 溶栓疗法

病程不超过 72 小时的病人，可给予溶栓治疗。常用药物为尿激酶，剂量一般为每次 8×10^4 U，溶于 5% 葡萄糖溶液 250～500 mL 中静脉滴注，每日 2 次，共 7～10 天。必要时，可根据纤维蛋白原和优球蛋白溶解时间测定，来调节用量。

3. 抗凝疗法

抗凝剂有肝素和香豆素衍化物。一般是以前者开始，接着使用后者。肝素可以静脉持续滴注或间歇注射，也可皮下注射，以维持凝血时间超过正常值约 2 倍为标准。香豆素衍化物中，可选用华法林，成人剂量第一日为 10～15 mg，第二日为 5 mg，维持量为 2.5 mg 左右，以使凝血酶原值保持在 30% 左右为标准，一般维持 2 个月。抗凝药物最严重的并发症是出血，且剂量的个体差异很大，必须在严密的监护下使用。

4. 祛聚疗法

祛聚药物包括右旋糖酐、阿司匹林、双嘧达莫（潘生丁）和丹参等，能扩充血容量、稀释血液、降低黏稠度，又能防止血小板凝聚，因而常作为辅助疗法。

（二）手术疗法

最常用于下肢深静脉血栓形成，尤其是髂股静脉血栓形成而病期不超过48小时者。对于病情继续加重，或已出现股青肿征象者，即使病期较长，也应采用手术取栓力求挽救肢体。手术方法主要是采用导管取栓术，术后辅用抗凝及祛聚疗法2个月，防止再发。经外周静脉途径，利用特制的传送装置将带有滤网的金属支架放入下腔静脉，可防止肺栓塞的发生。

第五章
消化系统

第一节　便秘

便秘（constipation）是指大便次数减少，一般每周少于 3 次，伴排便困难、粪便干结。便秘是临床上常见的症状，多长期持续存在，影响生活质量，病因多样，以肠道疾病最为常见，但诊断时应慎重排除其他病因。

一、病因

（一）功能性便秘常见原因

（1）进食量少、食物缺乏纤维素或水分不足，对结肠运动的刺激减少。

（2）因工作紧张、生活节奏过快、工作性质和时间变化、精神因素等干扰正常的排便习惯。

（3）结肠运动功能紊乱：常见于肠易激综合征，系由结肠及乙状结肠痉挛引起，部分病人可表现为便秘与腹泻交替。

（4）腹肌及盆腔肌张力差，排便推动力不足，难以将粪便排出体外。

（5）滥用泻药，形成药物依赖，造成便秘；老年体弱，活动过少，肠痉挛致排便困难；结肠冗长。

（二）器质性便秘常见原因

（1）直肠与肛门病变引起肛门括约肌痉挛使排便疼痛，造成惧怕排便，如痔疮、肛裂、肛周脓肿和溃疡、直肠炎等。

（2）局部病变导致排便无力：如大量腹腔积液、膈肌麻痹、系统性硬化症、肌营养不良等。

（3）结肠完全或不完全性梗阻：结肠良、恶性肿瘤，Crohn病，先天性巨结肠，各种原因引起的肠粘连、肠扭转、肠套叠等。

（4）腹腔或盆腔内肿瘤压迫：如子宫肌瘤。

（5）全身性疾病使肠肌松弛、排便无力：尿毒症、糖尿病、甲状腺功能减退症、脑血管意外、截瘫、多发性硬化、皮肌炎等。此外，血卟啉病及铅中毒引起肠肌痉挛，亦可导致便秘。

（6）药物副作用：应用吗啡类药、抗胆碱能药、钙通道阻滞剂、神经阻滞剂、镇静剂、抗抑郁药以及含钙、铝的制酸剂等使肠肌松弛引起便秘。

二、临床表现

急性便秘者多有腹痛、腹胀，甚至恶心、呕吐，多见于各种原因的肠梗阻；慢性便秘多无特殊表现，部分病人诉口苦、食欲减退、腹胀、下腹不适或有头晕、头痛、疲乏等神经紊乱症状，但一般不严重。严重者排出粪便坚硬如羊粪，排便时可有左腹部或下腹痉挛性疼痛及下坠感，可在左下腹触及痉挛的乙状结肠。长期便秘者可因痔加重及肛裂而有大便带血或便血，病人亦可因此而紧张、焦虑。慢性习惯性便秘多发生于中老年人，尤其是经产妇女，可能与肠肌、腹肌与盆底肌的张力降低有关。常见伴随症状：

（1）伴呕吐、腹胀、肠绞痛：可能为各种原因引起的肠梗阻。

（2）伴腹部包块：应注意结肠肿瘤、肠结核及Crohn病（需注意勿将左下腹痉挛的乙状结肠或粪块误为肿瘤）。

（3）便秘与腹泻交替：应注意肠结核、溃疡性结肠炎、肠易激综合征。

（4）随生活环境改变、精神紧张出现：多为功能性便秘。

三、辅助检查

（一）内镜结肠镜

可直接观察结、直肠黏膜是否存在病变，对于体质量下降、直肠出血或贫血的便秘病人应做结肠镜检查。

（二）胃肠道X线

胃肠钡剂造影检查对了解胃肠运动功能有参考价值。正常情况下，钡剂在12～8小时内可达结肠脾区，24～72小时内应全部从结肠排出，便秘时可有排空延迟。钡剂灌肠造影检查能发现结肠扩张、乙状结肠冗长和肠腔狭窄等病变，有助于便秘的病因诊断。

（三）结肠传输试验

利用不透 X 线的标志物,口服后定时拍摄腹平片,追踪观察标志物在结肠内运行的时间、部位,判断结肠内容物运行的速度及受阻部位,有助于评估便秘是慢传输型还是出口梗阻型。此外,还可采用核素法测定结肠通过时间,即采用一种含有放射性核素小丸的缓释胶囊进行结肠闪烁扫描,此方法能使受检者所受射线照射较少,但所需设备较为昂贵。

（四）排粪造影

在模拟排便过程中,通过钡剂灌肠,了解肛门、直肠、盆底在排便时动静态变化,用于出口性梗阻便秘的诊断,如直肠前突、盆底失弛缓症等。

（五）肛管直肠压力测定

将压力测定装置置入直肠内,令肛门收缩和放松,检查肛门内外括约肌、盆底、直肠功能及协调情况,对分辨出口梗阻型便秘的类型提供帮助。

（六）肛门肌电图

利用电生理技术检查盆底肌中耻骨直肠肌、外括约肌的功能,能帮助明确便秘是否为肌源性。可用于盆底痉挛综合征、耻骨直肠肌综合征、直肠脱垂和会阴下降综合征等的诊断和治疗,是盆底异常的一种常规检查技术。

四、诊断

便秘诊断旨在寻找病因,在排除器质性便秘的基础上诊断功能性便秘。对于伴有便血、粪便隐血试验阳性、发热、贫血和乏力、消瘦、腹痛、腹部包块、血 CEA 升高者、有结直肠腺瘤史及结直肠肿瘤家族史的病人,应进行充分检查,除外器质性便秘。

五、治疗

根据不同类型的便秘选择不同的治疗方法。

（一）器质性便秘

针对病因治疗,可临时选用泻药,缓解便秘症状。

（二）功能性便秘

1. 病人教育

增加膳食纤维和多饮水,养成定时排便习惯,增加体能运动,避免滥用泻药等。膳食纤维的补充是功能性便秘首选的治疗方法。因膳食纤维本身不被吸收,纤维素具有亲水性,能吸收肠腔水分,增加粪便容量,刺激结肠蠕动,增强排便能力。富含膳食纤维的食物有麦麸、蔬菜、水果等。其次,可以适当予以心理干预,在仔细排除引起便秘的病理性因素后,对病人作出充分解释,消除病人疑虑,使其树立治疗信心,增强病人治疗依从性。对于在应激或情绪障碍情况下加重便秘的病人,可行心理治疗。

2. 药物治疗

经上述处理无效者,可酌情选用促胃肠动力药、泻药及盐水灌肠治疗。

(1)泻药:通过刺激肠道分泌和减少吸收、增加肠腔内渗透压和流体静力压而发挥导泻作用。

一般分为刺激性泻剂(如大黄、番泻叶、酚酞、蓖麻油),盐性泻剂(如硫酸镁),渗透性泻剂(如甘露醇、乳果糖),膨胀性泻剂(如麸皮、甲基纤维素、聚乙二醇、琼脂等),润滑性泻剂(如液体石蜡、甘油)。急性便秘可选择盐类泻剂、刺激性泻剂及润滑性泻剂,但用药时间不超过 1 周。慢性便秘以膨胀性泻剂为宜,不宜长期服用刺激性泻剂。对粪便嵌塞者,可予以盐水或肥皂水灌肠。

(2)促动力药:常用药物有莫沙必利和伊托必利,通过刺激肠肌间神经元,促进胃肠平滑肌蠕动,促进小肠和大肠的运转,对慢传输型便秘有效,可长期间歇使用。

(3)调节肠道菌群:部分便秘病人,其结肠菌群会消化更多的纤维,使粪便量减少。微生态制剂可防止有害菌的定植和入侵,补充有效菌群发酵糖产生大量有机酸,使肠腔内的 pH 下降,调节肠道正常蠕动,改变肠道微生态,对缓解便秘和腹胀有一定作用。常用的微生态制剂有双歧三联活菌、乳酸菌素片、酪酸菌片等。

3. 生物反馈疗法

生物反馈疗法是通过测压和肌电设备使病人直观地感知其排便的盆底肌的功能状态,"意会"在排便时如何放松盆底肌,同时增加腹内压实现排便的疗法。对部分有直肠、肛门盆底肌功能紊乱的便秘有效。

4. 清洁灌肠

对于粪便嵌塞可采用栓剂(甘油栓)或清洁灌肠。

第二节　腹泻

腹泻是指排便次数增多(>3 次/日),或粪便量增加(>200 g/d),或粪质稀薄(含水量 >85%)。临床上根据病程可分为急性和慢性腹泻两大类,病程短于 4 周者为急性腹泻,超过 4 周或长期反复发作者为慢性腹泻(chronic diarrhea)。除了病程长短,病史、大便特点、病理生理改变、内镜、活检等都是腹泻分类、诊断和鉴别诊断的重要依据。

一、病因

根据病理生理机制,腹泻可分为以下 4 种。但在临床上,不少腹泻往往并非由单一机制引起,而是多种机制并存,共同作用下发生。

(一)渗透性腹泻(osmotic diarrhea)

渗透性腹泻是由于肠腔内存在大量的高渗食物或药物,导致肠腔内渗透压升高,体液水分大量进入肠腔所致。临床特点是禁食后腹泻减轻或停止,常见于服入难以吸收的食物、食物不耐受及黏膜转运机制障碍导致的高渗性腹泻。

(二)分泌性腹泻(secretory diarrhea)

是由于肠黏膜受到刺激而致水、电解质分泌过多或吸收受抑,导致分泌、吸收失衡而引起的腹泻。当肠黏膜分泌功能增强、吸收减弱或二者并存时,肠腔中水和电解质的净分泌增加,引起分泌性腹泻。分泌性腹泻具有如下特点:① 每日大便量 >1 L(可多达10 L);② 大便为水样,无脓血;③ 粪便的 pH 多为中性或碱性;④ 禁食 48 小时后腹泻仍持续存在,大便量仍大于 500 mL/d。

(三)渗出性腹泻(exudative diarrhea)

肠黏膜发生炎症、溃疡等病变时,完整性受到破坏,大量体液渗出到肠腔,导致腹泻,亦称炎症性腹泻。炎症引起的肠道吸收不良、动力紊乱、肠腔内微生态改变等病理生理异常在炎性腹泻中亦起有重要作用。通常可分为感染性和非感染性两类,前者多见于细菌、病毒、寄生虫、真菌等的病原体感染;后者多见于自身免疫性疾病、炎症性肠病肿瘤、放疗、营养不良等导致肠黏膜坏死、渗出。

渗出性腹泻的特点是粪便含有渗出液或血液成分,甚至血液。肉眼脓血便常见于左半结肠或全结肠病变。小肠病变引起的渗出及出血,常与粪质均匀地混在一起,除非有大量渗出或蠕动过快,一般无肉眼脓血,需显微镜检查发现。

(四)动力异常性腹泻(motility-related diarrhea)

肠道蠕动过快,肠内容物快速通过肠腔,与肠黏膜接触时间过短,影响消化与吸收,水电解质吸收减少,发生腹泻。动力异常性腹泻的特点是便急、粪便不成型或水样便,粪便不带渗出物和血液,往往伴有肠鸣音亢进或腹痛。

引起肠道蠕动过快的原因有:① 物理刺激:如腹部或肠道受到寒冷刺激;② 药物:如莫沙必利、新斯的明等;③ 神经内分泌因子:如甲状腺素、5- 羟色胺、P 物质、血管活性肠肽异常增多等;④ 肠神经病变:如糖尿病;⑤ 胃肠道手术:食物过多进入远端肠道。

二、临床表现

了解临床表现,对明确病因和确定诊断有重要意义。

(一)起病及病程

急性腹泻起病急骤,病程较短,多为感染或食物中毒所致。慢性腹泻起病缓慢,病程较长,多见于慢性感染、非特异性炎症、吸收不良、消化功能障碍、肠道肿瘤或神经功能紊乱等。

(二)腹泻次数及粪便性质

急性感染性腹泻常有不洁饮食史,于进食后 24 小时内发病,每天排便数次甚至数十次,多呈糊状或水样便,少数为脓血便。慢性腹泻表现为每天排便次数增多,可为稀便,亦可带黏液、脓血,见于慢性细菌性痢疾、炎症性肠病及结肠、直肠癌等。阿米巴痢疾的粪便呈暗红色或果酱样。粪便中带黏液而无异常发现者常见于肠易激综合征。

(三)腹泻与腹痛的关系

急性腹泻常有腹痛,尤以感染性腹泻较为明显。小肠疾病的腹泻,疼痛常在脐周,便后腹痛缓解不明显。结肠病变疼痛多在下腹,便后疼痛常可缓解。分泌性腹泻往往无明显腹痛。

三、实验室及辅助检查

(一)实验室检查

1. 粪便检查

包括大便隐血试验,涂片查白细胞、红细胞、未消化的食物、寄生虫及虫卵,苏丹III染色检测大便脂肪,涂片查粪便细菌、真菌,大便细菌培养等。

2. 血液检查

血常规、血电解质、肝肾功能、血气分析等检测有助于慢性腹泻的诊断与鉴别诊断。血胃肠激素或多肽测定对于诊断和鉴别胃肠胰神经内分泌肿瘤引起的分泌性腹泻有重要诊断价值。

3. 小肠吸收功能试验

右旋木糖吸收试验、维生素 B12 吸收试验等有助于了解小肠的吸收功能。

(二)影像及内镜检查

1. 超声

可了解有无肝胆胰疾病。

2. X 线

包括腹部平片、钡餐、钡剂灌肠、CT 以及选择性血管造影，有助于观察胃肠道肠壁、肠腔形态，发现胃肠道肿瘤、评估胃肠运动等。螺旋 CT 仿真内镜有助于提高肠道病变的检出率和准确性。肠道磁共振成像有助于观察肠壁、肠腔形态。胰胆管磁共振成像（MRCP）对诊断胰胆管、胆囊病变有很高的诊断价值。

3. 内镜

胃肠镜对上消化道、结肠肿瘤和炎症等病变引起的慢性腹泻具有重要诊断价值。逆行胰胆管造影（ERCP）及治疗 ERCP，对胆、胰疾病相关的慢性腹泻有重要诊断及治疗意义。胶囊内镜是诊断小肠病变最重要的检查，在此基础上，可用小肠镜取活检及吸取空肠液进行检验和培养，有助于麦胶性肠病（又名乳糜泻）、热带口炎性腹泻、小肠吸收不良综合征、某些寄生虫感染、克罗恩病、小肠淋巴瘤、非特异性溃疡等疾病的诊断。

四、诊断

慢性腹泻的诊断旨在明确病因。由于胃肠、肝胆胰及全身诸多疾病都可导致腹泻，可从年龄、性别、起病方式、病程、腹泻次数及粪便特点、腹泻与腹痛的关系、伴随症状和体征、缓解与加重因素等方面收集临床资料，初步判断腹泻病因在小肠或结肠，结合其他症状、体征、实验室及影像学资料建立诊断。

表 5-1　小肠性腹泻与结肠性腹泻的鉴别要点

	小肠性腹泻	结肠性腹泻
腹痛	脐周	下腹部或左下腹
粪便	常常量多，多为稀便，可含脂肪，黏液少见，味臭	量少，肉眼可见脓、血，有黏液
大便次数	2～10 次 / 天	次数可以更多
里急后重	无	可有
体质量减轻	常见	可见

五、治疗

针对病因治疗，但相当部分的腹泻需根据其病理生理特点给予对症和支持治疗。

（一）病因治疗

感染性腹泻需针对病原体进行治疗。抗生素相关性腹泻需停止抗生素或调整原来使用的抗生素，可加用益生菌。粪菌移植是治疗肠道难辨梭状杆菌感染的有效手段。乳糖不耐受和麦胶性肠病需分别剔除食物中的乳糖或麦胶成分。过敏或药物相关性腹泻应避免接触过敏原和停用有关药物。高渗性腹泻应停止服用高渗的药物或饮食。胆盐重吸收障碍引起的腹泻可用考来烯胺吸附胆汁酸而止泻。慢性胰腺炎可补充胰酶等消化酶。炎症性肠病可选用氨基水杨酸制剂、糖皮质激素及免疫抑制剂等治疗。消化道肿瘤应手术切除或化疗，生长抑素及其类似物可用于类癌综合征及胃肠胰神经内分泌肿瘤的辅助治疗。

（二）对症治疗

（1）纠正腹泻所引起的水、电解质紊乱和酸碱平衡失调。

（2）对严重营养不良者，应给予肠内或肠外营养支持治疗。谷氨酰胺是体内氨基酸池中含量最多的氨基酸，它虽为非必需氨基酸，但它是生长迅速的肠黏膜细胞所特需的氨基酸，与肠黏膜免疫功能、蛋白质合成有关。因此，对弥漫性肠黏膜受损或肠黏膜萎缩者，谷氨酰胺是黏膜修复的重要营养物质，可补充谷氨酰胺辅助治疗。

（3）在针对病因治疗的同时，可根据病人腹泻的病理生理特点，酌情选用下表列出的止泻药。对于感染性腹泻，在感染未得到有效控制时，不宜选用止泻药。

表 5-2　常用止泻药

主要作用机制	药物
收敛、吸附、保护黏膜	双八面体蒙脱石散、碱式碳酸铋、药用炭
减少肠蠕动	地芬诺酯、洛哌丁胺
抑制肠道过度分泌	消旋卡多曲、生长抑素
中医药	小檗碱

第三节　消化道出血

消化道出血（gastrointestinal bleeding）是指从食管到肛门之间的消化道出血，按照出血部位可分为上、中、下消化道出血，其中 60%～70% 的消化道出血源于上消化道。

一、病因

（一）上消化道出血

上消化道出血是内科常见急症，指屈氏韧带以近的消化道，包括食管、胃、十二指肠、胆管和胰管等病变引起的出血。常见病因为消化性溃疡，食管胃底静脉曲张破裂、急性糜烂性出血性胃炎和上消化道肿瘤。其他病因有：① 食管疾病，如食管贲门黏膜裂伤、食管损伤、食管憩室炎、主动脉瘤破入食管等；② 胃十二指肠疾病，如息肉、血管瘤、异物或放射性损伤、吻合口溃疡、十二指肠憩室、促胃液素瘤等；③ 胆道出血，胆管或胆囊结石,胆道蛔虫病,胆囊或胆管癌,胆道术后损伤,肝癌、肝脓肿或肝血管瘤破入胆道;④ 胰腺疾病累及十二指肠,如胰腺癌或急性胰腺炎并发脓肿溃破;⑤ 全身性疾病,病变可弥散于全消化道。过敏性紫癜、血友病、原发性血小板减少性紫癜、白血病、弥散性血管内凝血及其他凝血机制障碍等。

(二)中消化道出血

指屈氏韧带至回盲部之出血。病因包括:小肠血管畸形、小肠憩室、钩虫感染、克罗恩病、NSAIDS 药物损伤、各种良恶性肿瘤(小肠间质瘤、淋巴瘤、腺癌、神经内分泌肿瘤)、缺血性肠病、肠系膜动脉栓塞、肠套叠及放射性肠炎等。

(三)下消化道出血

为回盲部以远的结直肠出血,占消化道出血的20%。痔、肛裂是最常见的原因,其他常见的病因有肠息肉、结肠癌、静脉曲张,神经内分泌肿瘤、炎症性病变(溃疡性结肠炎、缺血性肠炎、感染性肠炎等)、肠道憩室、血管病变、肠套叠及放射性肠炎等。

(四)全身性疾病

不具特异性地累及部分消化道,也可弥散于全消化道。① 血管性疾病:过敏性紫癜,动脉粥样硬化、结节性多动脉炎、系统性红斑性狼疮、遗传性出血性毛细血管扩张。② 血液病:如血友病、原发性血小板减少性紫癜、白血病、弥散性血管内凝血及其他凝血机制障碍。③ 其他:如尿毒症,流行性出血热或钩端螺旋体病等。

二、临床表现

消化道出血的临床表现取决于出血量、出血速度、出血部位及性质,与病人的年龄及循环代偿能力有关。

1. 呕血

是上消化道出血的特征性表现。出血部位在幽门以近,出血量大者常有呕血,出血量少则可无呕血。出血速度慢,呕血多呈棕褐色或咖啡色;短期出血量大,血液未经胃酸充分混合即呕出则为鲜红色或有血块。

2. 黑便

呈柏油样,黏稠而发亮。多见于上消化道出血,高位小肠出血乃至右半结肠出血,如血停留较久亦可呈柏油样。

3. 便血

多为中消化道出血或下消化道出血临床表现,上消化道出血量 >1 000 mL,可有便血,大便呈暗红色血便甚至鲜血。

4. 失血性周围循环衰竭

由于急性大量失血使循环血容量迅速减少而导致周围循环衰竭。表现为头晕、心慌、乏力、突然起立时发生晕厥，肢体冷感，心率加快。血压偏低，严重者成休克状态。

5. 发热与氮质血症

消化道大量出血后，部分病人在 24 小时内出现低热，持续 3～5 天后降至正常。发热的机制可能与循环衰竭影响体温调节中枢功能有关。由于大量血液蛋白质的消化产物在肠道被吸收，血中尿素氮浓度可暂时增高称为肠源性氮质血症。3～4 日后降至正常。氮质血症多因循环血容量降低，肾前性功能不全所致。

三、辅助检查

（一）血常规、血象变化

急性大量出血后均有失血性贫血，但在出血的早期，血红蛋白浓度、红细胞计数与血细胞比容变化不明显。在出血后，由于组织液渗入血管内，导致血液稀释，一般需经 3～4 小时以上才出现贫血。出血 24 小时内网织红细胞计数即见增高，出血停止后逐渐降至正常。急性出血病人为正细胞正色素性贫血，在出血后骨髓有明显代偿性增生，可暂时出现大细胞性贫血；慢性失血则呈小细胞低色素性贫血。

（二）呕吐物或黑粪

隐血试验呈强阳性。

（三）胃镜和结肠镜

是诊断上消化道出血和下消化道出血的首选方法，可取活检进行病理诊断。

（四）胶囊内镜及小肠镜胶囊内镜

是诊断中消化道出血的一线检查方法。

影像学 X 线钡剂造影有助于发现肠道憩室及较大的隆起或凹陷样肿瘤，腹部 CT 对于有腹部包块、肠梗阻征象的病人有一定的诊断价值。

四、诊断

（一）确定消化道出血

根据呕血、黑粪、血便和失血性周围循环衰竭的临床表现，呕吐物或黑粪隐血试验呈强阳性，血红蛋白浓度、红细胞计数及血细胞比容下降的实验室证据，可诊断消化道出血，但需排除消化道以外的出血因素，如：① 需鉴别咯血与呕血；② 口、鼻、咽喉部出血；③ 食物及药物引起的黑粪，如动物血、炭粉、铁剂或铋剂等药物，出血程度的评估和周围循环状态的判断。

（二）病情严重度与血量呈正相关

每日消化道出血＞5 mL，粪便潜血试验阳性；每日出血量超过 50 mL，可出现黑便；胃内积血量＞250 mL 可引起呕血。一次出血量＜400 mL 时，因轻度血容量减少可由组织液及脾脏贮血所补充，多不引起全身症状。出血量＞40 mL，可出现头晕、心悸、乏力等症状。短时间内出血量＞1 000 mL，可有休克表现。

（三）判断出血是否停止

由于肠道内积血需经约 3 日才能排尽，故黑便不提示继续出血。下列情况应考虑有消化道活动出血：① 反复呕血，或黑粪（血便）次数增多，肠鸣音活跃；② 周围循环状态经充分补液及输血后未见明显改善，或虽暂时好转而又恶化；③ 血红蛋白浓度、红细胞计数与血细胞比容继续下降；④ 补液与尿量足够的情况下，血尿素氮持续或再次升高。

五、治疗

（一）一般急救治疗

（1）卧位；

（2）保持呼吸道通畅，避免呕血时吸入引起窒息；

（3）必要时吸氧；

（4）活动性出血期间禁食；

（5）严密监测病人生命体征，如心率、血压、呼吸、尿量及神志变化；观察呕血与黑粪、血便情况；

（6）老年人心电监护。

（二）积极补充血容量

（1）尽快建立有效的静脉输液通道和补充血容量，必要时留置中心静脉导管。

（2）立即查血型和配血。在配血过程中，可先输平衡液或葡萄糖盐水甚至胶体扩容剂。输液量以维持组织灌注为目标，下列情况为输浓缩红细胞的指征：① 收缩压＜90 mmHg，或较基础收缩压降低幅度＞30 mmHg；② 心率快（＞120 次／分）；③ 血红蛋白＜70 g/L 或血细胞比容＜25％。输血量以使血红蛋白达到 70 g/L 左右。

（三）止血措施

在治疗原发疾病基础上，根据消化道不同部位病变进行止血。

1. 上消化道出血

（1）抑制胃酸分泌：血小板聚集及血浆凝血功能所诱导的止血作用需在 pH＞6.0 时

才能有效发挥,而且新形成的凝血块在 pH<5.0 的胃液中会迅速被消化。因此,抑制胃酸分泌,提高胃内 pH 具有止血作用。常用 PPI(泮托拉唑、奥美拉唑、兰索拉唑等)或 H₂ 受体拮抗剂,大出血时应选用前者,并应早期静脉给药。出血停止后,改口服标准剂量 PPI 至溃疡愈合。

（2）内镜治疗:约 80％消化性溃疡出血不经特殊处理可自行止血,内镜止血方法包括注射药物、热凝止血及机械止血。药物注射可选用 1∶10 000 肾上腺素盐水、高渗钠-肾上腺素溶液等。

（3）介入治疗:内镜治疗不成功时,可通过血管介入栓塞胃十二指肠动脉,上消化道各供血动脉。

（4）手术治疗:药物、内镜及介入治疗仍不能止血、持续出血将危及病人生命时,必须不失时机地进行手术。

2. 中消化道出血

（1）缩血管药物:常用生长抑素或奥曲肽,通过其收缩内脏血管的作用而止血。少量慢性出血,可皮下注射奥曲肽 0.1 mg,1～3 次／日。

（2）糖皮质激素及 5-氨基水杨酸类:用于克罗恩病引起的小肠溃疡出血。

（3）内镜治疗:内镜如能发现出血病灶,可在内镜下止血,高频电凝、氩离子凝固器烧灼治疗或血管夹可使黏膜下层小血管残端凝固或闭塞,适用于病灶较局限的病人;小肠息肉可在内镜下切除。

（4）血管介入:各种病因的动脉性出血,药物及内镜不能止血时,可行肠系膜上、下动脉栓塞治疗。对于弥漫出血、血管造影检查无明显异常征象者或无法超选择性插管的消化道出血病人,可经导管动脉内注入止血药物,使小动脉收缩,血流量减少,达到止血目的。

（5）手术:指征:① Meckel 憩室;② 肿痛;③ 经内科、内镜及介入治疗仍出血不止,危及生命,无论出血病变是否确诊,均是紧急手术的指征。

3. 下消化道出血

（1）痔疮:可予以直肠栓剂抗感染治疗、注射硬化剂及结扎疗法。

（2）息肉:内镜下切除。

（3）重型溃疡性结肠炎:凝血酶保留灌肠有助于直肠、乙状结肠止血。

（4）血管病变:内镜下止血,同前;止血效果差时,可行血管介入栓塞治疗。

（5）过敏性紫癜:可用糖皮质激素,如甲泼尼龙 40～60 mg／d 静脉滴注。病情缓解后改口服泼尼松。

（6）各种肿瘤:手术切除。

（7）经药物、内镜及介入治疗仍出血不止,危及生命,无论出血病变是否确诊,均有手术指征。

第四节　肠梗阻

肠内容物不能正常运行、顺利通过肠道,称为肠梗阻。病情严重的如绞窄性肠梗阻的死亡率相当高。

一、病因

(1)肠管阻塞:如蛔虫团、粪块、异物等。

(2)肠壁病变:如炎症、肿瘤、先天畸形等。

(3)肠外病变:粘连束带压迫,腹外疝嵌顿,肿瘤压迫等。

(4)肠管变形:如肠扭转,肠套叠等。

(5)神经肌肉功能紊乱:如麻痹性肠梗阻(腹腔手术后,腹部创伤,弥漫性腹膜炎等病人好发),痉挛性肠梗阻(慢性铅中毒或肠道功能紊乱等病人好发);血管闭塞:如肠系膜血管栓塞或血栓形成。

(6)原因不明的假性肠梗阻等。

二、临床表现

(一)症状

痛、吐、胀、闭是各类急性肠梗阻共同四大症状。

(1)腹痛:机械性肠梗阻多为阵发性绞痛,腹痛的同时,伴有高亢的肠鸣音。腹痛的间歇间期缩短,或剧烈的持续性腹痛,可能为绞窄性肠梗阻。麻痹性肠梗阻,多持续性胀痛。

(2)呕吐:高位梗阻,呕吐出现早且频,吐出物为食物、胃液、胆汁、胰液等。低位梗阻吐粪水。若为血性,常表示肠管有血循环障碍。

(3)腹胀:高位梗阻不明显或仅见到胃型,低位梗阻全腹膨胀,腹部隆起不均匀不对称,是肠扭转等闭袢性肠梗阻的特点。

(4)排气排便停止:梗阻发生后多数病人不再排气排便。绞窄性肠梗阻,可排出血性黏液样粪便。

（二）体征

1. 一般情况

（1）神志：一般神志是清醒的，病情危重时则出现精神萎靡，昏迷，甚至休克。

（2）脱水：眼球凹陷，皮肤弹性减退，尿少甚至无尿。

2. 腹部检查

（1）视诊腹胀，需多次定期测量腹围，机械性肠梗阻可见肠型和蠕动波。

（2）触诊：单纯性肠梗阻，腹部可有压痛，但无反跳痛及肌紧张。绞窄性肠梗阻腹部可出现腹膜刺激征和固定的压痛。

（3）叩诊：绞窄性肠梗阻腹腔有渗液，移动性浊音阳性。

（4）听诊：机械性肠梗阻可闻及肠鸣音亢进，有气过水声或金属音，若肠鸣音突然减弱或消失说明有肠坏死可能。麻痹性肠梗阻肠鸣音减弱或消失。

3. 仔细检查

双侧腹股沟部有无肿物，注意是否腹外疝引起肠梗阻。

4. 直肠指诊

应列为常规检查。

三、辅助检查

（一）化验室检查

（1）血液浓缩时，血红蛋白、红细胞计数升高。有腹膜炎时，白细胞及中性分类均升高。

（2）脱水时，尿量减少，相对密度升高，后期肾功能不全时，尿常规异常。

（3）脱水、电解质紊乱及酸碱失衡时，红细胞压积，二氧化碳结合力或血气分析，K、Na、Cl、Ca 等的检测值及尿素氮、肌酐的变化都会异常。

（二）X 线检查

肠梗阻发生 4～6 小时后，X 线检查即可见肠腔内有积气影。高位梗阻可见"鱼骨刺"或"弹簧状"阴影，低位梗阻可见阶梯状的液平面，结肠胀气位于腹部周边。

四、诊断

（1）是否为肠梗阻：根据痛、吐、胀、闭四大症状和腹部可见肠型及蠕动波，肠鸣音亢进，以及物理检查即可作出诊断。

（2）是机械性还是动力性肠梗阻。

（3）判断是单纯性还是绞窄性极为重要，关系到治疗方法的选择和病人的预后，有下列表现的应该考虑绞窄性肠梗阻的可能：

1）腹痛发作急剧，初始即为持续性剧烈腹痛，或者在阵发性加重之间仍有持续性腹痛，有时出现腰背部疼痛。

2）病情发展迅速，早期出现休克，抗休克治疗后改善不明显。

3）有腹膜炎的体征，体温上升，脉率增快、白细胞计数增高。

4）腹胀不均匀，腹部有局部隆起或有压痛的肿块（孤立胀大的肠祥）。

5）呕吐出现早而频繁，呕吐物、胃肠减压抽出液、肛门排出物为血性。腹腔穿刺抽出血性液体。

6）腹部 X 线检查见孤立扩大的肠祥。

7）经积极的非手术治疗症状无明显改善。

（4）是高位还是低位梗阻。

（5）是完全性还是不完全性，是急性还是慢性。

（6）是什么原因引起的梗阻。

五、治疗

（一）基础治疗

（1）禁饮食胃肠减压，可用鼻胃管减压。

（2）补液，纠正水、电解质紊乱，酸碱失衡必要时输血。

（3）抗感染，选用有效抗生素。

（二）手术治疗

（1）手术目的：解除梗阻，消除病因，恢复肠道的生理功能。

（2）手术治疗适应证：绞窄性肠梗阻、有腹膜炎的各型肠梗阻、非手术治疗无效的各型肠梗阻。

（3）手术方式：

1）解除梗阻的病因，如粘连松解术。

2）肠切除肠吻合术，如肿瘤、炎性狭窄等。

3）短路手术。

4）肠造口或肠外置术。

第五节　消化性溃疡

消化性溃疡(peptic ulcer)的形成和发展与胃液中胃酸和胃蛋白酶的消化作用有关。它发生在与胃酸接触的部位,胃和十二指肠,也可发生于食管下段、胃空肠吻合口附近及 Meckel 憩室。95%～99%的消化溃疡发生在胃或十二指肠,故又分别称为胃溃疡或十二指肠溃疡。胃溃疡和十二指肠溃疡在发病情况、发病机理、临床表现和治疗等方面存在若干不同点。

一、病因

目前认为消化性溃疡是一种多病因疾病。各种与发病有关的因素如胃酸、胃蛋白酶、感染、遗传、体质、环境、饮食、生活习惯、神经精神因素等,通过不同途径或机制,导致上述侵袭作用增强和／或防护机制减弱,均可促使溃疡发生。

(一)胃酸及胃蛋白酶的侵袭作用及影响因素

1. 胃酸

胃蛋白酶的侵袭作用,尤其是胃酸在溃疡形成中发挥主要作用。

2. 神经精神因素

持续、过度的精神紧张、劳累、情绪激动等神经精神因素常与十二指肠溃疡的发生和复发较密切。

3. 幽门螺杆菌

幽门螺杆菌是导致消化性溃疡的重要病原学因素。

(二)削弱黏膜的保护因素

(1)黏液-黏膜屏障的保护作用可被胃酸、乙醇、药物等破坏,为溃疡形成创造条件。

(2)黏膜的血运循环和上皮细胞更新发生障碍,在胃酸-胃蛋白酶的作用下就有可能形成溃疡。

(3)内生前列腺素合成障碍可能是参与溃疡形成的机理之一。

(三)其他因素

(1)遗传因素。

（2）饮食、药物、吸烟和多种药物，如阿司匹林、消炎痛、利血平、肾上腺皮质激素等对胃黏膜及其屏障可以有损害作用。吸烟人群的消化性溃疡发病率显著高于不吸烟者。

（3）全身性疾病的影响。如肝硬化术后、肺气肿、类风湿性关节炎。

综上所述。胃酸-胃蛋白酶的侵袭作用增强和／或胃黏膜防护机制的削弱是本病的根本环节。任何影响这两者平衡关系的因素，都可能是本病发病及复发的原因。

二、临床表现

（一）典型症状

慢性、周期性、节律性上腹痛；其他症状，如嗳气、反酸、烧心、恶心、呕吐、便秘等非特异性上消化道临床表现等。

（二）特殊类型溃疡的临床表现

1. 巨大溃疡

疼痛常严重而顽固，大出血及穿孔较常见，内科治疗无效者比例较高。

2. 球后溃疡

疼痛严重而顽固，夜间痛和放射痛多见，出血率高，易漏诊。

3. 幽门管溃疡

疼痛不典型，餐后疼痛和恶心、呕吐多见，易出现幽门梗阻，内科治疗效果差。

三、辅助检查

（一）影像检查

1. 内镜检查

为首选的确诊检查方法，胃溃疡病人应常规进行活检以排除癌变的可能性。

2. X 线钡餐检查

适用于不能或不愿进行内镜检查的病人。

（二）实验室检查

1. 胃液分析

仅有辅助诊断价值。

2. 粪便隐血检查

用于可疑消化道出血和溃疡恶变的病人。

3. HP 检查

用于判别是否伴 HP 感染。

四、诊断

依据本病慢性病程,周期性发作及节律性上腹痛等典型表现,一般可作出初步临床诊断。但消化性溃疡的确定诊断,尤其是症状不典型者,需通过内镜或 X 线钡餐检查才能建立。

五、治疗

消化性溃疡治疗的目标是消除症状,促进愈合,预防复发及防治并发症。

(一)一般治疗

轻症患者可在门诊治疗,症状较重或有并发症者需休息或住院治疗。应禁用损伤胃黏膜的非甾体抗炎药。精神紧张、情绪波动时可用安定药,但不宜长期服用。

(二)药物治疗

1. 减少损害因素的药物

(1)抗酸剂:常用的抗酸剂有氢氧化铝凝胶、达喜、铝镁合剂等。

(2)胃酸分泌抑制剂:① 组胺 H_2 受体拮抗剂。常用的有西咪替丁、雷尼替丁、法莫替丁等。② 质子泵抑制剂(PPI)。常用的有奥美拉唑、泮托拉唑等。

2. 加强保护因素的药物

(1)硫糖铝对十二指肠溃疡和胃溃疡均有较好的疗效。

(2)三钾二枸橼络合铋有保护膜覆盖溃疡面而促进其愈合和较强的抑制幽门螺杆菌的作用。

(3)替普瑞酮(商品名施维舒)有增加胃黏液和促进溃疡愈合作用。

3. HP 根除治疗

应用于伴有幽门螺杆菌(HP)感染的消化性溃疡。

标准方案:PPI 标准治疗剂量(1 天 2 次)+羟氨苄青霉素 1.0 g(1 天 2 次)+克拉霉素 0.5 g(1 天 2 次)。也可换服其他抗菌剂,如四环素、甲硝唑、替硝唑、痢特灵等。可提高溃疡的治愈率,降低复发率。

4. 对症和辅助治疗

促动力药,如吗丁啉、莫沙比利等适用于胃溃疡或消化性溃疡伴消化不良症状的病人。

（三）并发症及处理

1. 上消化道出血

是消化性溃疡最常见的并发症，诊疗常规见"上消化道出血"。

2. 幽门梗阻

十二指肠球部或幽门溃疡易发生幽门梗阻。治疗包括：① 纠正水、电解质紊乱及代谢性碱中毒；② 胃管减压；③ 静脉注射抑酸剂；静脉注射羟氨苄青霉素；保守治疗经1～2周未见好转者，提示梗阻为器质性，应外科手术治疗。

3. 穿孔

急性穿孔是消化性溃疡最严重的并发症之一，需与其他急腹症鉴别，确诊后常需紧急手术治疗。亚急性穿孔一般只引起局限性腹膜炎，经非手术疗法可以痊愈。慢性穿透性溃疡疼痛剧烈、顽固且节律性消失，常放射至背部。内科治疗难以奏效，可考虑手术治疗。

4. 癌变

溃疡者发生癌变后应尽快手术治疗。

第六章
泌尿系统

第一节 慢性肾衰竭*

慢性肾衰竭（CRF）是各种慢性肾脏病持续进展至后期的共同结局。以代谢产物潴留，水电解质及酸碱平衡失调和全身各系统症状为表现的一种临床综合征。

一、病因

（一）原发性肾疾病

原发性肾小球肾炎，肾小管间质性疾病（慢性肾盂肾炎、慢性间质性肾炎），遗传性肾病（多囊肾，遗传性肾炎）、肾结核等。

（二）继发性肾病变

糖尿病肾病、高血压肾小动脉硬化症，系统性红斑狼疮性肾炎、各种药物和重金属所致的肾病。

（三）尿路梗阻性肾病

尿路梗阻性肾病包括尿路结石、前列腺肥大、神经源性膀胱等。

我国以原发性肾小球肾炎引起者最常见，糖尿病肾病导致的慢性肾衰竭明显增加。

---

* 结合工作实际，本章仅对慢性肾衰竭相关内容进行介绍。

表 6-1　慢性肾脏病（CKD）分期表

分期	特征	肾小球滤过滤 GFR[mL/（min·1.73m²）]	防治目标-措施
1	GFR 正常或升高	≥90	病因诊治，缓解症状，保护肾功能，延缓 CKD 进展
2	GFR 轻度降低	60～89	评估、延缓 CKD 进展，降低心血管病风险
3a	GFR 轻到中度降低	45～59	延缓 CKD 进展
3b	GFR 中到重度降低	30～44	评估、治疗并发症
4	GFR 重度降低	15～29	综合治疗；肾脏替代治疗准备
5	终末期肾脏病（ESRD）	<15 或透析	适时肾脏替代治疗

二、临床表现

CKD1-3 期病人可以无症状，或仅有乏力、腰酸，夜尿增多，食欲不振等轻度症状。CKD3b 以后，上述症状更趋明显，CKD5 时出现急性左心衰，严重高血钾，消化道出血，中枢神经系统障碍甚至有生命危险。

（一）水、电解质及酸碱平衡紊乱的表现

（1）代谢性酸中毒：严重时动脉血 HCO_3<15 mmol/L，出现食欲缺乏，呕吐，无力，呼吸深长。

（2）水钠代谢紊乱：水钠潴留，稀释性低钠血症、皮下水肿，体腔积液，血压升高，左心衰竭，脑水肿。

（3）钾代谢紊乱：肾脏排钾能力下降，常导致高钾血症。高血钾时引起心脏停搏的危险，也可出现低钾血症。

（4）钙磷代谢紊乱：肾功能不全时尿磷排出减少，使血磷升高，而血钙降低。低钙血症严重时出现手足搐搦或肌肉痉挛。

（5）镁代谢紊乱：可发生高镁血症，肾功能不全晚期，肾脏排镁功能低下，易导致高镁血症，偶可出现低高镁血症。

（二）蛋白质、碳水化合物、脂肪代谢和维生素代谢紊乱

出现氮质血症，白蛋白下降，必需氨基酸水平下降。糖耐量减低和低血糖症两种情况，糖耐量减低多见。出现高脂血症，多数表现为轻到中度高甘油三酯血症。血清维生素 A 水平增高、维生素 B 及叶酸缺乏等。

（三）心血管系统表现

慢性肾脏病病人的常见并发症和最主要死因。

（1）高血压和左心室肥厚：多由于水钠潴留，肾素-血管紧张素增高所致。

（2）心力衰竭：与水钠潴留有关，发生左心衰。

（3）尿毒症性心肌病：出现各种心律失常。

（4）心包病变：心包积液在慢性肾衰竭病人中常见。

（5）血管钙化和动脉粥样硬化：血液透析病人的病变较重。

（四）呼吸系统症状

气促，气短，呼吸深长，肺水肿，胸腔积液。尿毒症肺水肿时肺部 X 线检查可出现蝴蝶翼征。

（五）胃肠道症状

消化系统症状通常是 CKD 最早的表现。主要表现有食欲缺乏、恶心、呕吐、口腔有尿味。消化道出血也较常见，发生率比正常人明显增高。

（六）血液系统表现

主要为肾性贫血、出血倾向和血栓形成倾向。促红细胞生成素（EPO）减少所致，故称为肾性贫血。晚期病人有出血倾向。血栓形成倾向指透析病人动静脉瘘容易阻塞。

（七）神经肌肉系统症状

注意力不集中，性格改变，记忆力降低。尿毒症严重时常有反应淡漠、谵妄、惊厥、幻觉、昏迷、精神异常等表现，称"尿毒症脑病"。周围神经病变也很常见，以感觉神经障碍为主，最常见的是肢端袜套样分布的感觉丧失。可有神经肌肉兴奋性增加（如肌肉震颤、痉挛，不宁腿综合征）。

（八）内分泌功能紊乱

主要表现有：① 肾脏本身内分泌功能紊乱：如 $1,25-(OH)_2D_3$ 不足、促红细胞生成素（EPO）减少；② 糖耐量异常和胰岛素抵抗；③ 下丘脑-垂体内分泌功能紊乱；④ 外周内分泌腺功能紊乱大多有继发性甲旁亢（血 PTH 升高），部分病人（约 1/4）有轻度甲腺素水平降低。

（九）骨骼病变

慢性肾衰竭出现的骨矿化和代谢异常，包括高转化性骨病、低转化性骨病和混合性骨病，以及透析相关性淀粉样变骨病。

三、辅助检查

（一）尿液检查

尿常规蛋白一般为（＋）～（＋＋），晚期肾功能损害明显时尿蛋白反见减少。尿沉渣镜检有不同程度的血尿、管型尿。

（二）血常规检查

血红蛋白降低，一般在 80 g/L 以下，重者 <50 g/L。

（三）血生化检查

血浆总蛋白 <60 g/L，白蛋白 <30 g/L，血钙常低于 2 mmoL/L，血磷 >1.6 mmoL/L。血钾、钠、氯、CO_2CP、阴离子间隙随病情而变化。

（四）肾功能检查

略。

（五）其他检查

X 线、腹部平片、B 型超声检查、放射性核素肾扫描、CT 和磁共振检查对确定肾脏的外形、大小及有无尿路梗阻、积水（结石肿）和肿瘤等都很有帮助。

四、诊断

诊断慢性肾衰竭并不困难，主要依据病史、肾功能检查及相关临床表现。但其临床表现复杂，各系统表现均可成为首发症状，因此临床医师应当十分熟悉慢性肾衰竭的病史特点，仔细询问病史和查体，并重视肾功能的检查，以尽早明确诊断，防止误诊。

五、治疗

（一）早期防治对策和措施

早期诊断，积极有效治疗原发疾病，避免和纠正造成肾功能进展、恶化的危险因素，是慢性肾衰竭防治的基础，也是保护肾功能和延缓慢性肾脏病进展的关键。

（1）及时有效控制高血压。

（2）ACI 和 ARB 的应用。

（3）严格控制血糖。

（4）控制蛋白尿。

（5）其他：纠正贫血，他汀类药物的应用。

（二）营养治疗

限制蛋白饮食。CKD1～2 期病人,无论是否有糖尿病,推荐蛋白摄入量 0.8～1 g/（kg•d）。从 CKD3 期起至没有进行透析治疗的病人,推荐蛋白摄入量 0.6 g/（kg•d）。血液透析及腹膜透析推荐蛋白摄入量 1.0～1.2 g/（kg•d）。在低蛋白饮食中,约 50% 的蛋白质应为高生物价蛋白,如蛋、瘦肉、鱼、牛奶等。如有条件,在低蛋白饮食 0.6 g/（kg•d）的基础上,可同时补充适量 0.075～0.12 g/（kg•d）α- 酮酸制剂,还需注意摄入足量热量,补充维生素及叶酸等营养素,控制钾与磷摄入。

（三）药物治疗

1. 纠正酸中毒和水电解质紊乱

（1）纠正酸中毒:主要口服碳酸氢钠,中重度病人可静脉输入碳酸氢钠。

（2）水、钠紊乱的防治:为防止出现水、钠潴留需适当限制钠摄入量。

（3）高钾血症的防治:首先应积极预防高钾血症的发生。CKD3 期以上的病人应适当限制钾的摄入。

2. 高血压的治疗

对高血压进行及时、合理的治疗,不仅是为了控制高血压的症状,也是保护心、肾、脑等靶器官。一般非透析病人应控制血压 130/80 mmHg 以下,维持透析病人血压不超过 140/90 mmHg。ACEI、ARB、钙通道阻滞剂（CCB）、袢利尿剂、β 受体拮抗剂、血管扩张剂等均可应用,以 ACEI、ARB、CCB 应用较为广泛。

3. 贫血的治疗

如排除失血、造血原料缺乏等因素,透析病人若血红蛋白（Hb）<10 g/L 开始应用重组人促红细胞生成素（rHuEPO）治疗,避免 Hb 下降至 90 g/L 以下;非透析病人 Hb <10 g/L,建议基于 Hb 下降率评估相关风险后,个体化决定是否开始使用 rHuEPO 治疗。重视补充铁剂。除非存在需要快速纠正贫血的并发症,通常不建议输注红细胞治疗,存在输血相关风险。

4. 低钙血症、高磷血症和肾性骨营养不良的治疗

明显低钙血症病人口服骨化三醇,非透析病人不推荐常规使用骨化三醇。

5. 防治感染

略。

6. 高脂血症的治疗

非透析病人与一般高脂血病人治疗原则相同,应积极治疗,但应警惕降脂药物所致肌病。对维持透析病人,高脂血症的标准宜放宽,血胆固醇水平保持在 6.5～7.8 mmol/L,

血甘油三酯水平保持在 1.7～2.3 mmol/L。对于透析病人,一般不建议预防性服用他汀类药物。

7. 口服吸附疗法和导泻疗法

口服氧化淀粉、活性炭制剂或大黄制剂等。

8. 其他

① 糖尿病肾衰竭病人随着 GFR 下降,因胰岛素灭活减少,需相应调整胰岛素用量,一般应逐渐减少。② 高尿酸血症:有研究显示别嘌醇治疗高尿酸血症有助于延缓肾功能恶化,并减少心血管疾病风险,但需大规模循证医学证据证实。③ 皮肤瘙痒:口服抗组胺药物,控制高磷血症及强化透析,对部分病人有效。

(四)肾脏替代治疗

对于 CKD4 期以上或预计 6 个月内需要接受透析治疗的病人,建议进行肾脏替代治疗准备。对糖尿病肾病病人,可适当提前至 GFR<15 mL/min 时安排肾脏替代治疗。对于非糖尿病肾病病人,当 GFR<10 mL/min 并有明显尿毒症症状和体征应进行肾脏替代治疗。肾脏替代治疗包括血液透析、腹膜透析和肾脏移植。肾脏移植是目前最佳的肾脏替代疗法。

第七章
血液系统

第一节　缺铁性贫血 *

铁是合成血红蛋白必需的元素。当体内铁储备耗竭时,血红蛋白合成减少引起的贫血称为缺铁性贫血(iron deficiency anemia, IDA)。无论在发达国家还是发展中国家,IDA 都是最常见的贫血类型。

一、病因

婴幼儿辅食添加不足、青少年偏食、孕妇、胃肠道疾病、无转铁蛋白血症、肝病、慢性炎症、妇女月经量增多、痔疮出血等各种失血及利用障碍。

二、临床表现

(一)一般表现

常见有皮肤黏膜苍白、乏力、心悸、头晕、头痛、耳鸣、眼花等非特异性症状并伴有体能下降。

(二)皮肤黏膜及其附属器

患者指甲可变得薄脆或呈扁平甲、反甲或匙状甲,舌乳头萎缩,严重时呈光滑舌并可伴有舌炎。

(三)各系统表现

患者常诉心慌、气短,体力活动时尤为明显。心脏听诊在二尖瓣和肺动脉瓣区可闻

---

* 结合工作实际,本章仅对缺铁性贫血相关内容进行介绍。

及收缩期杂音。长期严重的贫血患者可发生心脏扩大和贫血性心脏病。消化系统症状有食欲不振、便稀或便秘等。胃镜检查半数以上患者有不同程度的浅表性或萎缩性胃炎表现。异食癖为 IDA 的特殊表现。

三、辅助检查

（一）基本实验室检查

尿常规、大便常规＋潜血试验、肝、肾功能、血糖、乳酸脱氢酶、电解质。

（二）血液检查

血常规、外周血涂片可发现小细胞低色素性贫血表现，网织红细胞计数正常或轻度增加。

（三）骨髓

骨髓细胞学检查、骨髓铁染色是诊断 IDA 的可靠指标。在有明确的缺铁病史和其他实验室指标支持时，骨髓检查并非诊断 IDA 所必需。

（四）影像学及特殊检查

胸部平片、心电图、腹部 B 超（肝胆胰脾肾，女性加做子宫、附件）等，有助于病因的诊断。

四、诊断

（1）有明确的缺铁病因和临床表现。

（2）小细胞低色素贫血

男性 Hb＜120 g/L，女性 Hb＜110 g/L，孕妇 Hb＜100 g/L；MCV＜80 fl，MCH＜26 pg，MCHC＜0.31；红细胞形态可有明显低色素表现。

（3）血清（血浆）铁＜10.7 μmol/L（60 μg/dL），总铁结合力＞64.44 μmol/L（300 μg/dL）。

（4）血清铁蛋白（SF）＜14 μg/L。

（5）铁剂治疗有效。

符合第 1 条和第 2～5 条中任何 2 条以上者可诊断为缺铁性贫血。强调缺铁性贫血的病因诊断。

五、治疗

（一）病因治疗

应尽可能除去导致缺铁的病因。

（二）补充铁剂

以口服制剂为首选。

1. 口服铁剂

硫酸亚铁（每次 0.3 g，3 次/d）、琥珀酸亚铁（速力非，每片 0.1 g，每次 1～2 片，3 次/d）、多糖铁复合物（力蜚能，每胶囊含铁 150 mg，1～2 次/d）等制剂。患者服用铁剂后，自觉症状可很快恢复，网织红细胞于服用 7 d 左右达高峰，血红蛋白约于 2 周后上升，1～2 个月恢复正常，但其后仍需继续服用 3～6 个月或至血清铁蛋白>50 μg/L 后方可停药。

2. 注射铁剂

右旋糖酐铁，2 mL 注射液含铁 50 mg，肌注。适应证为：对口服铁剂不能耐受、消化道吸收障碍、严重消化道疾病、口服铁剂加重症状等。应补铁总剂量（mg）＝［正常血红蛋白－患者血红蛋白］（g/L）×体质量（kg）×0.24＋500 mg。

第八章
内分泌系统

第一节　糖尿病

糖尿病(diabetes mellitus，DM)是由遗传和环境因素相互作用所致的以血中葡萄糖长期增高为特征的代谢疾病群。高血糖是由于胰岛素分泌缺陷和／或胰岛素作用缺陷而引起碳水化合物、脂肪和蛋白质等代谢异常。具体分为 1 型糖尿病、2 型糖尿病、妊娠期糖尿病和其他特殊类型糖尿病。临床上 2 型糖尿病较为多见，尤其是老年患者当中大多为 2 型糖尿病。糖尿病史长期存在的高血糖，导致各种组织特别是眼、肾、心、血管、神经的慢性损害及功能障碍。

一、病因

糖尿病不是单一病因所致的单一疾病，而是复合病因的综合征，与遗传、免疫及环境因素有关。从胰岛素β细胞合成与分泌胰岛素，经循环到达体内各组织器官的靶细胞，与特异受体结合，引发细胞内物质代谢的效应，整个过程中任何一个环节出现异常均可发生糖尿病。

二、临床表现

常有"三多一少"的代谢紊乱症候群：多尿、多饮、多食和体质量减轻。1 型糖尿病患者大多起病快，病情重，症状明显且严重；2 型糖尿病患者多数起病缓慢，病情相对较轻，临床症状不明显。患者可有乏力、皮肤瘙痒，尤其是外阴瘙痒、视力模糊等症状。相当一部分患者由于出现并发症和／或伴发症状而就诊。反应性低血糖也可为首发症状，另有部分患者在手术围产期或健康体检时发现高血糖。新诊断的老年糖尿病患者往往没有任何症状，多于健康查体时发现血糖升高，还有部分老年患者是因为急性并发症如糖尿病酮症酸中毒就诊。疲乏无力和肥胖多见于 2 型糖尿病。2 型糖尿病发病前常有肥胖,若得不到及时诊断,体质量会逐渐下降。糖尿病的体征可见:腹型肥胖(男性腰围 >90 cm,女性腰围 >85 cm)、胫前色素沉着。

三、辅助检查

(1)尿糖阳性是诊断糖尿病的重要线索,但尿糖阴性不能排除糖尿病可能。

(2)血浆葡萄糖测定:是诊断糖尿病的主要指标。正常范围 $3.9 \sim 6.0$ mmol/L($70 \sim 108$ mg/dL)。糖尿病患者空腹及餐后血糖均升高。空腹血糖 >6.1 mmol/L,餐后两小时血糖 >7.8 mmol/L 时,应作糖耐量检查。

(3)葡萄糖耐量:口服葡萄糖耐量试验(OGTT)用于糖尿病的诊断。成人清晨口服 75 g 无水葡萄糖后,2 h 后再测静脉血浆葡萄糖。儿童按每千克体质量 1.75 g 计算,总量 ≤75 g。

(4)对于无糖尿病症状、仅一次血糖值达到糖尿病诊断标准者,需在另一天复查核实而确定诊断。

四、诊断

(1)糖尿病诊断是基于空腹血糖(FPG)、随机血糖(任意时间点)或 OGTT 中 2 小时血糖值(2hPG)。空腹指至少 8 小时内无任何热量摄入;任意时间指日内任何时间,无论上一次进餐时间及食物摄入量。糖尿病症状指多尿、烦渴多饮和难以解释的体质量减轻。FPG $3.9 \sim 6.0$ mmol/L 为正常;$6.1 \sim 6.9$ mmol/L 为空腹血糖受损 IFG;≥7.0 mmol/L 应考虑糖尿病。OGTT 2h PG<7.7 mmol/L 为正常糖耐量;$7.8 \sim 11.0$ mmol/L 为糖耐量减低 IGT;≥11.1 mmol/L 应考虑糖尿病。

(2)糖尿病的临床诊断推荐采用葡萄糖氧化酶法测定静脉血浆葡萄糖。

(3)对于无糖尿病症状、仅一次血糖值达到糖尿病诊断标准者,需在另一天复查核实而确定诊断;如复查结果未达到糖尿病诊断标准,应定期复查。IFG 或 IGT 的诊断应根据 3 个月内的两次 OGTT 结果,用其平均值来判断。严重疾病或应激情况下,可发生应激性高血糖,但常为暂时性和自限性,因此不能据此时血糖诊断糖尿病,需在应激消除后复查才能明确其糖代谢状况。

(4)儿童糖尿病诊断标准与成人相同。

(5)妊娠糖尿病强调对具有高危因素的孕妇(DM 个人史、肥胖、尿糖阳性或有糖尿病家族史者),孕期首次产前检查时,使用普通糖尿病诊断标准筛查孕前未诊断的 T2DM,如达到糖尿病诊断标准即可判断孕前就患有糖尿病。如初次检查结果正常,则在孕 $24 \sim 28$ 周行 75g OGTT,筛查有无 DM:达到或超过下列至少一项指标:FPG ≥5.1 mmol/L,1h PG≥10.0 mmol/L 和(或)2h PG≥8.5 mmol/L 可诊断 DM。

（六）关于应用 HbAlc 诊断糖尿病：HbAlc 能稳定和可靠地反映病人的预后。ADA 已经将 HbAlc≥6.5％作为糖尿病的诊断标准，WHO 也建议在条件成熟的地方采用 HbAlc 作为糖尿病的诊断指标。由于我国有关 HbA1c 诊断糖尿病切点的相关资料尚不足，且缺乏 HbA1c 检测方法的标准化，故目前在我国尚不推荐采用 HbA1c 诊断糖尿病。但对于采用标准化检测方法并且有严格质量控制的单位，HbA1c≥6.5％可作为诊断糖尿病的参考。如果测得的 HbA1c 和血糖水平之间存在明显的不一致，应该考虑由于血红蛋白变异（如血红蛋白病）对 HbAlc 检测干扰的可能性，并考虑用无干扰的方法或血浆血糖的标准诊断糖尿病。

五、治疗

强调早期治疗、长期治疗、综合治疗、治疗措施个体化的原则。治疗目标为纠正代谢紊乱、防止或延缓并发症的发生、延长生命、提高生活质量。糖尿病治疗有 5 个要点：饮食控制、运动疗法、血糖监测、药物治疗和糖尿病教育。

1. 糖尿病健康教育

给予患者及家属充分地宣传教育，使其了解有关糖尿病的知识，是取得良好治疗效果的基础和保证。胰岛素的治疗方案应模拟生理性胰岛素分泌的模式，包括基础胰岛素和餐时胰岛素两部分的补充。方案的选择应高度个体化，尽早控制血糖平稳达标。开始胰岛素治疗后应继续坚持饮食控制和运动，并加强对患者的宣教，鼓励和指导患者进行自我血糖监测，以便于胰岛素剂量调整和预防低血糖的发生。所有开始胰岛素治疗的患者都应该接受低血糖危险因素、症状和自救措施的教育。

2. 饮食治疗

首先根据理想体质量和工作性质制定每天需要的总热量，然后按碳水化合物占总热量的 50％～60％、蛋白质含量不超过总热量的 15％、脂肪占总热量的 30％的比例来换算成各种食物的重量，再选择相应的食品制定食谱，并根据生活习惯、病情和药物治疗的需要进行合理安排。最后还应注意多与医生交流，保持随访，调整方案。

3. 体育锻炼

适当锻炼可以减轻体质量，提高胰岛素敏感性，改善糖脂代谢紊乱。

4. 自我监测血糖

老年糖尿病患者进行胰岛素强化治疗时每天至少监测 5 次血糖（空腹、餐后、凌晨 3：00），血糖不稳定时要监测 8 次（三餐前、后、晚睡前和凌晨 3：00）。健康老年糖尿病患者治疗目标为 FPG<7.0 mmol/L，2hPG<11.0 mmol/L，HbA1c<7.5％；衰弱老年糖尿病患者治疗目标：FPG<10.0 mmol/L，2hPG<14.0 mmol/L，HbA1c<9％。

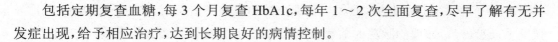

包括定期复查血糖,每 3 个月复查 HbA1c,每年 1～2 次全面复查,尽早了解有无并发症出现,给予相应治疗,达到长期良好的病情控制。

5. 口服药物治疗

(1)双胍类药物:药物主要通过减少肝脏葡萄糖的输出而降低血糖。双胍类药物有降低体质量的趋势,其适用于肥胖或超重的 2 型糖尿病患者。目前主张对新诊断的 2 型糖尿病首先应用双胍类药物,如单用双胍类药物有一定效果但又未达到良好控制者,可与其他降糖药物联合应用。1 型糖尿病患者在使用胰岛素治疗的基础上如血糖波动较大者,加用双胍类药物有利于稳定病情。单用双胍类药物不发生低血糖,但与胰岛素或促分泌剂联合应用时,有增加低血糖的危险性。常用药物为二甲双胍,常用剂量每日 500～2 000 mg,分 2～3 次口服。常见不良反应为胃肠道反应,如恶心、呕吐、腹泻等。偶有过敏反应,表现为皮肤红斑、荨麻疹。在肝肾功能不全、低血容量休克、心力衰竭和接受大手术等缺氧情况下,偶可诱发乳酸性酸中毒,应慎用。

(2)磺脲类药物:药物与胰岛 β 细胞表面的受体结合,促进胰岛素分泌,其降血糖作用有赖于尚存在一定数量有功能的胰岛 β 细胞组织。磺脲类药物是非肥胖的 2 型糖尿病的第一线药物。磺脲类药物不适用于 1 型糖尿病和 2 型糖尿病中合并严重感染、酮症酸中毒、高渗性昏迷、进行大手术、妊娠、伴有肝肾功能不全者。治疗应从小剂量开始,根据尿糖或血糖监测情况,调整剂量或服药次数,直至病情取得良好控制。如用药后初期能有效控制血糖,但在治疗一段时间后逐渐失效,称为继发性治疗失效。经纠正可消除的诱因(如应激、伴发病等因素)后,仍未能良好控制者,应改用胰岛素或加用胰岛素联合治疗。常用药物有格列本脲、格列齐特、格列吡嗪、格列喹酮和格列美脲等。常见不良反应为低血糖,其发生与剂量过大、未进食或饮食不配合,使用长效制剂或同时应用增强其降糖作用的药物有关。其他较少见的不良反应,如胃肠道反应、药疹肝肾功能异常、WBC 减少等。

(3)格列奈类药物:为非磺脲类促胰岛素分泌剂,主要通过刺激胰岛素的早期分泌降低餐后血糖,其特点为吸收快、起效快、作用时间短。常用药物有瑞格列奈和那格列奈,常用剂量瑞格列奈每次 0.5～2 mg,那格列奈每次 60～120 mg,餐前 1～15 分钟内服用。常见不良反应与磺脲类药物相同,主要也是低血糖,但发生率和严重程度较磺脲类药物低。

(4)α- 葡糖苷酶抑制剂:通过抑制小肠黏膜上皮细胞表面的 α- 葡糖苷酶(如麦芽糖酶、淀粉酶、蔗糖酶)而延缓碳水化合物的吸收,降低餐后高血糖,适用于餐后高血糖为主要表现的患者。此药可单独用药,也可与磺脲类、双胍类药物或胰岛素合用。常用药物有阿卡波糖和伏格列波糖,常用剂量阿卡波糖每次 50～100 mg,伏格列波糖每次 0.2～0.4 mg,在开始进餐时服药。常见不良反应为胃肠反应,如腹胀、腹泻、排气过多。

单用本药一般不引起低血糖,但如与磺脲类药物或胰岛素合用,仍可发生低血糖,且一旦发生,应直接口服或静脉注射葡萄糖处理,进食双糖或淀粉类食物无效,起效慢,不能适应低血糖症需立即纠正的要求。不宜用于胃肠功能障碍者,例如消化不良、结肠炎、慢性腹泻等。

5. 噻唑烷二酮类药物

又称为胰岛素增敏剂,常用药物为吡格列酮。此类药主要作用于过氧化物酶增殖体活化因子受体(PPARγ),与 PPARY 的功能区高度结合,激活受体,使 PPARY 反应性基因转录增加。PPARγ 在脂肪细胞中高度表达,胰岛素受体增加,GLUT-4 增加,促进葡萄糖的摄取、转运和利用。还参与脂肪酸代谢的调控,改善血脂异常。因可有效地改善胰岛素抵抗,使组织对胰岛素的敏感性增加,适用于以胰岛素抵抗为主的 2 型糖尿病患者。常用剂量吡格列酮 15～30 mg,每日一次服用,可与其他口服降糖药合用。常见不良反应主要有水肿、体质量增加等,尤其在与胰岛素联合应用时更为明显。由于可能发生体液潴留,对已有心衰危险的患者可导致心力衰竭加重,因此不宜用于心功能Ⅲ～Ⅳ级(NYHA 分级)患者。

6. 肠促胰岛激素

胃肠道摄入食物后会促进肠促胰岛激素的分泌,肠促胰岛激素具有广泛的作用,主要有促进胰岛素分泌,抑制胰高血糖素的分泌,调节摄食中枢等作用。肠促胰岛激素有很多种,目前已经上市两种与此相关的治疗 2 型糖尿病的药物。其一是胰高血糖素样肽(GLP-1)类似物,艾塞那肽能够较好地控制血糖和降低体质量,主要不良事件为胃肠道反应,恶心、呕吐和腹痛等,以小剂量 5 μg 开始,每日 2 次皮下注射能够减少胃肠道不良事件,一个月后增加到 10 μg,每日 2 次。其二是二肽基肽酶(DPP-Ⅳ)抑制剂,天然的GLP-1 在体内的半衰期只有 1～2 分钟,不能作为药物来使用,所以必须制成其类似物如艾塞那肽,可以不被降解,或采用 DPP-Ⅳ抑制剂使得 2 型糖尿病患者体内的 GLP-1 不被降解来提高其浓度,达到治疗的目的。目前已经上市的为西格列汀,口服制剂 100 μg,每日 1 次,可以控制血糖,对体质量为中性影响,没有明显的不良事件的报道。这类药物前期和动物研究显示可以保护胰岛 β 细胞,促进胰岛 β 细胞的新生,但是在临床中尚有待长期应用来证实。

7. 胰岛素治疗

(1)适应证:1 型糖尿病、糖尿病酮症酸中毒、高渗性昏迷、乳酸性酸中毒伴高血糖、合并重症感染、消耗性疾病、视网膜病变、肾病、神经病变、急性心肌梗死、脑卒中、外科手术围手术期、妊娠和分娩、2 型糖尿病经饮食及口服降血糖药治疗未获得良好控制、全胰腺切除所致继发糖尿病。

(2)类型:分为速(短)效、中效和长(慢)效的胰岛素或胰岛素类似物以及预混胰岛素或胰岛素类似物。

（3）治疗原则和方法：胰岛素治疗应在一般治疗和饮食治疗的基础上进行，监测病情，按疗效和病情需要调整方案。一般强化治疗方案为：3 餐前注射速（短）效胰岛素，睡前注射中效胰岛素。另一种强化治疗方法是持续性胰岛素泵输注治疗。另外采用速效和中效胰岛素预混剂早、晚餐前注射也是临床常用的治疗方案。

8. 糖尿病合并妊娠的治疗

饮食治疗原则与非妊娠患者相同，密切监护孕妇血糖水平和胎儿生产发育情况，采用胰岛素治疗。

第二节　低血糖症

低血糖症（hypoglycemia）是一组由多种病因引起的血浆（或血清）葡萄糖水平降低，并足以引起相应症状和体征的临床综合征，而当血浆葡萄糖浓度升高后，症状和体征也随之消退。病人常以交感神经兴奋和（或）神经精神及行为异常为主要特点，血糖浓度更低时可以出现癫痫样发作、昏迷和死亡。一般引起低血糖症状的血浆葡萄糖阈值为 2.8～3.9 mmol/L，然而对于反复发作的低血糖病人，这阈值则会向更低的血糖浓度偏移。

低血糖症可以发生在非糖尿病病人，也可以发生在糖尿病病人。对于糖尿病病人发生的低血糖症往往是伴随降低血糖的治疗而发生，其首要任务是调整治疗方案以尽量减少或消除低血糖的发生。对于非糖尿病发生的低血糖，首要任务是作出精确的病因诊断，在病因明确的基础上作出正确的治疗方案。本节重点介绍非糖尿病病人的低血糖症。根据低血糖的发病机制，低血糖症可分为胰岛素介导性和非胰岛素介导性两大类。

一、病因

（一）非糖尿病病人的低血糖症

1. 引起低血糖症的药物

药物是最常见的低血糖病因。在糖尿病病人中主要是治疗糖尿病的降糖药物引起的低血糖，包括胰岛素和促胰岛素分泌剂。在非糖尿病个体中则很少发生低血糖。在这些人中低血糖可能由多种其他药物（包括酒精）所致，另外还包括喹诺酮类、喷他脒（pentamidine）、奎宁、β 受体阻断剂、血管紧张素转换酶抑制剂和 IGF-1。

2. 引起低血糖症的相关疾病

引起低血糖症的相关疾病可以根据发病机制将其分为胰岛素介导的低血糖和非胰岛素介导的低血糖两大类。

（1）非胰岛素介导的低血糖症常见于重症疾病所致，如肝衰竭、肾衰竭、心力衰竭、脓毒症或营养不足。一部分是非胰岛细胞肿瘤引起，通常是间叶细胞型或上皮细胞型巨大肿瘤。这些病人发生低血糖通常是由于肿瘤生成加工不完整的 IGF2 所致，内源性胰岛素的合成相应地受抑。还有一部分因肾上腺皮质功能减退症或垂体 - 肾上腺功能低下，对抗胰岛素的激素分泌不足所致。非胰岛素介导的低血糖症病人血浆胰岛素水平在正常范围。此外，少数低血糖可以是人为的、意外的，甚至是故意的。

（2）胰岛素介导的低血糖症又称内源性高胰岛素血症。当血浆葡萄糖浓度降至低血糖水平，而胰岛素的分泌速率不能相应降低时，就会发生高胰岛素血症性低血糖。对于非糖尿病成年人，内源性高胰岛素血症导致的低血糖可由以下原因引起：① β 细胞肿瘤。② β 细胞功能性疾病，通常被称为胰岛细胞增生症，可作为非胰岛素瘤胰源性低血糖综合征（non-insulinoma pancreatogenous hypoglycemia syndrome，NIPHS）或胃旁路术后低血糖的一种特征。③ 胰岛素自身免疫性低血糖，发生于体内存在针对内源性胰岛素的抗体或存在胰岛素受体抗体的病人。低血糖症状可以出现在餐后、空腹时，或两种状态下均出现。对于存在胰岛素抗体介导低血糖的病人，推测针对进餐分泌的胰岛素会与抗体结合，然后以一种不受调节的方式解离，引起高胰岛素血症和低血糖。对于存在胰岛素受体抗体的病人（通常先前就存在糖尿病，且已接受胰岛素治疗），低血糖为刺激性抗体激活受体所致。④ 在非糖尿病病人中也可以发生由服用 β 细胞促泌剂而引起的内源性胰岛素增高所致的低血糖。对于偶发的、隐匿的或低血糖原因不明时，应该考虑由医疗、药物或病人的错误服用促泌剂的可能性。例如误服家庭中糖尿病病人的药物，或是部分病人悄悄自用降糖药物或胰岛素。极少数可能是恶意给他人使用促泌剂或胰岛素的情况。

（3）婴儿持续性高胰岛素血症性低血糖（persistent hyperinsulinemic hypoglycemia of infancy，PHHI）或先天性高胰岛素血症是婴儿持续性低血糖的最常见病因。PHHI 是一种既有家族型也有散发型病例的遗传病，以胰岛素分泌失调为特征。

（二）糖尿病病人的低血糖

外源性胰岛素和刺激内源性胰岛素分泌的药物（如促胰岛素分泌剂格列本脲、格列齐特、格列吡嗪、格列美脲、瑞格列奈、那格列奈）会刺激葡萄糖的利用增加，如果使用不当可引起低血糖，甚至是严重或致死性低血糖的发生。在用于 2 型糖尿病的药物中，胰岛素增敏剂（二甲双胍、噻唑烷二酮类）、葡萄糖苷酶抑制剂、胰高血糖素样肽 -1（glucagon-like peptide-1，GLP-1）受体激动剂、钠 - 葡萄糖协同转运蛋白 2 抑制剂和二肽基肽酶-Ⅳ抑制剂引起低血糖的风险很小。这些药物主要依赖残余的内源性胰岛素分泌或增加尿液中葡萄糖的排泄发挥疗效。随着血浆葡萄糖浓度降至正常范围,胰岛素的分泌会适当地减少。GLP-1受体激动剂可刺激胰岛素分泌,但在很大程度上仅以葡萄糖依赖性方式进行。同时,以葡萄糖依赖性方式抑制胰高血糖素的分泌。因此,当葡萄糖水平降到阈浓度以下,胰岛素也随之下降而胰高血糖素的分泌增加,因此可以降低低血糖的风险。值得注意的是,当与促胰岛素分泌剂或胰岛素联合应用时,以上所有药物均可增加低血糖的风险。

二、临床表现

(一)症状

典型的低血糖症具有 Whipple 三联征特点,包括:① 与低血糖相一致的症状;② 症状存在时通过精确方法(而不是家庭血糖监测仪)测得血糖浓度偏低;③ 血糖水平升高后上述症状缓解。血糖水平与症状的相关性凸显了低血糖浓度的生物学意义,但是健康人在长时间空腹后可能出现无症状的低血糖。此外,交感肾上腺症状和大脑神经元低血糖症状可能高度提示低血糖的存在,但并不能肯定其由低血糖引起,除非同时存在血糖浓度低的证据。在进行各种检测明确低血糖病因之前,确定低血糖疾病的证据非常重要。确定存在 Whipple 三联征有助于证实存在低血糖及相关疾病。

引起低血糖的症状主要来自两方面:自主神经(autonomic symptoms)低血糖症状和大脑神经元低血糖症状(neuroglycopenic symptoms)。

1. 自主神经低血糖症状

包括震颤、心悸和焦虑(儿茶酚胺介导的肾上腺素能症状),以及出汗、饥饿和感觉异常(乙酰胆碱介导的胆碱能症状)。这些症状在很大程度是由交感神经激活造成的,而非肾上腺髓质激活所致。

2. 大脑神经元低血糖症状

包括认知损害、行为改变、精神运动异常,以及血糖浓度更低时出现的癫痫发作和昏迷。尽管严重的长期低血糖可导致未被注意到的糖尿病病人发生脑死亡,但绝大多数低血糖发作在葡萄糖水平升至正常后能够逆转,而罕见的致死性发作通常认为是低血糖引起室性心律失常的结果。

对于非糖尿病病人,低血糖症状的特征每次发作时通常是一致的。可能在空腹或在餐后状态时发生,病人自身可能识别不出这些症状,很多病人因为遗忘而不能描述发作时的任何细节,所以应当尽可能地从亲近的家人或朋友处采集信息。由于无知觉性低血糖的存在,低血糖发作也可能没有症状。无知觉性低血糖被认为是交感-肾上腺系统对低血糖的反应降低所致。对于非糖尿病的低血糖病人,也可能观察到一定程度的无知觉性低血糖。仅有交感肾上腺症状（焦虑、乏力、震颤、出汗或心悸），但同时血糖浓度正常且调整膳食后症状消除的病人，存在低血糖疾病的可能性很低。

（二）体征

面色苍白和出汗是低血糖的常见体征。心率和收缩压上升，但上升幅度不会很大。常可观察到自主神经低血糖症的表现，偶尔会发生短暂性神经功能缺陷。永久性神经功能损害可见于长期、反复严重低血糖病人和一次严重低血糖未能及时纠正的病人。

三、辅助检查

初始实验室评估的目的是证实 Whipple 三联征。如果之前已证实 Whipple 三联征，则检测目的是评价胰岛素在该低血糖发生中的作用。对于糖尿病病人发生的可疑低血糖症状，需要及时测定血糖结合是否存在糖尿病病史，目前治疗方案用药的种类、剂量、与进餐的关系以及运动量情况进行综合考虑，能快速判断是否为糖尿病相关低血糖。对于非糖尿病病人发生的疑似低血糖症状，则首先需要明确是否存在低血糖，然后进一步获得血糖、胰岛素及相关激素和代谢物的信息，以提供诊断和鉴别诊断的可靠线索。对非糖尿病疑似低血糖的病人应做下列实验室检查：

（一）血糖

正常空腹血糖值的低限一般为 70 mg/dL（3.9 mmol/L）。对于无糖尿病者，当血糖水平在生理范围内下降时，胰岛素的分泌也随之下降，当血糖浓度降至 65～70 mg/dL（3.6～3.9 mmol/L）时，反向调节激素（胰高血糖素和肾上腺素）的释放增加。在低血糖症状出现前这些激素反应已经开始，因此血糖进一步降低至 0～55 mg/dL（2.8～3.0 mmol/L）时才会出现症状。值得注意的是，低血糖的阈值是可变的，在临床上要结合病人实际情况进行判别。

（二）测定血浆相关激素

为了进一步探寻低血糖病因，需要同时测定自发性低血糖症状发作时的血糖、胰岛素、C 肽，胰岛素原和 β-羟丁酸水平以及胰岛素自身抗体，并且观察注射 1.0 mg 胰高血糖素后的血糖反应。通过这些步骤可以鉴别内源性或外源性胰岛素介导的低血糖和可能的病因。

测定血浆（或血清）胰岛素，当血糖浓度低于 55 mg/dL（3.0 mmol/L）时，免疫化学发光分析（ICMA）测得的血浆胰岛素浓度 3 μU/mL（20.8 pmol/L）即提示胰岛素过量，符合内源性高胰岛素血症（如胰岛素瘤）。但是，一些正常人血糖浓度会低于 50 mg/dL（2.8 mmol/L），而少数胰岛素瘤病人血糖浓度会保持在 50 mg/dL（2.8 mmol/L）以上，在判断时需要注意。

测定血浆 C 肽水平和胰岛素原可以进一步确认内源性或外源性高胰岛素血症。对于血糖浓度降至低于 55 mg/dL（3.0 mmol/L）的病人，若血浆 C 肽浓度为 0.6 ng/mL（0.2 nmol/L），胰岛素原至少 5.0 pmol/L，即可以确定为内源性高胰岛素血症。由于胰岛素具有抑制生酮的效应，因此胰岛素瘤病人血浆 β- 羟丁酸浓度要低于正常人。在禁食试验的终点，所有胰岛素瘤病人血浆 β- 羟丁酸值均为 2.7 mmol/L 或更低，而正常人的值升高。禁食 18 小时后 β- 羟丁酸浓度逐渐升高提示禁食试验阴性。血浆 β- 羟丁酸水平和血糖对胰高血糖素的反应可用于对胰岛素和 C 肽水平处于临界范围的病人进行确诊。

四、诊断

（一）低血糖症的确立（定性诊断）

对于糖尿病病人发生的低血糖，通过仔细询问糖尿病病史和降糖药应用情况，一般能作出糖尿病相关低血糖的诊断。对于非糖尿病病人临床发生的低血糖，需要进一步确认和鉴别。因为此类病人的低血糖与糖尿病相关低血糖的结局和临床处理有很大不同。对于非糖尿病病人的低血糖，首先要确立低血糖症的诊断。根据低血糖典型表现（Whipple 三联征）可确定：① 低血糖症状；② 发作时血糖低于 2.8 mmol/L；③ 供糖后低血糖症状迅速缓解。少数空腹血糖降低不明显或处于非发作期的病人，应多次检测有无空腹或吸收后低血糖，必要时采用 48～72 小时禁食试验。

（二）病因诊断

测定血浆或血清胰岛素、C 肽、β- 羟丁酸、胰岛素原，并结合功能试验，判断低血糖可能病因。

（三）功能试验

1. 禁食评估

一些病人仅短时间禁食就会出现症状。对于这类病人，在禁食尤其整夜禁食时，可能导致症状性低血糖的发作。在观察期间，应重复测定血糖。如果出现症状且证实存在低血糖的证据［血糖＜55 mg/dL（3 mmol/L）］，应进行相应激素检测和定位诊断。如果此方法没有导致症状和低血糖，而临床上又高度怀疑的病人，应进行 72 小时禁食试验。

2. 72 小时禁食试验

72 小时禁食试验目的是在缺乏食物的状态下激发出低血糖的发生。由于激素介导葡萄糖生成增加，正常人在长时间禁食后不会发生症状性低血糖。在过夜禁食后，糖异生作用产生的葡萄糖在葡萄糖生成中约占 50％；在禁食 72 小时或更长时间后，几乎所有葡萄糖生成都来源于糖异生。仅在维持正常血糖的能力存在缺陷时（如由于胰岛素过多),长时间禁食才会导致低血糖。如果进行适当试验,这种缺陷应能识别出来。72 小时禁食试验是诊断胰岛素瘤的标准试验。

(1)方案:72 小时禁食试验通常是在晚餐后开始,整个过程中应仔细、准确记录出现的症状和体征,并进行相应的实验室检测。以下流程与上述记录同样重要:仔细标记血液样本和实验室化验单(特别是标记确切的时间),并在一个流程表中记录标签信息。只有做到这些细节,随后的结果解读才能进行。① 准确记录禁食开始时间;② 停用所有非必需的药物;③ 允许病人饮水;④ 每 6 小时采集 1 次血液样本用于测定血糖。直至血糖浓度低于 60 mg/dL(3.3 mmol/L),采集样本的频率应增加至每 1~2 小时 1 次。由于血糖检测结果的获得可能会延迟,频繁采集样本时可能会采用便携式血糖仪测定血糖,但是务必根据静脉血糖值作出终止禁食试验的决定。尽管重复收集血液样本,但仅对血糖浓度 ≤60 mg/dL(3.3 mmol/L)的样本测定胰岛素、C 肽和胰岛素原。

(2)试验终点和持续时间:当血糖浓度 ≤45 mg/dL(2.5 mmol/L)、病人出现低血糖的症状或体征时禁食已 72 小时,或者血糖浓度低于 55 mg/dL(3 mmol/L)且之前证实存在 Whipple 三联征时,可以终止禁食试验。禁食试验结束时进行以下 3 个步骤:① 采集样本用于测定血糖、胰岛素、C 肽、胰岛素原、β 羟丁酸和可能的口服降糖药;② 静脉给予 1 mg 胰高血糖素,并在 10 分钟、20 分钟、30 分钟后检测血糖;③ 嘱病人进食。

如果 72 小时禁食期间没有出现低血糖的症状和体征且没有测得低血糖浓度,则表明 72 小时禁食试验结果正常,但不能排除存在仅导致餐后症状的低血糖疾病。目前认为胰岛素/葡萄糖比值或葡萄糖/胰岛素比值无助于确诊高胰岛素血症,胰岛素绝对值更有价值。

3. 血糖对胰高血糖素的反应

胰岛素抑制糖原分解,在高胰岛素血症状态下大量糖原储存于肝脏。因此,对于胰岛素介导的低血糖病人,静脉给予 1 mg 胰高血糖素(一种强效的糖原分解剂)可通过释放葡萄糖而发挥作用。正常人在 72 小时禁食试验结束时从肝脏释放了几乎所有的葡萄糖,因而对静脉给予胰高血糖素的反应不像胰岛素瘤病人那样强烈。在禁食试验结束时,静脉给予胰高血糖素后,胰岛素瘤病人的血糖在 20~30 分钟内增加 25 mg/dL(1.4 mmo/L)或更多,而正常人血糖增幅较小。对于内源性高胰岛素血症病人,应当检测胰岛素抗体以区分胰岛素自身免疫性低血糖与高胰岛素血症的其他原因。

(四)定位检查(定位诊断)

在证实为内源性胰岛素介导的低血糖之前不应进行定位检查。对于内源性胰岛素介导的低血糖病人,鉴别诊断包括胰岛素瘤、胰岛细胞增生症/胰岛细胞肥大、口服降糖药诱发的低血糖,以及胰岛素自身免疫性低血糖。除了胰岛素抗体或循环中口服降糖药呈阳性结果的病人外,其余所有胰岛素介导的低血糖病人都需要进行定位检查。

CT、MRI 及经腹超声检查能检测出大部分胰岛素瘤。检查方法的选择取决于检查的可及性和当地的影像学技术。经腹超声检查作为优先的初步检查。影像学检查阴性不能排除胰岛素瘤。如果初始影像学未查及胰岛素瘤,则需要进行其他检查,如超声内镜(有时还可以对影像检出的肿瘤进行细针抽吸活检)或选择性动脉钙刺激试验(selective arterial calcium stimulation,SACS)。同位素标记的生长抑素受体显像对定位诊断有一定帮助。

选择性动脉钙刺激试验:钙离子能刺激功能亢进的 β 细胞(胰岛素瘤或胰岛细胞增生症)释放胰岛素,但不能刺激正常 β 细胞释放胰岛素。应用这一原理,将葡萄糖酸钙选择性注射入胃十二指肠动脉、脾动脉和肠系膜上动脉,并随后抽取肝静脉血检测胰岛素水平。如果钙刺激某一动脉情况下测得肝静脉胰岛素水平升高,这个动脉则为 β 细胞瘤直接供血的动脉,即肿瘤位于该动脉供血的胰腺区域内,有助于手术定位。此试验仅用于存在内源性高胰岛素血症性低血糖但放射学定位检查阴性的复杂病例。

五、治疗

(一)低血糖的预防

临床医生必须熟练掌握低血糖的诊断线索,包括糖尿病病史降糖药物治疗情况(尤其是促胰岛素分泌剂、胰岛素的剂量、饮食和运动情况、低血糖与进餐关系等)、非降糖药物使用情况、酗酒史,全身相关疾病史(肿瘤、消耗性疾病、营养不良、胃肠道手术)。对于不明原因的脑功能障碍症状应及时监测血糖。反复严重低血糖发作且持续时间长者,可引起不可逆转的脑损害,故应及早识别并及时防治。对疑似胰岛素瘤者应进行进一步定位诊断;对明确诊断胰岛素细胞瘤病人应进行肿瘤切除。

(二)低血糖的治疗

包括两方面:一是解除神经供糖不足的症状,二是纠正导致低血糖症的各种潜在原因。对轻度到中度的低血糖,口服糖水、含糖饮料,或进食糖果、饼干、面包、馒头等即可缓解。对于药物相关性低血糖,应及时停用相关药物。重者和疑似低血糖昏迷的病人,应及时测定血糖,甚至无需血糖结果,及时给予 50% 葡萄糖液 60～100 mL 静脉注射,继以 5%～10% 葡萄糖液静脉滴注,必要时可加用氢化可的松 100 mg 和(或)胰高血糖素 0.5～1 mg 肌内或静脉注射。神志不清者,切忌喂食以避免呼吸道窒息。使用胰岛素或促胰岛素分泌剂联合 α- 葡萄糖苷酶抑制剂的病人,应使用纯葡萄糖来治疗有症状的低血糖。因为 α- 葡萄糖苷酶抑制剂减慢了其他碳水化合物的消化,碳水化合物的其他形式如淀粉食物、蔗糖不能及时纠正含有 α 葡萄糖苷酶抑制剂联合治疗引起的低血糖。

第九章
神经系统

第一节　帕金森病

帕金森病(Parkinson disease, PD)，又称震颤麻痹，是一种常见于中老年的神经系统变性疾病，临床上以静止性震颤、运动迟缓、肌强直和姿势平衡障碍为主要特征。由英国医师詹姆士·帕金森(James Parkinson)于 1817 年首先报道并系统描述。我国 65 岁以上人群患病率为 1 700/10 万，与欧美国家相似，患病率随年龄增加而升高，男性稍高于女性。

一、病因

主要病理改变为黑质多巴胺(DA)能神经元变性死亡，但为何会引起黑质多巴胺能神经元变性死亡原因尚不明确。

(一)环境因素

20 世纪 80 年代初，人们发现一种嗜神经毒 1- 甲基 4 苯基 1,2,3,6- 四氢吡啶(MPTP)在人和灵长类均可诱发典型的帕金森综合征，其临床、病理、生化及对多巴替代治疗的敏感性等特点均与人类帕金森病甚为相似。MPTP 在脑内经单胺氧化酶 B(MAO-B)催化转变为强毒性的 1- 甲基 -4- 苯基 - 吡啶离子(MPP^+)，后者被多巴胺转运体(DAT)选择性地摄入黑质多巴胺能神经元内，抑制线粒体呼吸链复合物 I 活性，使 ATP 生成减少，并促进自由基产生和氧化应激反应，导致多巴胺能神经元变性、丢失。MPTP 在化学结构上与某些杀虫剂和除草剂相似，有学者认为环境中与该神经毒结构类似的化学物质可能是帕金森病的病因之一，并且通过类似的机制造成多巴胺能神经元变性死亡。机体内的物质包括多巴胺代谢也会产生某些氧自由基，而体内的抗氧化功能

（如还原型谷胱甘肽、谷胱甘肽过氧化物酶等）可以有效地清除这些氧自由基等有害物质。可是在帕金森病患者的黑质中存在复合物Ⅰ活性和还原型谷胱甘肽含量明显降低，以及氧化应激增强，提示抗氧化功能障碍及氧化应激可能与帕金森病的发病和病情进展有关。

（二）遗传因素

20世纪90年代后期，人们发现意大利、希腊和德国的个别家族性帕金森病患者存在α-突触核蛋白（α-synuclein）基因突变，呈常染色体显性遗传，其表达产物是路易小体的主要成分。到目前至少发现有23个单基因（Park1～23）与家族性帕金森病连锁的基因位点，其中6个致病基因已被克隆，即α-synuclein（Park 1，4q22.1）、Parkin（Park 2，6q26）、UCH-L1（Park 5，4p13）、PINK1（Park 6，lp6.12）、DJ-1（Park 7，1p36.23）和LRRK2（Park 8，12p12）基因。α-synuclein和LRRK2基因突变呈常染色体显性遗传，Parkin、PINK1、DJ-1基因突变呈常染色体隐性遗传。UCH-L1基因突变最早报道于一个德国家庭的2名同胞兄妹，其遗传模式可能是常染色体显性遗传。绝大多数上述基因突变未在散发性病例中发现，只有LRRK2基因突变见于少数（1.5%～6.1%）散发性帕金森病。迄今已经发现许多基因易感性可能是帕金森病发病的易感因素。目前认为约10%的患者有家族史，绝大多数患者为散发性。

（三）神经系统老化

帕金森病主要发生于中老年人，40岁以前发病少见，提示神经系统老化与发病有关。有资料显示30岁以后，随年龄增长，黑质多巴胺能神经元始呈退行性变，多巴胺能神经元渐进性减少。尽管如此，其程度并不足以导致发病，老年人群中患病者也只是少数，所以神经系统老化只是帕金森病的促发因素。

（四）多因素交互作用

目前认为帕金森病并非单因素所致，而是多因素交互作用下发病。除基因突变导致少数患者发病外，基因易感性可使患病概率增加，但并不一定发病，只有在环境因素、神经系统老化等因素的共同作用下，通过氧化应激、线粒体功能紊乱、蛋白酶体功能障碍、炎性和（或）免疫反应、钙稳态失衡、兴奋性毒性、细胞凋亡等机制导致黑质多巴胺能神经元大量变性、丢失，才会导致发病。

二、临床表现

发病年龄平均约55岁，多见于60岁以后，40岁以前相对少见。男性略多于女性。隐匿起病，缓慢进展。

（一）运动症状（motor symptoms）

常始一侧上肢，逐渐累及同侧下肢，再波及对侧上肢及下肢，呈"N"型进展。

1. 静止性震颤（static tremor）

常为首发症状，多始于一侧上肢远端，静止位时出现或明显，随意运动时减轻或停止，紧张或激动时加剧，入睡后消失。典型表现是拇指与食指呈"搓丸样"（pillrolling）动作，频率为 4～6 Hz。令患者一侧肢体运动如握拳或松拳，可使另一侧肢体震颤更明显，该试验有助于发现早期轻微震颤。少数患者可不出现震颤，部分患者可合并轻度姿势性震颤。

2. 肌强直（rigidity）

被动运动关节时阻力增高，且呈一致性，类似弯曲软铅管的感觉，故称"铅管样强直"；静止性震颤的患者中可感到在均匀的阻力中出现断续停顿，如同转动齿轮，称为"齿轮样强直"。颈部躯干、四肢、肌强直可使患者出现特殊的屈曲体姿，表现为头部前倾，躯干俯屈，肘关节屈曲，腕关节伸直，前臂内收，髋及膝关节略微弯曲。

3. 运动迟缓（bradykinesia）

随意运动减少，动作缓慢、笨拙。早期以手指精细动作如解或扣纽扣、系鞋带等动作缓慢，逐渐发展成全面性随意运动减少、迟钝，晚期因合并肌张力增高，导致起床、翻身均有困难。体检见面容呆板，双眼凝视、瞬目减少，酷似"面具脸"（masked face）；口、咽、腭肌运动徐缓时，表现语速变慢，语音低调；书写字体越写越小，呈现"小字征"（micrographia）；做快速重复性动作如拇、食指对指时表现运动速度缓慢和幅度减小。

4. 姿势步态障碍（postural instability）

在疾病早期，表现为走路时患侧上肢摆臂幅度减小或消失，下肢拖曳。随病情进展，步伐逐渐变小变慢，启动、转弯时步态障碍尤为明显，自坐位、卧位起立时困难。有时行走中全身僵住，不能动弹，称为"冻结（freezing）"现象。有时迈步后以极小的步伐越走越快，不能及时止步，称为前冲步态（propulsion）或慌张步态（festination）区。

（二）非运动症状（non-motor symptoms）

也是十分常见和重要的临床症状，可以早于或伴随运动症状而发生。

1. 感觉障碍

疾病早期即可出现嗅觉减退或睡眠障碍，尤其是快速眼动期睡眠行为异常（rapid eye movement sleep behavior disorder，RBD）。中、晚期常有肢体麻木、疼痛。有些患者可伴有不安腿综合征（restless leg syndrome，RLS）。

2. 自主神经功能障碍

临床常见,如便秘、多汗、溢脂性皮炎(油脂面)等。吞咽活动减少可导致流涎。疾病后期也可出现性功能减退、排尿障碍或体位性低血压。

3. 精神和认知障碍

近半数患者伴有抑郁,并常伴有焦虑。15%～30%的患者在疾病晚期发生认知障碍乃至痴呆,以及幻觉,其中视幻觉多见。

三、实验室及辅助检查

(一)血、唾液、脑脊液

常规检查均无异常。在少数患者中可以发现血 DNA 基因突变;可以发现脑脊液和唾液中 α- 突触核蛋白、DJ-1 蛋白含量有改变。

(二)嗅棒及经颅超声

嗅觉测试可发现早期患者的嗅觉减退;经颅超声可通过耳前的听骨窗探测黑质回声,可以发现绝大多数 PD 患者的黑质回声异常增强(单侧回声面积 >20 mm^2);心脏间碘苄胍闪烁照相术可显示心脏交感神经元的功能,研究提示早期 PD 患者的总 MIBG 摄取量减少。

(三)分子影像

结构影像如 CT、MRI 检查无特征性改变;分子影像 PET 或 SPECT 检查在疾病早期甚至亚临床期即能显示异常,有较高的诊断价值。其中以 123I-β-CIT、11-CFT、99mTc-TRODAT-1 作示踪剂行多巴胺转运体(DAT)功能显像可显示显著降低,以 18F- 多巴作示踪剂行多巴摄取 PET 显像可显示多巴胺递质合成减少;以 123I-IBZM 作示踪剂行 D2 多巴胺受体功能显像,其活性在早期呈失神经超敏,后期低敏。

(四)病理

外周组织,如胃窦部和结肠黏膜、下颌下腺、周围神经等部位可以检见 α- 突触核蛋白异常聚积。

四、分类及诊断

(一)帕金森病与帕金森综合征分类

1. 原发性

原发性帕金森病。

少年型帕金森综合征。

2. 继发性(后天性、症状性)帕金森综合征

感染:脑炎后、慢病毒感染。

药物:神经安定剂(吩噻嗪类及丁酰苯类)、利血平、甲氧氯普胺、α-甲基多巴、锂、氟桂嗪、桂利嗪。

毒物:MPTP 及其结构类似的杀虫剂和除草剂、一氧化碳、锰、汞、二氧化硫、甲醇、乙醇。

血管性:多发性脑梗死、低血压性休克。

外伤:拳击性脑病。

其他:甲状旁腺功能异常、甲状腺功能减退、肝脑变性、脑瘤、正常颅压性脑积水。

3. 遗传变性帕金森综合征

常染色体显性遗传路易小体病、亨廷顿病、肝豆状核变性、泛酸激酶相关性神经变性病(PKAN)、多系统萎缩-小脑型(MSA-C)、脊髓小脑变性、家族性基底节钙化、家族性帕金森综合征伴周围神经病、神经棘红细胞增多症。

4. 多系统变性(帕金森叠加综合征)

进行性核上性麻痹、多系统萎缩-帕金森症型(MSA-P)、帕金森综合征-痴呆-肌萎缩性侧索硬化复合征、皮质基底节变性、阿尔茨海默病、偏侧萎缩-偏侧帕金森综合征。

(二)诊断

国际帕金森病及运动障碍学会、我国帕金森病及运动障碍学组和专委会制定了帕金森病临床诊断标准(2016 版)。

表 9-1 中国帕金森病的诊断标准(2016 版)

诊断标准 (必备条件)	1. 运动迟缓:启动或在持续运动中肢体运动幅度减小或速度缓慢; 2. 至少存在下列 1 项:肌强直或静止性震颤。
支持标准 (支持条件)	1. 患者对多巴胺能药物的治疗具有明确且显著有效的治疗应答。在初始治疗期间,患者的功能可恢复或接近正常水平。在没有明确记录的情况下,初始治疗的显著应答可定义为以下两种情况: a. 药物剂量增加时症状显著改善,剂量减少时症状显著加重。以上改变可通过客观评分(治疗后 UPDRS-Ⅲ评分改善超过 30%)或主观描述(由患者或看护者提供的可靠而显著的病情改变); b. 存在明确且显著的[开/关期]症状波动,并在某种程度上包括可预测的剂末现象。 2. 出现左旋多巴诱导的异动症; 3. 临床体检观察到单个肢体的静止性震颤(既往或本次检查); 4. 以下辅助检测阳性有助于特异性鉴别帕金森病与非典型性帕金森综合征:存在嗅觉减退或丧失,或头颅超声显示黑质异常高回声(>20 mm²),或心脏间碘苄胍(MIBG)闪烁显像法显示心脏去交感神经支配。

排除标准 （不应存在 下列情况）	1. 存在明确的小脑性如小脑性步态、肢体共济失调或者小脑性眼动异常（持续的凝视诱发的眼震、巨大方波跳动、超节律扫视）； 2. 出现向下的垂直性核上性凝视麻痹，或者向下的垂直性扫视选择性减慢； 3. 在发病后 5 年内，患者被诊断为高度怀疑的行为变异型额颞叶痴呆或原发性进行性失语； 4. 发病 3 年后仍局限于下肢的帕金森样症状； 5. 多巴胺受体阻滞剂或多巴胺耗竭剂治疗诱导的帕金森综合征，其剂量和时程与药物性帕金森综合征相一致； 6. 尽管病情为中等严重程度（即根据 MDS-UPDRS，评定肌强直或运动迟缓的计分大于 2 分），但患者对高剂量（不少于 600 mg/dL）左旋多巴治疗缺乏显著的治疗应答； 7. 存在明确的皮质复合感觉丧失（如在主要感觉器官完整的情况下出现皮肤书写觉和实体辨别觉损害），以及存在明确的肢体观念运动性失用或进行性失语； 8. 分子神经影像学检查突触前多巴胺能系统功能正常； 9. 存在明确可导致帕金森综合征或疑似与患者症状相关的其他疾病，或者基于全面诊断评估，由专业评估医师判断其可能为其他综合征，而非帕金森病。
警示征象 （支持判断 其他疾病）	1. 发病后 5 年内出现快速进展的步态障碍，以至于需要经常使用轮椅； 2. 运动症状或体征在发病后 5 年内或 5 年以上完全不进展，除非这种病情的稳定是与治疗相关； 3. 发病后 5 年内出现球部功能障碍，表现为严重的发音困难、构音障碍或吞咽困难（需进食较软的食物，或通过鼻胃管、胃造瘘进食）； 4. 发病后 5 年内出现吸气性呼吸功能障碍，即在白天或夜间出现吸气性喘鸣或者发病后 5 年内出现严重的自主神经功能障碍包括： a. 体位性低血压，即在站起后 3 分钟内，收缩压下降至少 30 mmHg 或舒张压下降至少 20 mmHg，并排除脱水、药物或其他可能解释自主神经功能障碍的疾病； b. 发病后 5 年内出现严重的尿潴留或尿失禁（不包括女性长期存在的低容量压力性尿失禁），且不是简单的功能性尿失禁（如不能及时如厕）。对于男性患者来说，尿潴留必须不是由于前列腺疾病引起的，且伴发勃起障碍。 6. 发病后 3 年内由于平衡障碍导致反复（>1 次／年）跌倒； 7. 发病后 10 年内出现不成比例的颈部前倾或手足挛缩； 8. 发病后 5 年内不出现任何一种常见的非运动症状，包括嗅觉减退，睡眠障碍（睡眠维持性失眠、日间过度嗜睡、快动眼期睡眠行为障碍），自主神经功能障碍（便秘、日间尿急、症状性体位性低血压），精神障碍（抑郁、焦虑、幻觉）； 9. 出现其他原因不能解释的锥体束征； 10. 起病或病程中表现为双侧对称性的帕金森综合征症状，没有任何侧别优势，且客观体检亦未观察到明显的侧别性。

1. 临床确诊的帕金森病需要具备

① 不存在绝对排除标准；② 至少存在两条支持性标准；③没有警示征象。

2. 临床很可能的帕金森病需要具备

① 不符合绝对排除标准；② 如果出现警示征象则需要通过支持性标准来抵消；如果出现 1 条警示征象，需要至少 1 条支持性标准抵消；如果出现 2 条警示征象，需要至少

2 条支持性标准抵消;如果出现 2 条以上警示征象,则诊断不能成立。

五、治疗

世界不同国家已有多个帕金森病治疗指南,在参照国外治疗指南的基础上,结合我国的临床研究和经验以及国情,我国帕金森病及运动障碍学组制定的中国帕金森病治疗指南如下。

(一)治疗原则

1. 综合治疗

应对 PD 的运动症状和非运动症状采取综合治疗,包括药物治疗、手术治疗、运动疗法、心理疏导及照料护理。药物治疗作为首选,且是整个治疗过程中的主要治疗手段,手术治疗则是药物治疗的一种有效补充手段。目前应用的治疗手段,无论药物或手术,只能改善症状,不能阻止病情的发展,更无法治愈。因此治疗不仅立足于当前,而且需长期管理,以达到长期获益。

2. 用药原则

以达到有效改善症状,提高工作能力和生活质量为目标。提倡早期诊断、早期治疗,不仅可以更好地改善症状,而且可能达到延缓疾病进展的效果。坚持"剂量滴定"以避免产生药物急性副作用,力求实现"尽可能以小剂量达到满意临床效果"的用药原则,可避免或降低运动并发症尤其是异动症的发生率;治疗应遵循一般原则,也应强调个体化特点,不同患者的用药选择需要综合考虑患者的疾病特点(是以震颤为主,还是以强直少动为主)和疾病严重度、有无认知障碍、发病年龄、就业状况、有无共病、药物可能的副作用、患者的意愿、经济承受能力等因素。尽量避免、推迟或减少药物的副作用和运动并发症。

(二)早期 PD 治疗

疾病一旦发生将随时间推移而渐进性加重,疾病早期阶段较后期阶段进展快。目前的观点是早期诊断、早期治疗。早期治疗可以采用非药物治疗(运动疗法等)和药物治疗。一般开始多以单药治疗,但也可小剂量两药(体现多靶点)联用,力求疗效最佳,维持时间更长,而运动并发症发生率更低。

1. 首选药物原则

(1)老年前(<65 岁)患者,且伴智能减退,可有如下选择:① 非麦角类 DR 激动剂;② MAO-B 抑制剂,或加用维生素 E;③ 金刚烷胺:若震颤明显而其他抗 PD 药物效果不佳则可选用抗胆碱能药;④ 复方左旋多巴 + 儿茶酚 - 氧位 - 甲基转移酶(COMT)抑制剂,即达灵复;⑤ 复方左旋多巴:一般在①、②、③方案治疗效果不佳时加用。

首选药物并非完全按照以上顺序,需根据不同患者的情况,而选择不同方案。若顺应美国、欧洲治疗指南应首选①方案,也可首选②方案,或可首选④方案;若由于经济原因不能承受高价格的药物,则可首选③方案;若因特殊工作之需,力求显著改善运动症状,或出现认知功能减退,则可首选⑤或④方案,或可小剂量应用①、②或③方案时,同时小剂量合用⑤方案。

（2）老年(≥65岁)患者,或伴智能减退:首选复方左旋多巴,必要时可加用DR激动剂、MAO-B抑制剂或COMT抑制剂。苯海索尽可能不用,尤其老年男性患者,因有较多副作用,除非有严重震颤,并明显影响患者的日常生活能力。

2. 治疗药物

（1）抗胆碱能药:主要有苯海索(benzhexol),用法1～2 mg,3次／日。此外有丙环定、甲磺酸苯扎托品、东莨菪碱、环戊哌丙醇和比哌立登。主要适用于震颤明显且年轻患者,老年患者慎用,闭角型青光眼及前列腺肥大患者禁用。主要副作用有口干、视物模糊、便秘、排尿困难,影响认知,严重者有幻觉、妄想。

（2）金刚烷胺(amantadine):用法50～100 mg,2～3次／日,末次应在下午4时前服用。对少动、强直震颤均有改善作用,对改善异动症有帮助。副作用有下肢网状青斑、踝部水肿、不宁、意识模糊等。

（3）复方左旋多巴(苄丝肼左旋多巴、卡比多巴左旋多巴):是治疗本病最基本、最有效的药物,对强直、少动、震颤等均有良好疗效。初始用量62.5～125 mg,2～3次／日,根据病情而渐增剂量至疗效满意和不出现不良反应为止,餐前1小时或餐后1个半小时服药。以往主张尽可能推迟应用,因为早应用会诱发异动症。现有证据提示早期应用小剂量(400 mg/d以内)并不增加异动症的产生。复方左旋多巴有标准片、控释片、水溶片等不同剂型。① 复方左旋多巴标准片:有美多芭(madopar)和卡左双多巴控释片;② 复方左旋多巴控释剂:有美多芭液体动力平衡系统(madopar-HBS)和卡左双多巴控释片,特点是血药浓度比较稳定,且作用时间较长,有利于控制症状波动,减少每日的服药次数,但生物利用度较低,起效缓慢,故将标准片转换为控释片时,每日首剂需提前服用,剂量应作相应增加;③ 弥散型美多芭(madopar dispersible):特点是易在水中溶解,便于口服,吸收和起效快,且作用时间与标准片相仿。适用于晨僵、餐后"关闭"状态、吞咽困难患者。副作用有周围性和中枢性两类,前者为恶心、呕吐、低血压、心律失常(偶见);后者有症状波动异动症和精神症状等。活动性消化道溃疡者慎用,闭角型青光眼、精神病患者禁用。

（4）DR激动剂:目前大多推崇非麦角类DR激动剂为首选药物,尤其用于早发型患者。因为这类长半衰期制剂能避免对纹状体突触后膜DR产生"脉冲"样刺激,可以减少或推迟运动并发症的发生。激动剂均应从小剂量开始,渐增剂量至获得满意疗效而不出现副作用为止。副作用与复方左旋多巴相似,不同之处是症状波动和异动症发生率低,而体位性低血压和精神症状发生率较高。DR 激动剂有两种类型,麦角类包括溴隐亭、培高利特、α- 二氢麦角隐亭、卡麦角林和麦角乙脲;非麦角类包括普拉克索、罗匹尼罗、吡贝地尔、罗替高汀和阿扑吗啡。麦角类 DR 激动剂会导致心脏瓣膜病变和肺胸膜纤维化,现已不主张使用,而非麦角类 DR 激动剂没有该副作用。目前国内上市的非麦角类 DR 激动剂有:① 吡贝地尔缓释片:初始剂量 25 mg,每日 2 次,第二周增至 50 mg,每日 2 次,有效剂量 150 mg/d,分 3 次口服,最大不超过 250 mg/d。② 普拉克索:有常释剂和缓释剂。常释剂的用法:初始剂量 0.125 mg,每日 3 次,每周增加 0.125 mg,每日 3 次,一般有效剂量 0.5～0.75 mg,每日 3 次,最大不超过 4.5 mg/d;缓释剂的用法:每日的剂量与常释剂相同,只需每日 1 次服用。③ 罗匹尼罗:有常释剂和缓释剂,国内仅有缓释剂,起始剂量 2 mg,第 2 周开始剂量增至 4 mg,若不能有效控制症状,则可渐增剂量,每次增加日剂量 2 mg,每次间隔一周或更长,直至达到 8 mg/d。一般有效剂量 4～8 mg/d,最大日剂量 24 mg。国内上市的麦角类 DR 激动剂有:① 溴隐亭:0.625 mg,每日 1 次,每隔 5 天增加 0.625 mg,有效剂量 3.75～15 mg/d,分 3 次口服;② α- 二氢麦角隐亭:2.5 mg,每日 2 次,每隔 5 天增加 2.5 mg,有效剂量 30～50 mg/d,分 3 次口服。

上述 5 种药物之间的剂量转换为:吡贝地尔：普拉克索：罗匹尼罗：溴隐亭：α- 二氢麦角隐亭 = 100∶1∶5∶10∶60。

（5）MAO-B 抑制剂:其能阻止脑内多巴降解,增加多巴胺浓度。与复方左旋多巴合用可增强疗效,改善症状波动,单用有轻度的症状改善作用。目前国内有司来吉兰(selegiline)和雷沙吉兰(rasagiline)。司来吉兰的用法为 2.5～5 mg,每日 2 次,应早、中午服用,勿在傍晚或晚上应用,以免引起失眠,或与维生素 E 2000 IU 合用;雷沙吉兰的用法为 1 mg,每日 1 次,早晨服用;新剂 zydis selegilline（口腔黏膜崩解剂）的吸收、作用、安全性均好于司来吉兰标准片,用法为 1.25～2.5 mg/d,目前国内尚未上市。胃溃疡者原则上禁与 5-羟色胺再摄取抑制（SSI）合用。

（6）COMT 抑制剂:恩他卡朋(entacapone)和托卡朋(tolcapone)通过抑制左旋多巴在外周的代使血浆左旋多巴浓度保持稳定,并能增加其进脑量。托卡朋还能阻止脑内多巴胺降解,使脑内多巴胺浓度增加。COMT 抑制剂与复方左旋多巴合用,可增强后者的疗效,改善症状波动。恩托卡朋每次 100～200 mg,服用次数与复方左旋多巴次数相同,若每日服用复方左旋多巴次数较多,也可少于复方左旋多巴次数,需与复方左旋多巴同服,单用无效。托卡朋每次 100 mg,每日 3 次,第一剂与复方左旋多巴同服,此后间隔 6 小时服用,可以单用,每日最大剂量为 600 mg。副作用有腹泻、头痛、多汗、口干、转氨酶升高、腹痛、尿色变黄等。托卡朋有可能导致肝功能损害,需严密监测肝功能,尤其在用药前 3 个月。

（三）中、晚期 PD 治疗

中晚期 PD 尤其是晚期 PD 的临床表现极其复杂，其中有疾病本身的进展，也有药物副作用或运动并发症的因素参与。对中晚期 PD 患者的治疗，一方面继续力求改善运动症状，另一方面需要妥善处理一些运动并发症和非运动症状。

1. 运动并发症的治疗

运动并发症（症状波动和异动症）是中晚期患者常见的症状，也是最棘手的治疗难题。

（1）症状波动的治疗：症状波动主要有两种形式：① 疗效减退或剂末现象：指每次用药的有效作用时间缩短，症状随血药浓度波动而发生波动，可增加每日服药次数或增加每次服药剂量，或改用缓释剂，或加用雷沙吉兰或恩他卡朋（治疗剂末现象的 A 级证据），也可加用 DR 激动剂；②"开-关"现象：指症状在突然缓解（"开期"）与加重（"关期"）之间波动。"开期"常伴异动症，可应用长效 DR 激动剂，或微泵持续输注左旋多巴甲酯或乙酯。

（2）异动症的治疗：异动症又称为运动障碍，常表现为不自主的舞蹈样、肌张力障碍样动作，可累及头面部、四肢、躯干。主要有三种形式：① 剂峰异动症：常出现在血药浓度高峰期（用药 1～2 小时），与用药过量或多巴胺受体超敏有关，可适当减少复方左旋多巴单次剂量（若此时运动症状有加重可加用 DR 激动剂或 COMT 抑制剂），加用金刚烷胺或氯氮平，若在使用复方左旋多巴控释剂，则应换用常释剂，避免控释剂的累积效应。② 双相异动症：发生于剂初和剂末，若在使用复方左旋多巴控释剂应换用常释剂，最好换用水溶剂，可以有效缓解剂初异动症；加用长半衰期的 DR 激动剂或加用延长左旋多巴血浆清除半衰期、增加曲线下面积（AUC）的 COMT 抑制剂，可以缓解剂末异动症，也可能有助于改善剂初异动症；微泵持续输注 DR 激动剂或左旋多巴甲酯或乙酯更有效。③ 肌张力障碍：表现为足或小腿痛性肌痉挛，多发生于清晨服药之前。可在睡前服用复方左旋多巴控释剂或长效 DR 激动剂，或在起床前服用弥散型多巴丝肼或标准片；发生于"关期"或"开期"的肌张力障碍可适当增加或减少复方左旋多巴用量。

（3）步态障碍的治疗：有些 PD 患者会出现开步及转身困难（冻结步态），也是摔跤的最常见原因，目前缺乏有效的治疗措施，MAO-B 抑制剂和金刚烷胺对少数患者可能有帮助。主动调整身体重心、踏步走、大步走、听口令、听音乐或拍拍子行走或跨越物体（真实的或假想的）等可能有益。必要时使用助行器甚至轮椅，做好防护。

2. 非运动症状的治疗

（1）睡眠障碍：睡眠障碍主要包括失眠、快速眼动期睡眠行为异常（RBD）、白天过度嗜睡（EDS）。频繁觉醒可能使得震颤在浅睡眠期再次出现，或者夜间运动不能而导致翻身困难，或者夜尿增多。若与夜间 PD 症状相关，加用左旋多巴控释剂、DR 激动剂或COMT 抑制剂会有效。若正在服用司来吉兰或金刚烷胺，尤其在傍晚服用者，需纠正服药时间。有些患者则需用镇静安眠药。EDS可与PD的严重程度和认知功能减退有关，也与抗PD药物DR激动剂或左旋多巴应用有关。若在每次服药后出现嗜睡，则需减量有助于改善EDS，也可用控释剂代替常释剂，可能有助于避免或减轻服药后嗜睡。

（2）感觉障碍：主要有嗅觉减退、疼痛或麻木、不宁腿综合征（RIS）。其中嗅觉减退最常见，多发生在运动症状之前多年，尚无措施能够改善嗅觉障碍。疼痛或麻木在晚期患者也较多见，如果在抗PD药物治疗"开期"疼痛或麻木减轻或消失，"关期"复现，则提示由PD所致，可以调整治疗以延长"开期"；如果"开期"不能改善，有可能是由于其他疾病或原因引起，可以选择相应的治疗措施。对伴有RLS的PD患者，在入睡前2小时内选用DR激动剂或复方左旋多巴等治疗有效。

（3）自主神经功能障碍：最常见有便秘，其次有泌尿障碍和体位性低血压等。对于便秘，增加饮水量和高纤维含量的食物对大部分患者行之有效，停用抗胆碱能药，必要时应用通便药。有泌尿障碍的患者需减少晚餐后的摄水量，也可试用奥昔布宁、莨菪碱等外周抗胆碱能药。体位性低血压患者应适当增加盐和水的摄入量，睡眠时抬高头位，穿弹力裤，不宜快速改变体位，α肾上腺素能激动剂米多君治疗有效。

（4）精神障碍：精神症状表现形式多种多样，如生动的梦境、抑郁、焦虑、错觉、幻觉、欣快、轻躁狂、精神错乱和意识模糊等。治疗原则是：若与抗PD药物有关，则需依次逐减或停用抗胆碱能药、金刚烷胺、司来吉兰或DR激动剂，待症状明显缓解乃至消失为止。对经药物调整无效的严重幻觉、精神错乱、意识模糊可加用非经典抗精神病药如氯氮平、喹硫平、奥氮平等。对于认知障碍和痴呆，可应用胆碱酯酶抑制剂，如利斯的明（rivastigmine）、多奈哌齐（donepezil）、加兰他敏（galantamine）或石杉碱甲（huperzine A）。

（四）手术及干细胞治疗

早期药物治疗显效，而长期治疗疗效明显减退，同时出现异动症者可考虑手术治疗。需强调的是手术仅是改善症状，而不能根治疾病，术后仍需应用药物治疗，但可减少剂量。手术需严格掌握适应证，帕金森叠加综合征是手术的禁忌证。手术对肢体震颤和（或）肌强直有较好疗效，但对躯体性中轴症状如步态障碍无明显疗效。手术方法主要有神经核毁损术和脑深部电激术（DBS），后者因其相对微创、安全和可调控性而作为主要选择。手术靶点包括苍白球内侧部、丘脑腹中间核和丘脑底核。

有临床试验显示将异体胚胎中脑黑质细胞移植到患者的纹状体，可纠正多巴胺递质缺乏，改善帕金森病的运动症状，但此项技术存在供体来源有限及伦理问题。正在兴起的干细胞（包括诱导型多能干细胞、胚胎干细胞、神经干细胞、骨髓基质干细胞）移植结合神经营养因子基因治疗等有望克服这障碍，是正在探索中的一种较有前景的新疗法。

（五）中医、康复及心理治疗

中药或针灸和康复（运动）治疗作为辅助手段对改善症状也可起到一定作用。对患者进行语言、进食、走路及各种日常生活训练和指导，日常生活帮助如设在房间和卫生间的扶手、防滑橡胶桌垫、大把手餐具等，可改善生活质量。教育与心理疏导也是不容忽视的辅助措施。

第二节　癫痫

癫痫（epilepsy）是多种原因导致的脑部神经元高度同步化异常放电所致的临床综合征，临床表现具有发作性、短暂性、重复性和刻板性的特点。异常放电神经元的位置不同及异常放电波及的范围差异，导致患者的发作形式不一，可表现为感觉、运动、意识、精神、行为、自主神经功能障碍或兼有之。临床上每次发作或每种发作的过程称为痫性发作（seizure），一个患者可有一种或数种形式的痫性发作。在癫痫发作中，一组具有相似症状和体征特性所组成的特定癫痫现象统称为癫痫综合征。

一、病因

（一）特发性癫痫的病因

特发性癫痫的病因并不清楚，研究发现可能与遗传相关。迄今为止，还找不到特发性癫痫患者脑部存在足以引起癫痫发作的结构性损伤或生化异常。

（二）继发性癫痫的病因

1. 皮质发育障碍

这是指大脑皮质部位出现的异常病变，与发育障碍有关。最终导致癫痫的反复发作。

2. 脑部肿瘤

略。

3. 头外伤

一部分头外伤患者可能更容易发生癫痫。对于成年人来说，这些原因包括但不限于车祸时的猛烈撞击、高空坠落造成脑部受伤、脑部手术术后发生癫痫等等；对于婴幼儿来说，分娩时使用助产钳容易诱发婴幼儿头伤性癫痫。

4. 中枢神经系统感染

这是一大类疾病的统称，具体包括结核性脑膜炎、神经梅毒、病毒性脑膜炎等。在某些人类免疫缺陷病毒(HIV)感染患者中,也可能出现癫痫发作。

5. 脑血管疾病

这一类疾病包含很多疾病,但并不是所有脑血管疾病都会造成癫痫发作。有些脑血管疾病患者在出血两周后可能出现癫痫,此类属于脑血管病后癫痫。

6. 寄生虫感染

某些类型的寄生虫会诱发癫痫发作。在我国,长江上游地区以脑型肺吸虫感染为主,中下游以血吸虫为主,北方以猪囊虫寄生诱发为主。随着寄生虫病的预防,目前我国已经比较少见,但医生在确诊时也会考虑患者的居住地情况,排除此类病因造成的癫痫发作。

7. 遗传代谢性疾病

略。

8. 神经变性疾病

如阿尔茨海默病、帕金森病晚期时,都可能伴发癫痫发作。

9. 继发性脑病

略。

10. 其他

对于系统性红斑狼疮患者,有 8%～20%患者会发生癫痫;糖尿病也可以发生癫痫;某些药物及疫苗接种也可能引起癫痫。

二、临床表现

(一)癫痫发作的分类

癫痫临床表现丰富多样,但都具有如下共同特征:① 发作性,即症状突然发生,持续一段时间后迅速恢复,间歇期正常;② 短暂性,即发作持续时间非常短,通常为数秒钟或数分钟,除癫痫持续状态外,很少超过半小时;③ 重复性,即第一次发作后,经过不同间隔时间会有第二次或更多次的发作;④ 刻板性,指每次发作的临床表现几乎一致。

1. 部分性发作(partial seizure)

是指源于大脑半球局部神经元的异常放电,包括单纯部分性、复杂部分性、部分性继发全面性发作三类,前者为局限性发放,无意识障碍,后两者放电从局部扩展到双侧脑部,出现意识障碍。

(1)单纯部分性发作(simple partial seizure):发作时程短,一般不超过 1 分钟,发作起始与结束均较突然,无意识障碍。可分为以下四型:

1）部分运动性发作：表现为身体某一局部发生不自主抽动，多见于一侧眼睑、口角、手或足趾，也可波及一侧面部或肢体，病灶多在中央前回及附近，常见以下几种发作形式：① Jackson 发作：异常运动从局部开始，沿大脑皮质运动区移动，临床表现抽搐自手指—腕部—前臂—肘—肩—口角—面部逐渐发展，称为 Jackson 发作；严重部分运动性发作患者发作后可留下短暂性（半小时至 36 小时内消除）肢体瘫痪，称为 Todd 麻痹。② 旋转性发作：表现为双眼突然向一侧偏斜，继之头部不自主同向转动伴有身体的扭转，但很少超过 180°，部分患者过度旋转可引起跌倒，出现继发性全面性发作。③ 姿势性发作：表现为发作性一侧上肢外展、肘部屈曲、头向同侧扭转、眼睛注视着同侧。④ 发音性发作：表现为不自主重复发作前的单音或单词，偶可有语言抑制。

2）部分感觉性发作：躯体感觉性发作常表现为一侧肢体麻木感和针刺感，多发生在口角、舌、手指或足趾，病灶多在中央后回躯体感觉区；特殊感觉性发作可表现为视觉性（如闪光或黑矇等）、听觉性、嗅觉性和味觉性；眩晕性发作表现为坠落感、飘动感或水平/垂直运动感等。

3）自主神经性发作：出现面色苍白及全身潮红、多汗、立毛、瞳孔散大、呕吐、腹痛、肠鸣、烦渴和欲排尿感等。病灶多位于岛叶、丘脑及周围（边缘系统），易扩散出现意识障碍，成为复杂部分性发作的一部分。

4）精神性发作：可表现为各种类型的记忆障碍（如似曾相识、似不相识、强迫思维、快速回顾往事）、情感障碍（无名恐惧、忧郁、欣快、愤怒）、错觉（视物变形、变大、变小，声音变强或变弱）、复杂幻觉等。病灶位于边缘系统。精神性发作虽可单独出现，但常为复杂部分性发作的先兆，也可继发全面性强直阵挛发作。

（2）复杂部分性发作（complex partial seizure，CPS）：占成人癫痫发作的 50% 以上，也称为精神运动性发作，病灶多在颞叶，故又称为颞叶癫痫，也可见于额叶、嗅皮质等部位。由于起源、扩散途径及速度不同，临床表现有较大差异，主要分以下类型：

1）仅表现为意识障碍：一般表现为意识模糊，意识丧失较少见。由于发作中可有精神性或精神感觉性成分存在，意识障碍常被掩盖，表现类似失神。成人"失神"几乎毫无例外是复杂部分性发作，但在小儿应注意与失神性发作鉴别。

2）表现为意识障碍和自动症：经典的复杂部分性发作可从先兆开始，先兆是痫性发作出现意识丧失前的部分，患者对此保留意识，以上腹部异常感觉最常见，也可出现情感（恐惧）、认知（似曾相识）和感觉性（嗅幻觉）症状，随后出现意识障碍、呆视和动作停止。发作通常持续 1～3 分钟。

自动症（automatisms）是指在癫痫发作过程中或发作后意识模糊状态下出现的具有一定协调性和适应性的无意识活动。自动症均在意识障碍的基础上发生，伴有遗忘。自动症可表现为反复咂嘴、噘嘴、咀嚼、舔舌、牙或吞咽（口、消化道自动症）；或反复搓手、拂面，不断地穿衣、脱衣、解衣扣、摸索衣服（手足自动症）；也可表现为游走、奔跑、无目的开门、关门乘车、上船;还可出现自言自语、叫喊唱歌(语言自动症)或机械重复原来的动作。自动症并非复杂部分性发作所特有,在其他发作(如失神发作)或发作后意识障碍情况下也可出现。自动症出现的机制可能为高级控制功能解除,原始自动行为的释放。意识障碍严重程度、持续时间和脑低级功能相对完整等满足了自动行为出现的条件,临床上以复杂部分性发作自动症最常见。

3)表现为意识障碍与运动症状:复杂部分性发作可表现为开始即出现意识障碍和各种运动症状,特别在睡眠中发生,可能与放电扩散较快有关。运动症状可为局灶性或不对称强直、阵挛和变异性肌张力动作,各种特殊姿势(如击剑样动作)等,也可为不同运动症状的组合或先后出现,与放电起源部位及扩散过程累及区域有关。

(3)部分性发作继发全面性发作:单纯部分性发作可发展为复杂部分性发作,单纯或复杂部分性发作均可泛化为全面性强直阵挛发作。

2. 全面性发作(generalized seizure)

最初的症状学和脑电图提示发作起源于双侧脑部,多在发作初期就有意识丧失。

(1)全面强直-阵挛发作(generalized tonic-clonic seizure, GTCS):意识丧失、双侧强直后出现阵挛是此型发作的主要临床特征。可由部分性发作演变而来,也可在疾病开始即表现为全面强直阵挛发作。早期出现意识丧失、跌倒,随后的发作分为三期:

1)强直期:表现为全身骨骼肌持续性收缩。眼肌收缩出现眼睑上牵、眼球上翻或凝视;咀嚼肌收缩出现张口,随后猛烈闭合,可咬伤舌尖;喉肌和呼吸肌强直性收缩致患者尖叫一声,呼吸停止;颈部和躯干肌肉的强直性收缩致颈和躯干先屈曲,后反张;上肢由上举后旋转为内收前旋,下肢先屈曲后猛烈伸直,持续10~20秒钟后进入阵挛期。

2)阵挛期:肌肉交替性收缩与松弛,呈一张一弛交替性抽动,阵挛频率逐渐变慢,松弛时间逐渐延长,本期可持续30~60秒或更长。在一次剧烈阵挛后,发作停止,进入发作后期。以上两期均可发生舌咬伤,并伴呼吸停止、血压升高、心率加快、瞳孔散大、光反射消失、唾液和其他分泌物增多,Babinski征可为阳性。

3)发作后期:此期尚有短暂阵挛,以面肌和咬肌为主,导致牙关紧闭,可发生舌咬伤。本期全身肌肉松弛,括约肌松弛,尿液自行流出可发生尿失禁。呼吸首先恢复,随后瞳孔、血压、心率渐至正常。肌张力松弛,意识逐渐恢复。从发作到意识恢复约历时5~15分钟。醒后患者常感头痛、全身酸痛、嗜睡,部分患者有意识模糊,此时强行约束患者可能发生伤人和自伤。GTCS典型脑电图改变是:强直期开始逐渐增强的10次/秒棘波样节律,然后频率不断降低,波幅不断增高,阵挛期弥漫性慢波伴间歇性棘波,痉挛后期呈明显脑电抑制,发作时间愈长,抑制愈明显。

(2)强直性发作(tonic seizure):多见于弥漫性脑损害的儿童,睡眠中发作较多。表现为与强直阵挛性发作中强直期相似的全身骨骼肌强直性收缩,常伴有明显的自主神经症状,如面色苍白等,如发作时处于站立位可剧烈摔倒。发作持续数秒至数十秒。典型发作期 EEG 为暴发性多棘波。

（3）阵挛性发作（clonic seizure）：几乎都发生在婴幼儿，特征是重复阵挛性抽动伴意识丧失，之前无强直期。双侧对称或某一肢体为主的抽动，幅度、频率和分布多变，为婴儿发作的特征，持续 1 分钟至数分钟。EEG 缺乏特异性，可见快活动、慢波及不规则棘－慢波等。

（4）失神发作（absence seizure）：分典型和不典型失神发作，临床表现、脑电图背景活动及发作期改变、预后等均有较大差异。

1）典型失神发作：儿童期起病，青春期前停止发作。特征性表现是突然短暂的（5～10 秒）意识丧失和正在进行的动作中断，双眼茫然凝视，呼之不应，可伴简单自动性动作，如擦鼻、咀嚼、吞咽等，或伴失张力如手中持物坠落或轻微阵挛，一般不会跌倒，事后对发作全无记忆，每日可发作数次至数百次。发作后立即清醒，无明显不适，可继续先前活动。醒后不能回忆。发作时 EEG 呈双侧对称 3 Hz 棘－慢综合波。

2）不典型失神：起始和终止均较典型失神缓慢，除意识丧失外，常伴肌张力降低，偶有肌阵挛。EEG 显示较慢的（2.0～2.5 Hz）不规则棘－慢波或尖－慢波，背景活动异常。多见于有弥漫性脑损害患儿，预后较差。

（5）肌阵挛发作（myoclonic seizure）：表现为快速、短暂、触电样肌肉收缩，可遍及全身，也可限于某个肌群或某个肢体，常成簇发生，声、光等刺激可诱发。可见于任何年龄，常见于预后较好的特发性癫痫患者，如婴儿良性肌阵挛性癫痫，也可见于罕见的遗传性神经变性病以及弥漫性脑损害。发作期典型 EEG 改变为多棘－慢波。

（6）失张力发作（atonic seizure）：是姿势性张力丧失所致。部分或全身肌肉张力突然降低导致垂颈（点头）、张口、肢体下垂（持物坠落）或躯干失张力跌倒或猝倒发作，持续数秒至 1 分钟，时间短者意识障碍可不明显，发作后立即清醒和站起。EEG 示多棘慢波或低电位活动。

（二）癫痫或癫痫综合征的分类

癫痫发作是指一次发作的全过程，而癫痫或癫痫综合征则是一组疾病或综合征的总称。

1. 与部位有关的癫痫

（1）与年龄有关的特发性癫痫

1）伴中央颞部棘波的良性儿童癫痫（benign childhood epilepsy with centrotemporal spike）：3～13 岁起病，9～10 岁为发病高峰，男孩多见，部分患者有遗传倾向。发作表现为一侧面部或口角短暂的运动性发作，常伴躯体感觉症状，多在夜间发病，发作有泛化倾向。发作频率稀疏，每月或数月 1 次，少有短期内发作频繁者。EEG 表现为在背景活动正常基础上，中央颞区高波幅棘慢波。常由睡眠激活，有扩散或游走（从一侧移至另一侧)倾向。卡马西平或丙戊酸钠治疗有效,但目前认为卡马西平可能诱导脑电图出现睡眠期癫痫性电持续状态(ESES现象),不利于患者脑电的恢复。多数患者青春期自愈。

2)伴有枕区阵发性放电的良性儿童癫痫(childhood epilepsy with occipital paroxysms):好发年龄1～14岁,发作开始表现为视觉症状、呕吐,随之出现眼肌阵挛、偏侧阵挛,也可合并全面强直阵挛性发作及自动症。EEG示单侧或双侧枕区阵发性高波幅棘-慢波或尖波,呈反复节律性发放,仅在闭眼时见到。可选用卡马西平或丙戊酸钠治疗。

3)原发性阅读性癫痫:由阅读诱发,无自发性发作,临床表现为阅读时出现下颌阵挛,常伴有手臂的痉挛,如继续阅读则会出现全面强直-阵挛性发作。

(2)症状性癫痫

1)颞叶癫痫(temporal lobe epilepsy):表现为单纯部分性发作、复杂部分性发作、继发全面性发作或这些发作形式组合。常在儿童或青年期起病,40%有高热惊厥史,部分患者有阳性家族史。根据发作起源可分为海马杏仁核发作和外侧颞叶发作。高度提示为颞叶癫痫的发作类型有:表现自主神经和(或)精神症状、嗅觉、听觉性(包括错觉)症状的单纯部分性发作(如上腹部胃气上升感);以消化系统自动症为突出表现的复杂部分性发作,如吞咽、咂嘴等。典型发作持续时间长于1分钟,常有发作后朦胧,事后不能回忆,逐渐恢复。EEG常见单侧或双侧颞叶棘波,也可为其他异常(包括非颞叶异常)或无异常。

2)额叶癫痫(frontal lobe epilepsy):可发病于任何年龄,表现为单纯或复杂部分性发作,常有继发性全面性发作。发作持续时间短,形式刻板性,通常表现强直或姿势性发作及双下肢复杂的自动症,易出现癫痫持续状态。可仅在夜间入睡中发作。发作期EEG表现为暴发性快节律、慢节律,暴发性棘波、尖波或棘慢复合波。

3)顶叶癫痫(parietal lobe epilepsy):可发病于任何年龄。常以单纯部分性感觉发作开始,而后继发全面性发作。视幻觉或自身认知障碍(如偏身忽略)少见。发作期EEG表现为局限性或广泛性棘波。

4)枕叶癫痫(occipital lobe epilepsy):主要表现为伴有视觉症状的单纯部分性发作,可有或无继发性全面性发作。常和偏头痛伴发。基本的视觉发作可为一过性掠过眼前的视觉表现,可以是阴性视觉症状(盲点、黑矇),也可为阳性视觉症状(闪光、光幻视),还可表现为错觉(视错觉、视物大小的改变)和复杂视幻觉(丰富多彩的复杂场面)。

5)儿童慢性进行性部分持续性癫痫状态(Kojewnikow syndrome):可发生于任何年龄段,通常表现为部位固定的单纯运动性部分性发作,后期出现发作同侧的肌阵挛。EEG背景活动正常,有局限性阵发异常(棘波或慢波)。常可发现病因,包括肿瘤、线粒体脑肌病和血管病等,除病因疾病有所进展外,癫痫综合征本身一般不具有进展性。

6)特殊促发方式的癫痫综合征:促发发作是指发作前始终存在环境或内在因素所促发的癫痫。发作可由非特殊因素(不眠、戒酒或过度换气)促发,也可由特殊感觉或知觉促发（反射性癫痫），突然呼唤促发（惊吓性癫痫）。

（3）隐源性：从癫痫发作类型、临床特征、常见部位推测其是继发性癫痫，但病因不明。

2. 全面性癫痫和癫痫综合征

（1）与年龄有关的特发性癫痫。

1）良性家族性新生儿惊厥（benign neonatal familial convulsions）：常染色体显性遗传。出生后 23 天发病，表现为阵挛或呼吸暂停，EEG 无特征性改变，约 14% 患者以后发展为癫痫。

2）良性新生儿惊厥（benign neonatal convulsions）：生后 5 天左右起病，表现为频繁而短暂的阵挛或呼吸暂停性发作，EEG 有尖波和 δ 波交替出现。发作不反复，精神运动发育不受影响。

3）良性婴儿肌阵挛癫痫（benign myoclonic epilepsy in infancy）：1～2 岁发病，男性居多，特征为短暂暴发的全面性肌阵挛，EEG 可见阵发性棘-慢复合波。

4）儿童失神性癫痫（childhood absence epilepsy）：发病高峰 6～7 岁，女孩多见，有明显的遗传倾向。表现为频繁的失神发作，可伴轻微的其他症状，但无肌阵挛性失神。EEG 示双侧同步对称的 3Hz 棘-慢波，背景活动正常，过度换气易诱发痫性放电甚至发作。丙戊酸钠和拉莫三嗪治疗效果好，预后良好，大部分痊愈，少数病例青春期后出现 GTCS，但少数还有失神发作。

5）青少年失神癫痫（juvenile absence epilepsy）：青春期发病，男女间无差异，发作频率少于儿童失神癫痫，80% 以上出现全面强直阵挛发作。EEG 示广泛性棘-慢复合波，预后良好。

6）青少年肌阵挛癫痫（juvenile myoclonic epilepsy）：好发于 8～18 岁，表现为肢体的阵挛性抽动多合并全面强直阵挛发作和失神发作，常为光敏性，对抗癫痫药物反应良好，但停药后常有复发。

7）觉醒时全面强直-阵挛性癫痫（epilepsy with generalized tonic-clonic seizure on awaking）：好发于 10～20 岁，清晨醒来或傍晚休息时发病，表现为全面强直阵挛性发作，可伴有失神或肌阵挛发作。

（2）隐源性或症状性（cryptogenic or symptomatic）：推测其是症状性，但病史及现有的检测手段未能发现病因。

1）West 综合征：又称婴儿痉挛征，出生后 1 年内起病，3～7 个月为发病高峰，男孩多见。肌阵挛性发作、智力低下和 EEG 高度节律失调（hypsarrhythmia）是本病特征性三联征，典型肌阵挛发作表现为快速点头状痉挛、双上肢外展，下肢和躯干屈曲，下肢偶可为伸直。症状性多见，一般预后不良。早期用 ACTH 或皮质类固醇疗效较好。5 岁之前 60%～70% 发作停止，40% 转变为其他类型发作如 Lennox-Gastaut 综合征或强直阵挛发作。

2）Lennox-Gastaut 综合征：好发于 1～8 岁，少数出现在青春期。强直性发作、失张力发作、肌阵挛发作、非典型失神发作和全面强直－阵挛性发作等多种发作类型并存，精神发育迟滞，EEG 示棘－慢复合波（1～2.5 Hz）和睡眠中 10 Hz 的快节律是本综合征的三大特征，易出现癫痫持续状态。治疗可选用丙戊酸钠、托吡酯和拉莫三嗪等，大部分患儿预后不良。

3）肌阵挛－失张力发作性癫痫（epilepsy with myoclonic-astatic seizures）又称肌阵挛－猝倒性癫痫：2～5 岁发病，男孩多于女孩，首次发作多为全面强直－阵挛性发作，持续数月后，出现肌阵挛发作、失神发作和每日数次的跌倒发作，持续 1～3 年。EEG 早期表现为 4～7 Hz 的慢波节律，以后出现规则或不规则的双侧同步的 2～3 Hz 棘－慢复合波和（或）多棘－慢复合波，病程和预后不定。

4）伴有肌阵挛失神发作的癫痫（epilepsy with myoclonic absences）：约在 7 岁起病，男孩多见，特征性表现为失神伴随严重的双侧节律性阵挛性跳动。EEG 可见双侧同步对称、节律性的 3 Hz 棘－慢复合波，类似失神发作，但治疗效果差，且有精神发育不全。

（3）症状性或继发性

1）无特殊病因：① 早发性肌阵挛性脑病（early myoclonic encephalopathy）：起病于出生后 3 个月以内，初期为非连续的单发肌阵挛（全面性或部分性），然后为怪异的部分发作，大量的肌阵挛或强直痉挛。EEG 示抑制暴发性活动，可进展为高度节律失调，病情严重，第一年即可死亡。② 伴暴发抑制的婴儿早期癫痫性脑病（early infantile epileptic encephalopathy suppression-burst）：又称为大田原综合征，发生于出生后数月内，常为强直性痉挛，可以出现部分发作，肌阵挛发作罕见。在清醒和睡眠状态时 EEG 均见周期性暴发抑制的波形。预后不良，可出现严重的精神运动迟缓及顽固性发作，常在 4～6 个月时进展为 West 综合征。③ 其他症状性全面性癫痫。

2）特殊综合征：癫痫发作可并发于许多疾病，包括以癫痫发作为表现或为主要特征的疾病，包括畸形（胼胝体发育不全综合征、脑回发育不全等）和证实或疑为先天性代谢异常的疾病（苯丙酮尿症蜡样脂褐质沉积病等）。

3. 不能确定为部分性或全面性的癫痫或癫痫综合征

（1）既有全面性又有部分性发作。

1）新生儿癫痫（neonatal seizures）：多见于未成熟儿，临床表现常被忽略。

2）婴儿重症肌阵挛性癫痫（severe myoclonic epilepsy in infancy）：又称 Dravet 综合征。出生后 1 年内发病，初期表现为全身或一侧的阵挛发作，以后有从局部开始的、频繁的肌阵挛，部分患者有局灶性发作或不典型失神，从 2 岁起精神运动发育迟缓并出现其他神经功能缺失。

3）慢波睡眠中持续棘-慢复合波癫痫（epilepsy with continuous spike-waves during slow-wave sleep）：由各种发作类型联合而成，通常是良性病程，但常出现神经精神紊乱。

4）Landau-Kleffner 综合征：也称获得性癫痫性失语，发病年龄 3～8 岁，男多于女，隐匿起病，表现为语言听觉性失认及自发言语的迅速减少，本病罕见，15 岁以前病情及脑电图均可有缓解。

（2）未能确定为全面性或部分性癫痫：包括所有临床及脑电图发现不能归入全面或部分性明确诊断的病例，例如许多睡眠大发作的病例。

4. 特殊综合征

包括热性惊厥、孤立发作或孤立性癫痫状态和出现在急性代谢或中毒情况下（乙醇、药物中毒、非酮性高血糖性昏迷）的发作。

三、辅助检查及诊断

（一）脑电图（EEG）

是诊断癫痫最重要的辅助检查方法。EEG 对发作性症状的诊断有很大价值，有助于明确癫痫的诊断及分型和确定特殊综合征。理论上任何一种癫痫发作都能用脑电图记录到发作或发作间期痫样放电，但实际工作中由于技术和操作上的局限性，常规头皮脑电图仅能记录到 49.5% 患者的痫性放电，重复 3 次可将阳性率提高到 52%，采用过度换气、闪光刺激等诱导方法还可进一步提高脑电图的阳性率，但仍有部分癫痫患者的脑电图检查始终正常。在部分正常人中偶尔也可记录到痫样放电，因此，不能单纯依据脑电活动的异常或正常来确定是否为癫痫。

近年来广泛应用的 24 小时长程脑电监测和视频脑电图（video-EEG）使发现痫样放电的可能性大为提高，后者可同步监测记录患者发作情况及相应脑电图改变，可明确发作性症状及脑电图变化间的关系。

（二）神经影像学检查

包括 CT 和 MRI，可确定脑结构异常或病变，对癫痫及癫痫综合征诊断和分类颇有帮助，有时可作出病因诊断，如颅内肿瘤、灰质异位等。MRI 较敏感，特别是冠状位和海马体积测量能较好地显示海马病变。国际抗癫痫联盟神经影像学委员会于 1997 年提出以下情况应做神经影像学检查：① 任何年龄、病史或脑电图提示为部分性发作；② 在 1 岁以内或成人未能分型的发作或明显的全面性发作；③ 神经或神经心理证明有局限性损害；④ 一线抗癫痫药物无法控制发作；⑤ 抗癫痫药不能控制发作或发作类型有变化以及可能有进行性病变者。功能影像学检查如 SPECT、PET 等能从不同的角度反映脑局部代谢变化，辅助癫痫灶的定位。

四、治疗

目前癫痫治疗仍以药物治疗为主,药物治疗应达到三个目的:控制发作或最大限度地减少发作次数;长期治疗无明显不良反应;使患者保持或恢复其原有的生理、心理和社会功能状态。近年来抗癫痫药物(antiepileptic drugs,AEDs)治疗的进步、药代动力学监测技术的发展、新型 AEDs 的问世都为有效治疗癫痫提供了条件。

(一)药物治疗

1. 药物治疗的一般原则

(1)确定是否用药:人一生中偶发一至数次癫痫的概率高达 5%,且 39%癫痫患者有自发性缓解倾向,故并非每个癫痫患者都需要用药。一般说来,半年内发作两次以上者,一经诊断明确,就应用药;首次发作或间隔半年以上发作一次者,可在告之抗癫痫药可能的不良反应和不经治疗的可能后果的情况下,根据患者及家属的意愿,酌情选择用或不用抗癫痫药。

(2)正确选择药物:根据癫痫发作类型、癫痫及癫痫综合征类型选择用药。70%～80%新诊断癫痫患者可以通过服用一种抗癫痫药物控制癫痫发作,所以治疗初始的药物选择非常关键,可以增加治疗成功的可能性;如选药不当,不仅治疗无效,而且还会导致癫痫发作加重。2006 年在对大量循证医学资料汇总后,国际抗癫痫联盟推出针对不同发作类型癫痫的治疗指南,可供临床参考。该指南对临床资料的筛选十分严格,很多癫痫发作类型由于缺乏符合条件的研究资料,未能确定其一线用药,在实际工作中需要结合临床经验及患者个体观察来选择药物。根据目前临床用药习惯,部分癫痫综合征的选药可参考以下表格。

表 9-2　癫痫初始治疗的选药原则(根据发作类型)

发作类型和癫痫综合征	药物
成人部分性发作	A 级:卡马西平、苯妥英钠 B 级:丙戊酸钠 C 级:加巴喷丁、拉莫三嗪、奥卡西平、苯巴比妥、托吡酯、氨己烯酸
儿童部分性发作	A 级:奥卡西平 B 级:无 C 级:卡马西平、苯巴比妥、苯妥英钠、托吡酯、丙戊酸钠
老年人部分性发作	A 级:加巴喷丁、拉莫三嗪 B 级:无 C 级:卡马西平
成人全面强直阵挛发作	A 级:无 B 级:无 C 级:卡马西平、拉莫三嗪、奥卡西平、苯巴比妥、苯妥英钠、托吡酯、丙戊酸钠

发作类型和癫痫综合征	药物	
儿童全面强直-阵挛发作	A 级：无 B 级：无 C 级：卡马西平、苯巴比妥、苯妥英钠、托吡酯、丙戊酸钠	
儿童失神发作	A 级：无 B 级：无 C 级：乙琥胺、拉莫三嗪、丙戊酸钠	
伴中央-颞部棘波的良性儿童癫痫	A 级：无 B 级：无 C 级：卡马西平、丙戊酸钠	

注：A、B、C 代表效能／作用的证据水平由高到低排列；A、B 级：该药物应考虑作为该类型的初始单药治疗；C 级：该药物可考虑作为该类型的初始单药治疗。

表 9-3　根据癫痫综合征的选药原则

综合征	一线药物	添加药物	可考虑使用的药物	可能加重发作的药物
儿童失神癫痫、青少年失神癫痫或其他失神综合征	丙戊酸钠、乙琥胺、拉莫三嗪	丙戊酸钠、乙琥胺、拉莫三嗪	氯硝西泮、唑尼沙胺、左乙拉西坦、托吡酯、氯巴占	卡马西平、奥卡西平、苯妥英钠、加巴喷丁、普瑞巴林、替加宾、氨己烯酸
青少年肌阵挛癫痫	丙戊酸钠、拉莫三嗪	左乙拉西坦、托吡酯	氯硝西泮、唑尼沙胺、氯巴占、苯巴比妥	卡马西平、奥卡西平、苯妥英钠、加巴喷丁、普瑞巴林、替加宾、氨己烯酸
仅有全身强直-阵挛发作的癫痫	丙戊酸钠、拉莫三嗪、卡马西平、奥卡西平	左乙拉西坦、托吡酯、丙戊酸钠、拉莫三嗪、氯巴占	苯巴比妥	
特发性全面性癫痫	丙戊酸钠、拉莫三嗪	左乙拉西坦、丙戊酸钠、拉莫三嗪、托吡酯	氯硝西泮、唑尼沙胺、氯巴占、苯巴比妥	卡马西平、奥卡西平、苯妥英钠、加巴喷丁、普瑞巴林、替加宾、氨己烯酸
婴儿痉挛（West 综合征）	类固醇、氨己烯酸	托吡酯、丙戊酸钠、氯硝西泮、拉莫三嗪		
Lennox-Gastaut 综合征	丙戊酸钠	拉莫三嗪	托吡酯、左乙拉西坦、卢菲酰胺、非氨酯	卡马西平、奥卡西平、加巴喷丁、普瑞巴林、替加宾、氨己烯酸

综合征	一线药物	添加药物	可考虑使用的药物	可能加重发作的药物
儿童良性癫痫伴中央颞区棘波、Panayiotopoulos综合征或晚发性儿童枕叶癫痫（Gastaut型）	卡马西平、奥卡西平、左乙拉西坦、丙戊酸钠、拉莫三嗪	卡马西平、奥卡西平、左乙拉西坦、丙戊酸钠、拉莫三嗪、托吡酯、加巴喷丁、氯巴占	苯巴比妥、苯妥英钠、唑尼沙胺、普瑞巴林、替加宾、氨己烯酸	
婴儿严重肌阵挛癫痫（Dravet综合征）	丙戊酸钠、托吡酯	氯巴占、司替戊醇、左乙拉西坦、氯硝西泮		卡马西平、奥卡西平、加巴喷丁、拉莫三嗪、苯妥英钠、普瑞巴林、替加宾、氨己烯酸
癫痫性脑病伴慢波睡眠期持续棘-慢波	丙戊酸钠、氯硝西泮、类固醇	左乙拉西坦、拉莫三嗪、托吡酯		卡马西平、奥卡西平
Landau-kleffner综合征	丙戊酸钠、类固醇、氯硝西泮	左乙拉西坦、托吡酯、拉莫三嗪		卡马西平、奥卡西平
肌阵挛-失张力癫痫	丙戊酸钠、托吡酯、氯硝西泮、氯巴占	拉莫三嗪、左乙拉西坦		卡马西平、奥卡西平、苯妥英钠、加巴喷丁、普瑞巴林、替加宾、氨己烯酸

（3）药物的用法：用药方法取决于药物代谢特点、作用原理及不良反应出现规律等，因而差异很大。

（4）严密观察不良反应：大多数抗癫痫药物都有不同程度的不良反应，应用抗癫痫药物前应检查肝肾功能和血尿常规，用药后还需每月监测血尿常规，每季度监测肝肾功能，至少持续半年。不良反应包括特异性、剂量相关性、慢性及致畸性。以剂量相关性不良反应最常见，通常发生于用药初始或增量时，与血药浓度有关。多数常见的不良反应为短暂性的，缓慢减量即可明显减少。多数抗癫痫药物为碱性，饭后服药可减轻胃肠道反应。较大剂量于睡前服用可减少白天镇静作用。

（5）尽可能单药治疗：抗癫痫药物治疗的基本原则是尽可能单药治疗，70%～80%左右的癫痫患者可以通过单药治疗控制发作。单药治疗应从小剂量开始，缓慢增量至能最大限度地控制癫痫发作而无不良反应或不良反应很轻，即为最低有效剂量。如不能有效控制癫痫发作，则满足部分控制且不出现不良反应。监测血药浓度以指导用药，减少用药过程中的盲目性。

（6）合理的联合治疗：尽管单药治疗有着明显的优势，但是约 20% 患者在两种单药治疗后仍不能控制发作，此时应该考虑合理的联合治疗。所谓合理的多药联合治疗即"在最低程度增加不良反应的前提下，获得最大限度的发作控制"。

下列情况可考虑合理的联合治疗：① 有多种类型的发作；② 针对药物的不良反应，如苯妥英钠治疗部分性发作时出现失神发作，除选用广谱抗癫痫药外，也可合用氯硝西泮治疗苯妥英钠引起的失神发作；③ 针对患者的特殊情况，如月经性癫痫患者可在月经前后加用乙酰唑胺，以提高临床疗效；④ 对部分单药治疗无效的患者可以联合用药。

联合用药应注意：① 不宜合用化学结构相同的药物，如苯巴比妥与扑痫酮，氯硝西泮和地西泮；② 尽量避开副作用相同的药物合用，如苯妥英钠可引起肝肾损伤，丙戊酸可引起特异过敏性肝坏死，因而在对肝功有损害的患者联合用药时要注意这两种药的不良反应；③ 合并用药时要注意药物的相互作用，如一种药物的肝酶诱导作用可加速另一种药物的代谢，药物与蛋白的竞争性结合也会改变另种药物起主要药理作用的血中游离浓度。

（7）增减药物、停药及换药原则：① 增减药物：增药可适当的快，减药一定要慢，必须逐一增减，以利于确切评估疗效和毒副作用；② AEDs 控制发作后必须坚持长期服用，除非出现严重的不良反应，不宜随意减量或停药，以免诱发癫痫持续状态；③ 换药：如果一种一线药物已达到最大可耐受剂量仍然不能控制发作，可加用另一种一线或二线药物，至发作控制或达到最大可耐受剂量后逐渐减掉原有的药物，转换为单药，换药期间应有 5～7 天的过渡期；④ 停药：应遵循缓慢和逐渐减量的原则，一般说来，全面强直阵挛性发作、强直性发作、阵挛性发作完全控制 4～5 年后，失神发作停止半年后可考虑停药，但停药前应有缓慢减量的过程，一般不少于 1～1.5 年无发作者方可停药。有自动症者可能需要长期服药。

2. 常用的抗癫痫药

（1）传统 AEDs。

1）苯妥英钠（phenytoin, PHT）：对 CTCS 和部分性发作有效，可加重失神和肌阵挛发作。胃肠道吸收慢，代谢酶具有可饱和性，饱和后增加较小剂量即达到中毒剂量，小儿不易发现毒副反应，婴幼儿和儿童不宜服用，成人剂量 200 mg/d，加量时要慎重。半衰期长，达到稳态后成人可日服 1 次，儿童日服 2 次。

2）卡马西平（carbamazepine, CBz）：是部分性发作的首选药物，对复杂部分性发作疗效优于其他 AEDs，对继发性 GTCS 亦有较好的疗效，但可加重失神和肌阵挛发作。由于对肝酶的自身诱导作用半衰期初次使用时为 20～30 小时，常规治疗剂量 10～20 mg/（kg·d），开始用药时清除率较低，起始剂量应为 2～3 mg/（kg·d），一周后渐增加至治疗剂量。治疗 3～4 周后，半衰期为 8～12 小时，需增加剂量维持疗效。

3）丙戊酸钠（valproate，VPA）：是一种广谱 AEDs，是全面性发作尤其是 GTCS 合并典型失神发作的首选药，也用于部分性发作。胃肠道吸收快，可抑制肝的氧化、结合、环氧化功能，与血浆蛋白结合力高，故与其他 AEDs 有复杂的交互作用。半衰期短，联合治疗时半清除期为 8～9 小时。常规剂量成人为 600～1 800 mg/d，儿童为 10～40 mg/（kg·d）。

4）苯巴比妥（phenobarbital，PB）：常作为小儿癫痫的首选药物，较广谱，起效快，对 GTCS 疗效好，也用于单纯及复杂部分性发作，对发热惊厥有预防作用。半衰期长达 37～99 小时，可用于急性脑损害合并癫痫或癫痫持续状态。常规剂量成人 60～90 mg/d，小儿 2～5 mg/（kg·d）。

5）扑痫酮（primidone，PMD）：经肝代谢为具有抗痫作用的苯巴比妥和苯乙基丙二酰胺。适应证是 GTCS，以及单纯和复杂部分性发作。

6）乙琥胺（ethosuximide，ESX）：仅用于单纯失神发作。吸收快，约 25% 以原形由肾脏排泄，与其他 AEDs 很少相互作用，几乎不与血浆蛋白结合。

7）氯硝西泮（clonazepam，CNZ）：直接作用于 GABA 受体亚单位，起效快，但易出现耐药使作用下降。作为辅助用药，小剂量常可取得良好疗效，成人试用 1 mg/d，必要时逐渐加量。小儿试用 0.5 mg/d。

（2）新型 AEDs。

1）托吡酯（topiramate，TPM）：为天然单糖基右旋果糖硫代物，为难治性部分性发作及继发 GTCS 的附加或单药治疗药物，对于 Lennox-Gastaut 综合征和婴儿痉挛症等也有一定疗效。半清除期 20～30 小时。常规剂量成人 75～200 mg/d，儿童 3～6 mg/（kg·d），应从小剂量开始，在 3～4 周内逐渐增至治疗剂量。远期疗效好，无明显耐药性，大剂量也可用作单药治疗。卡马西平和苯妥英钠可降低托吡酯的血药浓度，托吡酯也可降低苯妥英钠和口服避孕药的疗效。

2）拉莫三嗪（lamotrigine，LTG）：为部分性发作及 GTCS 的附加或单药治疗药物，也用于 Lennox-Gastaut 综合征、失神发作和肌阵挛发作的治疗。胃肠道吸收完全，经肝脏代谢，半衰期 14～50 小时，合用丙戊酸钠可延长 70～100 小时。成人起始剂量 25 mg/d，之后缓慢加量，维持剂量 100～300 mg/d；儿童起始剂量 2 mg/（kg·d），维持剂量 5～15 mg/（kg·d）；与丙戊酸钠合用剂量减半或更低，儿童起始剂量 0.2 mg/（kg·d），维持剂量 2～5 mg/（kg·d）。经 4～8 周逐渐增加至治疗剂量。

3）加巴喷丁（gabapentin，GBP）：用于 12 岁以上及成人的部分性癫痫发作和 GTCS 的辅助治疗。不经肝代谢，以原形由肾排泄。起始剂量 100 mg/次，3 次/天，维持剂量 900～1 800 mg/d，分 3 次服用。

4）非尔氨酯（felbamate，FBM）：对部分性发作和 Lennox-Gastaut 综合征有效，可作为单药治疗。起始剂量 400 mg/d，维持剂量 1 800～3 600 mg/d。90% 以原形经肾排泄。

5）奥卡西平（oxcarbazepine，OXC）：是一种卡马西平的 10-酮衍生物，适应证与卡马西平相同，主要用于部分性发作及继发全面性发作的附加或单药治疗。但稍有肝酶诱导作用，无药物代谢的自身诱导作用及极少药代动力学相互作用。在体内不转化为卡马西平或卡马西平环氧化物，对卡马西平有变态反应的患者 2/3 能耐受奥卡西平。成人初始剂量 300 mg/d，每日增加 300 ng，单药治疗剂量 600～1 200 mg/d。奥卡西平 300 mg 相当于卡马西平 200 mg，故替换时用量应增加 50%。

6）氨己烯酸（vigabatrin，VGB）：用于部分性发作、继发性 GTCS 和 Lennox-Gastaut 综合征，对婴儿痉挛症有效，也可用于单药治疗。主要经肾脏排泄，不可逆抑制 GABA 转氨酶，增强 GABA 能神经元作用。起始剂量 500 mg/d，每周增加 500 mg，维持剂量 2～3 g/d，分 2 次服用。

7）替加宾（tiagabine，TGB）：作为难治性复杂部分性发作的辅助治疗。胃肠道吸收迅速，1 小时达峰浓度。半衰期 4～13 小时，无肝酶诱导或抑制作用，但可被苯妥英钠、卡马西平及苯巴比妥诱导，半衰期缩短为 3 小时。开始剂量 4 mg/d，一般用量 10～15 mg/d。

8）唑尼沙胺（zonisamide，ZNS）：对 GTCS 和部分性发作有明显疗效，也可治疗继发全面性发作、失张力发作、West 综合征、Lennox-Gastaut 综合征、不典型失神发作及肌阵挛发作。因在欧洲和美国发现有些患者发生肾结石，故已少用。

9）左乙拉西坦（levetiracetam，LEV）：为吡拉西坦同类衍生物，作用机制尚不明确，目前认为其能特异结合于突触小泡蛋白 SV2A。对部分性发作伴或不伴继发 GTCS、肌阵挛发作等都有效。口服吸收迅速，半衰期 6～8 小时。耐受性好，无严重不良反应。

10）普瑞巴林（pregabalin）：本药为 y-氨基丁酸类似物，结构、作用与加巴喷丁类似，具有抗癫痫活性，但本药的抗癫痫机制尚不明确。主要用于癫痫部分性发作的辅助治疗。

3. 药物难治性癫痫

不同的癫痫发作及癫痫综合征具有不同的临床特点及预后，即使是相同癫痫综合征的患者，预后也有差别。整体来说，1/3 左右的癫痫患者经过一段时间的单药治疗，甚至小部分患者不进行治疗也可以获得长期的缓解。另有约 1/3 的患者采用单药或者合理的多药联合治疗，可以有效地控制发作，获得满意的疗效。因此 70% 左右的癫痫患者预后良好。多项研究证实，尽管予以合理的药物治疗，另外仍然有 30% 左右患者的癫痫发作迁延不愈，称为难治性癫痫（intractable epilepsy）；难以控制的癫痫发作对患者的身体健康造成严重损害，其病死率显著高于正常人群水平。目前对难治性癫痫尚无统一定义，国内提出的有关难治性癫痫的定义为"频繁的癫痫发作，至少每月 4 次以上，适当的 AEDs 正规治疗且药物浓度在有效范围以内，至少观察 2 年，仍不能控制并且影响日常生活，除外进行性中枢神经系统疾病或者颅内占位性病变者"。

难治性癫痫的一个普遍特征是对于不同作用机制的 AEDs 都呈现一定程度的耐药性。这种癫痫耐药性的产生可能涉及多种机制和多种因素。目前对于药物难治性的机制，有 2 种假说越来越受到重视，一种为目标假说（target hypothesis），即认为药物作用靶点目标的改变，造成对 AEDs 的敏感性降低，可能是形成癫痫耐药的基础；另外一种为多药转运体假说（multidrug transporters），认为由于先天或者获得性的原因导致了多药转运体的过度表达，使 AEDs 通过血 - 脑屏障时被主动泵出增加，导致药物不能有效地到达靶点，局部的 AEDs 达不到有效治疗浓度，从而导致癫痫的难治性。

一般来说，存在多种发作类型或复杂部分性发作的，比其他类型的发作预后相对要差。对治疗药物反应良好、尤其是对第一种 AEDs 即有效者，是预后良好的重要指征，早期就对 AEDs 反应不良者提示癫痫不容易控制。从病因学角度看，特发性癫痫预后良好，具有病因或潜在病因的症状性癫痫及隐源性癫痫的整体预后较差，出现难治性的比例明显增高。由于难治性癫痫可能造成患者智能及躯体损害，并带来一系列心理、社会问题，已成为癫痫治疗、预防和研究的重点。对于难治性癫痫应当早期识别，以便尽早采用更加积极的治疗措施，但需要认识到由于诊断错误、选药不当、用量不足、依从性差等因素造成的所谓"医源性难治性癫痫"。

（二）手术治疗

患者经过长时间正规单药治疗，或先后用两种 AEDs 达到最大耐受剂量，以及经过一次正规的、联合治疗仍不见效，可考虑手术治疗。同前所述，20%～30% 的癫痫发作患者用各种 AEDs 治疗难以控制发作，如治疗 2 年以上、血药浓度在正常范围之内，每月仍有 4 次以上发作、出现对 AEDs 耐药者，考虑难治性癫痫。应当采用适当的手术治疗来减轻患者的发作，并有机会使患者获得发作的完全控制。

手术适应证：效果比较理想的多为部分性发作，主要是起源于一侧颞叶的难治性复杂部分性发作，如致痫灶靠近大脑皮质、可为手术所及且切除后不会产生严重的神经功能缺陷者，疗效较好。目前认为，癫痫病灶的切除术必须有特定的条件，基本点为：① 癫痫灶定位需明确；② 切除病灶应相对局限；③ 术后无严重功能障碍的风险。癫痫手术治疗涉及多个环节，需要在术前结合神经电生理学、神经影像学、核医学、神经心理学等多重检测手段进行术前综合评估，对致痫源区进行综合定位，是癫痫外科治疗成功与否的关键。

常用的方法有：① 前颞叶切除术和选择性杏仁核、海马切除术；② 颞叶以外的脑皮质切除术；③ 癫痫病灶切除术；④ 大脑半球切除术；⑤ 胼胝体切开术；⑥ 多处软脑膜下横切术。除此以外，还有迷走神经刺激术、慢性小脑电刺激术、脑立体定向毁损术等，理论上对于各种难治性癫痫都有一定的疗效。

第三节 脑梗死

脑梗死（cerebral infarction）又称缺血性脑卒中，是指各种脑血管病变所致脑部血液供应障碍，导致局部脑组织缺血、缺氧性坏死，而迅速出现相应神经功能缺损的一类临床综合征。脑梗死是卒中最常见类型，占 70%～80%。

依据局部脑组织发生缺血坏死的机制可将脑梗死分为三种主要病理生理学类型：脑血栓形成（cerebral thrombosis）、脑栓塞（cerebral embolism）和血流动力学机制所致的脑梗死。脑血栓形成和脑栓塞均是由于脑供血动脉急性闭塞或严重狭窄所致，占全部急性脑梗死的 80%～90%。前者急性闭塞或严重狭窄的脑动脉是因为局部血管本身存在病变而继发血栓形成所致，故称为脑血栓形成；后者急性闭塞或严重狭窄的脑动脉本身没有明显病变或原有病变无明显改变，是由于栓子阻塞动脉所致，故称为脑栓塞。血流动力学机制所致的脑梗死，其供血动脉没有发生急性闭塞或严重狭窄，是由于近端大血管严重狭窄加上血压下降，导致局部脑组织低灌注，从而出现的缺血坏死，占全部急性脑梗死的 10%～20%。

在分析脑梗死病因时，目前国内外广泛使用脑梗死的 TOAST 分型。TOAST 分型按病因分为 5 种类型：① 大动脉粥样硬化型；② 心源性栓塞型；③ 小动脉闭塞型；④ 其他病因型：指除以上 3 种明确病因的分型外，其他少见的病因，如各种原因血管炎、血管畸形、夹层动脉瘤、肌纤维营养不良等所致的脑梗死；⑤ 不明原因型：包括两种或多种病因、辅助检查阴性未找到病因和辅助检查不充分等情况。尽管临床上进行了全面和仔细的评估，约 30% 的脑梗死患者仍然病因不明。

本节将以大动脉粥样硬化型脑梗死为重点，介绍不同类型脑梗死的相关问题。

一、大动脉粥样硬化型脑梗死

动脉粥样硬化是脑梗死最常见的病因，但符合 TOAST 分型标准的大动脉粥样硬化型脑梗死患者并不是很多。在美国 43 万例首次脑梗死发病研究中，大动脉粥样硬化型脑梗死约占 16%。白种人颅内动脉粥样硬化性狭窄较少，近 2/3 大动脉粥样硬化型脑梗死由颈动脉病变所致。与白种人不同，中国人颅内动脉粥样硬化性狭窄较常见，甚至比颈动脉粥样硬化性狭窄还要多见。

（一）病因

动脉粥样硬化是本病的根本病因。脑动脉粥样硬化主要发生在管径 500 μm 以上的动脉，以动脉分叉处多见，如颈总动脉与颈内、外动脉分叉处，大脑前、中动脉起始段，椎动脉在锁骨下动脉的起始部，椎动脉进入颅内段，基底动脉起始段及分叉部。动脉粥样硬化随着年龄增长而加重，高龄、高血压病、高脂血症、糖尿病、吸烟等是其重要的危险因素。

（二）临床表现

1. 一般特点

动脉粥样硬化型脑梗死多见于中老年。常在安静或睡眠中发病，部分病例有 TIA 前驱症状如肢体麻木、无力等，局灶性体征多在发病后 10 余小时或 1～2 日达到高峰，临床表现取决于梗死灶的大小和部位，以及侧支循环和血管变异。患者一般意识清楚，当发生基底动脉血栓或大面积脑梗死时，可出现意识障碍，甚至危及生命。

2. 不同脑血管闭塞的临床特点

（1）颈内动脉闭塞的表现：严重程度差异较大。症状性闭塞可表现为大脑中动脉和（或）大脑前动脉缺血症状。当大脑后动脉起源于颈内动脉而不是基底动脉时，这种血管变异可使颈内动脉闭塞时出现整个大脑半球的缺血。颈内动脉缺血可出现单眼一过性黑矇，偶见永久性失明（视网膜动脉缺血）或 Horner 征（颈上交感神经节后纤维受损）。颈部触诊可发现颈动脉搏动减弱或消失，听诊有时可闻及血管杂音，高调且持续到舒张期的血管杂音提示颈动脉严重狭窄，但血管完全闭塞时血管杂音消失。

（2）大脑中动脉闭塞的表现

1）主干闭塞：导致三偏症状，即病灶对侧偏瘫（包括中枢性面舌瘫和肢体瘫痪）、偏身感觉障碍及偏盲（三偏），伴双眼向病灶侧凝视，优势半球受累出现失语，非优势半球受累出现体象障碍，并可以出现意识障碍，大面积脑梗死继发严重脑水肿时，可导致脑疝，甚至死亡。

2）皮质支闭塞：① 上部分支闭塞导致病灶对侧面部、上下肢瘫痪和感觉缺失，但下肢瘫痪较上肢轻，而且足部不受累，双眼向病灶侧凝视程度轻，伴 Broca 失语（优势半球）和体象障碍（非优势半球），通常不伴意识障碍；② 下部分支闭塞较少单独出现，导致对侧同向性上四分之一视野缺损，伴 Wernicke 失语（优势半球），急性意识模糊状态（非优势半球），无偏瘫。

3）深穿支闭塞：最常见的是纹状体内囊梗死，表现为对侧中枢性均等性轻偏瘫、对侧偏身感觉障碍，可伴对侧同向性偏盲。优势半球病变出现皮质下失语，常为底节性失语，表现为自发性言语受限、音量小、语调低、持续时间短暂。

（3）大脑前动脉闭塞的表现

1）分出前交通动脉前的主干闭塞：可因对侧动脉的侧支循环代偿而不出现症状，但当双侧动脉起源于同一个大脑前动脉主干时，就会造成双侧大脑半球的前、内侧梗死，导致双下肢截瘫、二便失禁、意志缺失、运动性失语和额叶人格改变等。

2）分出前交通动脉后的大脑前动脉远端闭塞：导致对侧的足和下肢的感觉运动障碍，而上肢和肩部的瘫痪轻，面部和手部不受累。感觉丧失以辨别觉丧失为主，也可不出现。可以出现尿失禁（旁中央小叶受损）、淡漠、反应迟钝、欣快和缄默等（额极与胼胝体受损），对侧出现强握及吸吮反射和痉挛性强直（额叶受损）。

3）皮质支闭塞：导致对侧中枢性下肢瘫，可伴感觉障碍（胼周和胼缘动脉闭塞）；对侧肢体短暂性共济失调、强握反射及精神症状（眶动脉及额极动脉闭塞）。

4）深穿支闭塞：导致对侧中枢性面舌瘫、上肢近端轻瘫（内囊膝部和部分内囊前肢受损）。

（4）大脑后动脉闭塞的表现：因血管变异多和侧支循环代偿差异大，故症状复杂多样。主干闭塞可以出现皮质支和穿支闭塞的症状，但其典型临床表现是对侧同向性偏盲、偏身感觉障碍，不伴有偏瘫，除非大脑后动脉起始段的脚间支闭塞导致中脑大脑脚梗死才引起偏瘫。

1）单侧皮质支闭塞：引起对侧同向性偏盲，上部视野较下部视野受累常见，黄斑区视力不受累（黄斑区的视皮质代表区为大脑中、后动脉双重供应）。优势半球受累可出现失读（伴或不伴失写）、命名性失语、失认等。

2）双侧皮质支闭塞：可导致完全型皮质盲，有时伴有不成形的视幻觉、记忆受损（累及颞叶）、不能识别熟悉面孔（面容失认症）等。

3）大脑后动脉起始段的脚间支闭塞：可引起中脑中央和下丘脑综合征，包括垂直性凝视麻痹、昏睡甚至昏迷；旁正中动脉综合征，主要表现是同侧动眼神经麻痹和对侧偏瘫，即 Weber 综合征（病变位于中脑基底部，动眼神经和皮质脊髓束受累）；同侧动眼神经麻痹和对侧共济失调、震颤，即 Claude 综合征（病变位于中脑被盖部，动眼神经和结合臂）；同侧动眼神经麻痹和对侧不自主运动和震颤，即 Benedikt 综合征（病变位于中脑被盖部，动眼神经、红核和结合臂）。

4）大脑后动脉深穿支闭塞：丘脑穿通动脉闭塞产生红核丘脑综合征，表现为病灶侧舞蹈样不自主运动、意向性震颤、小脑性共济失调和对侧偏身感觉障碍；丘脑膝状体动脉闭塞产生丘脑综合征（丘脑的感觉中继核团梗死），表现为对侧深感觉障碍、自发性疼痛、感觉过度、轻偏瘫、共济失调、手部痉挛和舞蹈手足徐动症等。

（5）椎-基底动脉闭塞的表现：血栓性闭塞多发生于基底动脉起始部和中部，栓塞性闭塞通常发生在基底动脉尖。基底动脉或双侧椎动脉闭塞是危及生命的严重脑血管事件，引起脑干梗死，出现眩晕、呕吐、四肢瘫痪、共济失调、肺水肿、消化道出血、昏迷和高热等。脑桥病变出现针尖样瞳孔。

1）闭锁综合征（locked-in syndrome）：基底动脉的脑桥支闭塞致双侧脑桥基底部梗死。

2）脑桥腹外侧综合征（Millard-Gubler syndrome）：基底动脉短旋支闭塞，表现为同侧面神经、展神经麻痹和对侧偏瘫。

3）脑桥腹内侧综合征（Foville syndrome）：又称"福维尔综合征"，基底动脉的旁中央支闭塞，同侧周围性面瘫、对侧偏瘫和双眼向病变同侧同向运动不能。

4）基底动脉尖综合征（top of the basilar syndrome）：基底动脉尖端分出小脑上动脉和大脑后动脉，闭塞后导致眼球运动障碍及瞳孔异常、觉醒和行为障碍，可伴有记忆力丧失、对侧偏盲或皮质盲。中老年卒中，突发意识障碍并较快恢复，出现瞳孔改变、动眼神经麻痹、垂直凝视麻痹，无明显运动和感觉障碍，应想到该综合征的可能，如有皮质盲或偏盲、严重记忆障碍更支持该诊断。CT 及 MRI 显示双侧丘脑、枕叶、颞叶和中脑多发病灶可确诊。

5）延髓背外侧综合征（Wallenberg syndrome）：由小脑后下动脉或椎动脉供应延髓外侧的分支动脉闭塞所致。

3. 特殊类型的脑梗死常见类型

（1）大面积脑梗死：通常由颈内动脉主干、大脑中动脉主干或皮质支闭塞所致，表现为病灶对侧完全性偏瘫、偏身感觉障碍及向病灶对侧凝视麻痹。病程呈进行性加重，易出现明显的脑水肿和颅内压增高征象，甚至发生脑疝死亡。

（2）分水岭脑梗死（cerebral watershed infarction，CWSI）：是由相邻血管供血区交界处或分水岭区局部缺血导致，也称边缘带（border zone）脑梗死，多因血流动力学原因所致。典型病例发生于颈内动脉严重狭窄伴全身血压降低时，此时局部缺血脑组织的血供严重依赖于血压，小的血压波动即可能导致卒中或 TIA。通常症状较轻，纠正病因后病情易得到有效控制。可分为以下类型：

1）皮质前型：见于大脑前、中动脉分水岭脑梗死，病灶位于额中回，可沿前后中央回上部带状走行，直达顶上小叶。表现为以上肢为主的偏瘫及偏身感觉障碍，伴有情感障碍、强握反射和局灶性癫痫，优势侧半球病变还可出现经皮质运动性失语。

2）皮质后型：见于大脑中、后动脉或大脑前、中、后动脉皮质支分水岭区梗死，病灶位于顶、枕、颞交界区。常见偏盲、象限盲，以下象限盲为主，可有皮质性感觉障碍，无偏瘫或瘫痪较轻。约半数病例有情感淡漠、记忆力减退或 Gerstmann 综合征（优势半球角回受损）。优势半球侧病变出现经皮质感觉性失语，非优势半球侧病变可见体象障碍。

3）皮质下型：见于大脑前、中、后动脉皮质支与深穿支分水岭区梗死或大脑前动脉回返支（Heubner 动脉）与大脑中动脉豆纹动脉分水岭区梗死，病灶位于大脑深部白质、壳核和尾状核等。表现为纯运动性轻偏瘫或感觉障碍、不自主运动等。

（3）出血性脑梗死：是由于脑梗死灶内的动脉自身滋养血管同时缺血，导致动脉血管壁损伤、坏死，在此基础上如果血管腔内血栓溶解或其侧支循环开放等原因使已损伤血管血流得到恢复，则血液会从破损的血管壁漏出，引发出血性脑梗死，常见于大面积脑梗死后。

（4）多发性脑梗死（multiple infarction）：指两个或两个以上不同供血系统脑血管闭塞引起的梗死。当存在高黏血症和高凝状态时，患者的多个脑动脉狭窄可以同时形成血栓，导致多发性脑梗死。一般由反复多次发生脑梗死所致。

（三）辅助检查

对初步诊断脑卒中的患者，如果在溶栓治疗时间窗内，最初辅助检查的主要目的是进行溶栓指征的紧急筛查。血糖化验对明确溶栓指征是必需的。如果有出血倾向或不能确定是否使用了抗凝药，还必须化验全血细胞计数（包括血小板）、凝血酶原时间（PT）、国际标准化比值（INR）和活化部分凝血活酶时间（APIT）。脑 CT 平扫是最重要的初始辅助检查，可排除脑出血和明确脑梗死诊断。

卒中常规实验室检查的目的是排除类卒中或其他病因，了解脑卒中的危险因素。所有患者都应做的辅助检查项目：① 脑 CT 平扫或 MRI；② 血糖；③ 全血细胞计数、PT、INR 和 APTT；④ 肝肾功能，电解质，血脂；⑤ 肌钙蛋白、心肌酶谱等心肌缺血标志物；⑥ 氧饱和度；⑦ 心电图；⑧ 胸部 X 线检查。

部分患者必要时可选择的检查项目：① 毒理学筛查；② 血液酒精水平；③ 妊娠试验；④ 动脉血气分析（若怀疑缺氧）；⑤ 腰穿（怀疑蛛网膜下腔出血而 CT 没显示，或怀疑脑卒中继发于感染性疾病）；⑥ 脑电图（怀疑癫痫发作）等。

1. 脑 CT

急诊脑 CT 平扫可准确识别绝大多数颅内出血，并帮助鉴别非血管性病变（如脑肿瘤），是疑似脑卒中患者首选的影像学检查方法。多数病例发病 24 小时后脑 CT 逐渐显示低密度梗死灶，发病后 2～15 日可见均匀片状或楔形的明显低密度灶。大面积脑梗死有脑水肿和占位效应，出血性梗死呈混杂密度。病后 2～3 周为梗死吸收期，由于病灶水肿消失及吞噬细胞浸润可与周围正常脑组织等密度，CT 上难以分辨，称为"模糊效应"。增强扫描有诊断意义，梗死后 5～6 日出现增强现象，1～2 周最明显，约 90% 的梗死灶显示不均匀强化。头颅 CT 是最方便、快捷和常用的影像学检查手段，缺点是对脑干、小脑部位病灶及较小梗死灶分辨率差。

2. 多模式 CT

灌注 CT 等多模式 CT 检查可区别可逆性和不可逆性缺血，帮助识别缺血半暗带，但其在指导急性脑梗死治疗方面的作用目前还没有确定。

3. MRI

普通 MRI（T1 加权、T2 加权及质子相）在识别急性小梗死灶和后颅窝梗死方面明显优于脑 CT 平扫。MRI 可清晰显示早期缺血性梗死，梗死灶 T 呈低信号、T2 呈高信号，出血性梗死时 T1 加权保有高信号混杂，DWI 成像数分钟显示缺血灶基本代表了脑梗死的大小。灌注加权成像（PWI）可显示脑血流动力学状况和脑组织缺血范围。弥散－灌注不匹配（PWI 显示低灌注区而无与其相应大小的 DWI 异常）可提示可能存在的缺血半暗带大小。T2 加权梯度回波磁共振成像（GRE-T2WI）和磁敏感加权成像（SWI）可以发现脑 CT 不能显示的无症状性微出血。MRI 还有无电离辐射和不需碘造影剂的优点。缺点有费用较高，检查时间较长，一些患者有检查禁忌证（如有心脏起搏器、金属植入物或幽闭恐惧症等）。

4. 血管病变检查

常用检查方法包括颈动脉双功超声、经颅多普勒（TCD）、磁共振血管成像（MRA）、CT 血管成像（CTA）和数字减影血管造影（DSA）等。

颈动脉双功超声对发现颅外颈动脉血管病变，特别是狭窄和斑块，很有帮助。TCD 对评估颅内外血管狭窄、闭塞、痉挛或侧支循环有一定帮助，也用于检查微栓子和监测治疗效果，缺点是受操作人员技术水平和骨窗影响较大。

CTA 和 MRA 可以发现血管狭窄、闭塞及其他血管病变，如动脉炎、脑底异常血管网病（烟雾病）（moyamoya disease）、动脉瘤和动静脉畸形等，及评估侧支循环状态，为卒中的血管内治疗提供依据。但 MRA 对远端或分支显示不清。DSA 是脑血管病变检查的"金标准"，缺点为有创和存在一定风险。

5. 其他检查

其他检查对心电图正常但可疑存在阵发性心房纤颤的患者可行动态心电图监测。超声心动图和经食管超声可发现心脏附壁血栓、心房黏液瘤、二尖瓣脱垂和卵圆孔未闭等可疑心源性栓子来源。蛋白 C、蛋白 S、抗凝血酶Ⅲ等化验可用于筛查遗传性高凝状态。糖化血红蛋白、同型半胱氨酸、抗凝脂抗体等其他化验检查有利于发现脑梗死的危险因素，对鉴别诊断也有价值。

（四）诊断

诊断第一步，需明确是否为卒中。中年以上的患者，急性起病，迅速出现局灶性脑损害的症状和体征，并能用某一动脉供血区功能损伤解释，排除非血管性病因，临床应考虑急性脑卒中。第二步，明确是缺血性还是出血性脑卒中。CT 或 MRI 检查可排除脑出血和其他病变，帮助进行鉴别诊断。当影像学检查发现责任梗死灶时，即可明确诊断。当缺乏影像学责任病灶时，如果症状或体征持续 24 小时以上，也可诊断急性脑梗死。第三步,需明确是否适合溶栓治疗。卒中患者首先应了解发病时间及溶栓治疗的可能性。若在溶栓治疗时间窗内,应迅速进行溶栓适应证筛查,对有指征者实施紧急血管再灌注治疗。此外,还应评估卒中的严重程度(如 NIHSS 卒中量表),了解脑梗死发病是否存在低灌注及其病理生理机制,并进行脑梗死病因分型。

大动脉粥样硬化型脑梗死的 TOAST 分型诊断标准:① 血管影像学检查证实有与脑梗死神经功能缺损相对应的颅内或颅外大动脉狭窄 >50% 或闭塞,且血管病变符合动脉粥样硬化改变;或存在颅内或颅外大动脉狭窄 > 50% 或闭塞的间接证据,如影像学(CT 或 MRI)显示大脑皮质、脑干、小脑或皮质下梗死灶的直径 > 1.5 cm,临床表现主要为皮质损害体征,如失语、意识改变、体象障碍等,或有脑干、小脑损害体征。② 有至少一个以上动脉粥样硬化卒中危险因素(如高龄、高血压、高血脂、糖尿病、吸烟等)或系统性动脉粥样硬化(如斑块、冠心病等)证据。③ 排除心源性栓塞所致脑梗死,具体见本章有关心源性脑栓塞部分。

(五)治疗

挽救缺血半暗带,避免或减轻原发性脑损伤,是急性脑梗死治疗的最根本目标。"时间就是大脑",对有指征的患者,应力争尽早实施再灌注治疗。临床医师应重视卒中指南的指导作用,根据患者发病时间、病因、发病机制、卒中类型、病情严重程度、伴发的基础疾病、脑血流储备功能和侧支循环状态等具体情况,制订适合患者的最佳个体化治疗方案。

1. 一般处理

(1)吸氧和通气支持:必要时可给予吸氧,以维持氧饱和度 >94%。对脑干梗死和大面积脑梗死等病情危重患者或有气道受累者,需要气道支持和辅助通气。轻症、无低氧血症的卒中患者无需常规吸氧。

(2)心脏监测和心脏病变处理:脑梗死后 24 小时内应常规进行心电图检查,有条件者可根据病情进行 24 小时或更长时间的心电监护,以便早期发现阵发性心房纤颤或严重心律失常等心脏病变,避免或慎用增加心脏负担的药物。

(3)体温控制:对体温 > 38 ℃的患者应给予退热措施。发热主要源于下丘脑体温调节中枢受损并发感染或吸收热、脱水等情况。体温升高可以增加脑代谢耗氧及自由基产生,从而增加卒中患者死亡率及致残率。对中枢性发热患者,应以物理降温为主(冰帽、冰毯或乙醇擦浴),必要时予以人工亚冬眠治疗,如存在感染应给予抗生素治疗。

(4)血压控制:约 70% 脑梗死患者急性期血压升高,主要原因:病前存在高血压、疼痛、恶心、呕吐、颅内压增高、尿潴留、焦虑、卒中后应激状态等。多数患者在卒中后 24 小时内血压自发降低。病情稳定而无颅内高压或其他严重并发症的患者,24 小时后血压水平基本可反映其病前水平。

急性脑梗死血压的调控应遵循个体化、慎重、适度原则。① 准备溶栓者,血压应控制在收缩压<180 mmHg、舒张压<100 mmHg。② 发病 72 小时内,通常收缩压≥200 mmHg 或舒张压≥110 mmHg,或伴有急性冠脉综合征、急性心衰、主动脉夹层、先兆子痫/子痫等其他需要治疗的合并症,才可缓慢降压治疗,且在卒中发病最初 24 小时内降压一般不应超过原有血压水平的 15%。可选用拉贝洛尔、尼卡地平等静脉药物,避免使用引起血压急剧下降和不易调控血压的药物,如舌下含服短效硝苯地平。③ 卒中后若病情稳定,持续血压≥140 mmHg/90 mmHg,可于发病数天后恢复发病前使用的降压药物或开始启动降压治疗。④ 对卒中后低血压和低血容量,应积极寻找和处理原因,必要时采用扩容升压措施,可静脉输注 0.9%氯化钠溶液纠正低血容量,纠正可能引起心输出量减少的心律失常。

(5)血糖:脑卒中急性期高血糖较常见,可以是原有糖尿病的表现或应激反应。血糖超过 10 mmol/L 时应给予胰岛素治疗,并加强血糖监测,注意避免低血糖,血糖值可控制在 7.7～10 mmol/L 之间。发生低血糖(<3.36 mmol/L)时,可用 10%～20%的葡萄糖口服或静脉注射纠正。

(6)营养支持:卒中后呕吐、吞咽困难等可引起脱水及营养不良,导致神经功能恢复减慢。应重视卒中后液体及营养状况评估。急性脑卒中入院 7 天内应开始肠内营养,对营养不良或有营养不良风险的患者可使用营养补充剂。不能正常经口进食者可鼻饲,持续时间长者(>2～3 周)可行经皮内镜下胃造口术(PEG)管饲补充营养。

2. 特异性治疗指针对缺血损伤病理生理机制中某一特定环节进行的干预

(1)静脉溶栓:是目前最主要的恢复血流措施,rtPA 和尿激酶(urokinase)是我国目前使用的主要溶栓药。

1)rtPA 静脉溶栓:发病 3 小时内或 3～4.5 小时,应按照适应证和禁忌证严格筛选患者,尽快给予 rtPA 静脉溶栓治疗。使用方法:rtPA 0.9 mg/kg(最大剂量 90 mg)静脉滴注,其中 10%在最初 1 分钟内静脉推注,其余持续滴注 1 小时。溶栓药用药期间及用药 24 小时内应严密监护患者,定期进行血压和神经功能检查。如出现严重头痛、高血压、恶心和呕吐,或神经症状体征明显恶化,考虑合并脑出血时,应立即停用溶栓药物并行脑 CT 检查。

迄今为止,发病 3 小时内 rtPA 标准静脉溶栓疗法是唯一被严格的临床科学试验证实具有显著疗效并被批准应用于临床的急性脑梗死药物治疗方法。每溶栓治疗 100 例急性脑梗死,就有 32 例在发病 3 个月时临床完全或基本恢复正常,溶栓较安慰剂增加了 13 例完全恢复,但同时也增加了 3 例症状性脑出血,净获益 29 例。适应证:① 有急性脑梗死导致的神经功能缺损症状;② 症状出现<3 小时;③ 年龄≥18 岁;④ 患者或家属签署知情同意书。禁忌证:① 既往有颅内出血史;② 近 3 个月有重大头颅外伤史或卒中史;③ 可疑蛛网膜下腔出血;④ 已知颅内肿瘤、动静脉畸形、动脉瘤;⑤ 近 1 周内

有在不易压迫止血部位的动脉穿刺,或近期颅内、椎管内手术史;⑥ 血压升高:收缩压≥180 mmHg,或舒张压≥100 mmHg;⑦ 活动性内出血;⑧ 急性出血倾向,包括血小板计数低于$100×10^9$/L 或其他情况,如 48 小时内接受过肝素治疗(APTT 超出正常范围上限);已口服抗凝药,且 INR＞1.7 或 PT＞15 秒;目前正在使用凝血酶抑制剂或 Xa 因子抑制剂,各种敏感的实验室检查异常(如 APTT、INR、血小板计数、ECT、TT 或恰当的 Xa 因子活性测定等);⑨ 血糖＜2.7 mmol/L;⑩ CT 提示多脑叶梗死(低密度影＞1/3 大脑半球)。相对禁忌证:① 轻型卒中或症状快速改善的卒中;② 妊娠;③ 痫性发作后出现的神经功能损害症状;④ 近 2 周内有大型外科手术或严重外伤;⑤ 近 3 周内有胃肠或泌尿系统出血;⑥ 近 3 个月内有心肌梗死史。

国内外卒中指南对发病 3～4.5 小时 rtPA 标准静脉溶栓疗法均给予了最高推荐,但目前循证医学的证据还不够充分。因时间延长,其疗效只有 3 小时内 rtPA 标准静脉溶栓疗法的一半;因入选溶栓的标准更严格,其症状性脑出血发生率相似。适应证:① 有急性脑梗死导致的神经功能缺损症状;② 症状持续时间在发病 3～4.5 小时;③ 年龄 18～80 岁;④ 患者或家属签署知情同意书。禁忌证同 3 小时内 rtPA 静脉溶栓。相对禁忌证:① 年龄＞80 岁;② 严重卒中(NIHSS＞25);③ 口服抗凝药(不考虑 INR 水平);④ 有糖尿病和缺血性卒中病史。

2)尿激酶静脉溶栓:我国"九五"攻关课题研究结果表明,尿激酶静脉溶栓治疗发病 6 小时内急性脑梗死相对安全、有效。如没有条件使用 rtPA,且发病在 6 小时内,对符合适应证和禁忌证的患者,可考虑静脉给予尿激酶。使用方法:尿激酶$10×10^6$～$15×10^6$ U,溶于生理盐水 100～200 mL,持续静脉滴注 30 分钟。适应证:① 有急性脑梗死导致的神经功能缺损症状;② 症状出现＜6 小时;③ 年龄 18～80 岁;④ 意识清楚或嗜睡;⑤ 脑 CT 无明显早期脑梗死低密度改变;⑥ 患者或家属签署知情同意书。禁忌证同 3 小时内 rtPA 静脉溶栓。

(2)血管内介入治疗:包括动脉溶栓、桥接、机械取栓、血管成形和支架术等。采用 rtPA 标准静脉溶栓治疗,大血管闭塞的血管再通率较低(ICA＜10%,MCA＜30%),疗效欠佳。对 rtPA 标准静脉溶栓治疗无效的大血管闭塞患者,在发病 6 小时内给予补救机械取栓,每治疗 3～7 个患者,就可多 1 个临床良好结局。对最后看起来正常的时间为 6～24 小时的前循环大血管闭塞患者,在特定条件下也可进行机械取栓。对非致残性卒中患者(改良 Rankin 量表评分 0～2),如果有颈动脉血运重建的二级预防指征,且没有早期血运重建的禁忌证时,应在发病 2～7 天之间进行颈动脉内膜切除术(CEA)或颈动脉血管成形和支架置入术(CAS),而不是延迟治疗。

(3)抗血小板治疗:常用的抗血小板聚集剂包括阿司匹林和氯吡格雷。未行溶栓的急性脑梗死患者应在 48 小时之内尽早服用阿司匹林(150～325 mg/d),但在阿司匹林过敏或不能使用时,可用氯吡格雷替代。一般 2 周后按二级预防方案选择抗栓治疗药物和剂量。如果发病 24 小时内，患者 NHS 评分 ≤3，应尽早给予阿司匹林联合氯吡格雷治疗 21 天，以预防卒中的早期复发。由于目前安全性还没有确定，通常大动脉粥样硬化型脑梗死急性期不建议阿司匹林联合氯吡格雷治疗，在溶栓后 24 小时内也不推荐抗血小板或抗凝治疗，以免增加脑出血风险。合并不稳定型心绞痛和冠状动脉支架置入是特殊情况，可能需要双重抗血小板治疗，甚至联合抗凝治疗。

（4）抗凝治疗：一般不推荐急性期应用抗凝药来预防卒中复发、阻止病情恶化或改善预后。但对于合并高凝状态、有形成深静脉血栓和肺栓塞风险的高危患者，可以使用预防剂量的抗凝治疗。对于大多数合并房颤的急性缺血性脑卒中患者，可在发病后 4～14 天之间开始口服抗凝治疗，进行卒中二级预防。

（5）脑保护治疗：脑保护剂包括自由基清除剂、阿片受体阻断剂、电压门控性钙通道阻断剂、兴奋性氨基酸受体阻断剂、镁离子和他汀类药物等，可通过降低脑代谢、干预缺血引发细胞毒性机制减轻缺血性脑损伤。大多数脑保护剂在动物实验中显示有效，但目前还没有一种脑保护剂被多中心、随机双盲的临床试验研究证实有明确的疗效。他汀类药物在内皮功能、脑血流、炎症等方面发挥神经保护作用，近来研究提示脑梗死急性期短期停用他汀与病死率和致残率增高相关。推荐急性脑梗死病前已服用他汀的患者，继续使用他汀期使用的抗癫痫药物。卒中后 2～3 个月再发的癫痫，按常规进行抗癫痫长期药物治疗。

（6）感染：脑卒中患者（尤其存在意识障碍者）急性期容易发生呼吸道、泌尿系等感染，感染是导致病情加重的重要原因。应实施口腔卫生护理以降低卒中后肺炎的风险。患者采用适当的体位，经常翻身叩背及防止误吸是预防肺炎的重要措施。肺炎的治疗主要包括呼吸支持（如氧疗）和抗生素治疗。尿路感染主要继发于尿失禁和留置导尿，尽可能避免插管和留置导尿，间歇导尿和酸化尿液可减少尿路感染。一旦发生感染应及时根据细菌培养和药敏试验应用敏感抗生素。

（7）上消化道出血：高龄和重症脑卒中患者急性期容易发生应激性溃疡，建议常规应用静脉抗溃疡药；对已发生消化道出血患者，应进行冰盐水洗胃、局部应用止血药（如口服或鼻饲云南白药、凝血酶等）；出血量多引起休克者，必要时输注新鲜全血或红细胞成分输血，及进行胃镜下止血或手术止血。

（8）深静脉血栓形成（deep vein thrombosis，DVT）和肺栓塞（pulmonary embolism，PE）：高龄、严重瘫痪和房颤均增加 DVT 风险，DVT 增加 PE 风险。应鼓励患者尽早活动，下肢抬高，避免下肢静脉输液（尤其是瘫痪侧）。对发生 DVT 和 PE 风险高的患者可给予较低剂量的抗凝药物进行预防性抗凝治疗，如低分子肝素 4 000 U 左右，皮下注射，1 次/日。

（9）吞咽困难：约 50% 的卒中患者入院时存在吞咽困难。为防治卒中后肺炎与营养不良，应重视吞咽困难的评估与处理。患者开始进食、饮水或口服药物之前应筛查吞咽困难,识别高危误吸患者。对怀疑误吸的患者,可进行造影、光纤内镜等检查来确定误吸是否存在,并明确其病理生理学机制,从而指导吞咽困难的治疗。

(10)心脏损伤:脑卒中合并的心脏损伤是脑心综合征的表现之一,主要包括急性心肌缺血、心肌梗死、心律失常及心力衰竭。应密切观察心脏情况,必要时进行动态心电监测和心肌酶谱检查,及时发现心脏损伤,并及时治疗。措施包括:减轻心脏负荷,慎用增加心脏负担的药物,注意输液速度及输液量,对高龄患者或原有心脏病患者甘露醇用量减半或改用其他脱水剂,积极处理心脏损伤。早期康复治疗应制订短期和长期康复治疗计划,分阶段、因地制宜地选择治疗方法。卒中发病 24 小时内不应进行早期、大量的运动。在病情稳定的情况下应尽早开始坐、站、走等活动。卧床者注意良肢位摆放,尽量减少皮肤摩擦和皮肤受压,保持良好的皮肤卫生,防止皮肤皲裂,使用特定的床垫、轮椅坐垫和座椅,直到恢复行走能力。应重视语言、运动和心理等多方面的康复训练,常规进行卒中后抑郁的筛查,并对无禁忌证的卒中后抑郁患者进行抗抑郁治疗,目的是尽量恢复患者日常生活自理能力

早期开始二级预防。不同病情患者卒中急性期长短有所不同,通常规定卒中发病 2 周后即进入恢复期。对于病情稳定的急性卒中患者,应尽可能早期安全启动卒中的二级预防,并向患者进行健康教育。

二、心源性脑栓塞

脑栓塞(cerebral embolism)是指各种栓子随血流进入脑动脉,使血管急性闭塞或严重狭窄,导致局部脑组织缺血、缺氧性坏死,而迅速出现相应神经功能缺损的一组临床综合征。脑栓塞栓子来源可分为心源性、非心源性和来源不明性三种类型。动脉粥样硬化性血栓栓子脱落导致脑栓塞比较常见,其他非心源性脑栓塞如脂肪栓塞、空气栓塞、癌栓塞、感染性脓栓、寄生虫栓和异物栓等均较少见。脑栓塞在临床上主要指心源性脑栓塞。近来研究表明,心源性脑栓塞较大动脉粥样硬化型脑梗死可能更常见,约占全部脑梗死的 20%。

(一)病因

心源性脑栓塞的栓子通常来源于心房、心室壁血栓及心脏瓣膜赘生物,少数来源于心房黏液瘤,也见于静脉栓子经未闭合的卵圆孔和缺损的房间隔迁移到脑动脉(称为反常栓塞)。导致脑栓塞的病因有:非瓣膜性心房颤动(atrial fibrillation, AF,简称房颤)、风湿性心脏病、急性心肌梗死、左心室血栓、充血性心力衰竭、人工心脏瓣膜、扩张性心肌病及其他较少见的原因,如感染性心内膜炎、非细菌性血栓性心内膜炎、病态窦房结综合征、左心房黏液瘤、房间隔缺损、卵圆孔未闭、心房扑动、二尖瓣脱垂、二尖瓣环状钙化、心内膜纤维变性等。

　　非瓣膜性心房颤动是心源性脑栓塞最常见的病因,约占心源性脑栓塞50%。栓子主要来源于左心耳。风湿性心脏瓣膜病患者10%～20%发生脑栓塞,栓子主要成分为红色血栓和血小板纤维蛋白血栓(白色血栓)。狭窄的瓣膜表面不规则,逐渐出现粘连、钙化等心脏瓣膜病变,均可以激活血小板,导致血栓形成。风湿性心脏瓣膜病常合并房颤,导致心房和心室扩大,这些因素均显著增加了血栓形成的可能性。急性心肌梗死导致的脑栓塞约占心源性脑栓塞的10%。大多数栓子来源于左心室心肌梗死形成的附壁血栓,心尖部尤为多见,少数来源于左心房。急性心肌梗死还可以继发高凝状态,促进心脏血栓形成。感染性心内膜炎约20%发生脑栓塞。其瓣膜和心内膜赘生物栓子主要由血小板、纤维蛋白、红细胞和炎性细胞组成。病原体通常由很厚的纤维素包裹,这给抗生素治疗带来很大困难。与心房黏液瘤或癌栓子一样,感染栓子可破坏动脉引起脑出血或蛛网膜下腔出血。非细菌性血栓性心内膜炎是导致脑栓塞的重要病因,主要见于癌症、系统性红斑狼疮和抗磷脂抗体综合征等高凝状态疾病。

(二)临床表现

　　心源性脑栓塞可发生于任何年龄,风湿性心脏病引起的脑栓塞以青年女性为多,非瓣膜性心房颤动、急性心肌梗死引起的脑栓塞以中老年人为多。典型脑栓塞多在活动中急骤发病,无前驱症状,局灶性神经功能缺损体征在数秒至数分钟即达到高峰。

　　临床神经功能缺损和脑实质影像学表现与大动脉粥样硬化型脑梗死基本相同,但可能同时出现多个血管支配区的脑损害。因大多数栓子阻塞大脑中动脉及分支,临床常表现为上肢瘫痪重,下肢瘫痪相对较轻,感觉和视觉功能障碍不明显。栓子移动可能最后阻塞皮质分支,表现为单纯失语或单纯偏盲等大脑皮质功能缺损症状。不同部位血管栓塞会造成相应的血管闭塞综合征,详见大动脉粥样硬化型脑梗死部分。

　　心源性脑栓塞容易复发和出血。病情波动较大,病初严重,主干动脉阻塞或继发血管痉挛时,可在发病早期出现意识障碍,但因为血管的再通,部分病例临床症状可迅速缓解;有时因并发出血,临床症状可急剧恶化;有时因栓塞再发,稳定或一度好转的局灶性体征可再次加重。发病时出现头痛或癫痫发作相对多见。

　　反常栓塞多在促进右向左分流的活动过程中发病,如用力排便、咳嗽、喷嚏、性交等。患者常有久坐、近期手术等诱发下肢深静脉血栓形成的因素,或存在脱水、口服避孕药等导致高黏血症或高凝状态的原因,有些患者在发生脑栓塞的前后并发了肺栓塞(表现为气急、发绀、胸痛、咯血和胸膜摩擦音等)。

　　近1/6卒中由房颤导致,房颤引起的心源性脑栓塞是80岁以上人群脑梗死的首要病因。阵发性房颤患者在房颤出现时容易引起脑栓塞,总体发生脑栓塞的风险与持续性房颤和永久性房颤相似。单纯风湿性二尖瓣关闭不全引起脑栓塞相对较少,而二尖瓣狭窄则较多,但房颤导致栓子脱落仍是二尖瓣狭窄引起脑栓塞的主要原因。约2%急性心肌梗死在发病 3 月内发生心源性脑栓塞,发病 1 ~ 2 周内栓塞风险最高。大多数心脏附壁血栓在急性心肌梗死发病 2 周内形成。前壁心肌梗死导致左室射血分数 <40% 的患者约 18% 出现左心室血栓,而左室射血分数较高的心梗患者左心室血栓形成率低于10%。

感染性心内膜炎常见于各种心脏瓣膜病、先天性心脏病、阻塞性肥厚型心肌病,以及风湿免疫性疾病而长期服用糖皮质激素患者,发生脑栓塞主要在抗生素治疗之前或第1 周内。脑栓塞并发颅内感染,常出现头痛、发热和弥漫性脑部症状(如记忆力下降、嗜睡、谵妄等)。有时感染性心内膜炎发生脑出血或蛛网膜下腔出血,颅内出血发生前数小时或数天可出现 TIA 发作或缺血性卒中(感染性栓子栓塞所致)。

大多数心源性脑栓塞患者伴有房颤、风湿性心脏病、急性心肌梗死等提示栓子来源的病史。大约 1% 心源性脑栓塞同时并发全身性栓塞,出现肾栓塞(腰痛、血尿等)、肠系膜栓塞(腹痛、便血等)和皮肤栓塞(出血点或瘀斑)等疾病表现。

(三)辅助检查

有关卒中的常规辅助检查部分详见本节大动脉粥样硬化型脑梗死。

患者有发热和白细胞增高时,应进行血培养,排除感染性心内膜炎。感染性心内膜炎产生含细菌栓子,一般脑脊液白细胞数增高,蛋白多增高,发生出血性梗死时,脑脊液可呈血性或镜下检出红细胞。部分感染性心内膜炎进行 GRE-T2WI 和 SWI 检查时可以发现脑沟和皮质多发性微出血。怀疑非细菌性血栓性心内膜炎时,应进行抗磷脂抗体等免疫学自身抗体检测。

有卵圆孔未闭合不明原因的脑梗死时,应探查下肢深静脉血栓等静脉栓子来源,化验蛋白 C、蛋白 S、抗凝血酶Ⅲ等筛查高凝状态。经胸超声心动图(TTE)、经食管超声心动图(TEE)以及经颅多普勒超声发泡实验可用于探查卵圆孔未闭合右向左分流通道。

心电图检查可作为确定心肌梗死、房颤和其他心律失常的依据。阵发性房颤有时可能需要长时程连续动态心电图监测才能发现。

探查心脏栓子的来源首选 TTE 和 TEE,但心脏 MRI 优于超声心动图检查。一般心脏 MRI 检查指征:① TTE 诊断可疑左心室血栓;② 进一步评估 TTE 发现的心脏肿块;③ TEE 检查结果不一致;④ 不能耐受或不能进行 TEE 检查。

(四)诊断

心源性脑栓塞是由不同疾病导致的一个临床综合征。除了明确脑梗死和心源性脑栓塞的诊断外,还需明确导致心源性脑栓塞的病因。有关脑梗死的诊断详见本节大动脉粥样硬化型脑梗死内容。心源性脑栓塞的诊断主要基于:① 有潜在的心源性栓子来源,要求至少存在一种高度或中度心源性脑栓塞危险因素;② 已排除大动脉粥样硬化型脑梗死、小动脉闭塞型脑梗死以及明确的其他原因脑梗死;③临床表现和神经影像学改变支持脑栓塞诊断。

心源性脑栓塞高度危险因素:二尖瓣狭窄伴心房颤动、心房颤动(非孤立)、机械心脏瓣膜、病态窦房结综合征、4周内心肌梗死、左心房或左心耳血栓、左心室血栓、扩张型心肌病、左室壁节段性运动异常、左心房黏液瘤、感染性心内膜炎。心源性脑栓塞中度危险因素:二尖瓣脱垂、二尖瓣环状钙化、二尖瓣狭窄不伴心房颤动、房间隔缺损、卵圆孔未闭、心房扑动、孤立性心房颤动、生物心脏瓣膜非细菌性血栓性心内膜炎、充血性心力衰竭4周~6个月的心肌梗死等。

根据骤然起病,数秒至数分钟达到高峰,出现偏瘫、失语等局灶性神经功能缺损,既往有栓子来源的基础疾病,如房颤、风湿性心脏病等病史,CT或MRI检查排除脑出血和其他病变,即可初步作出心源性脑栓塞诊断。脑梗死发病时出现意识障碍,或主要神经功能缺损症状在发病早期迅速改善,则更支持诊断。血管影像学检查证实没有与脑梗死神经功能缺损相对应的颅内或颅外大血管动脉粥样硬化性狭窄(>50%),或同时出现多个血管支配区的梗死灶,或合并身体其他脏器栓塞,则可明确诊断。

(五)治疗

(1)脑栓塞治疗与大动脉粥样硬化型脑梗死治疗原则基本相同(详见本节有关内容)。心源性脑栓塞急性期一般不推荐抗凝治疗,急性期的抗凝不比抗血小板更有效,但显著增加了脑出血和全身出血的风险。对大部分房颤导致的卒中患者,可在发病4~14天开始口服抗凝药治疗,预防卒中复发。存在出血转化的高危患者(如大面积梗死、早期影像学出血转化表现、血压控制不佳或出血倾向),抗凝一般推迟到14天以后。无症状性脑出血转化的抗凝或抗血小板治疗一般不受影响。症状性出血转化或合并脑出血时,应权衡利弊,一般可在病情稳定后数天或数周后启动抗血小板治疗,除非心脏机械瓣膜,症状性脑出血发病至少4周内应避免抗凝治疗,但下肢深静脉血栓和肺栓塞的高危患者可在脑出血停止后1~4天开始给予预防剂量的抗凝治疗。

(2)原发病治疗。针对性治疗原发病有利于脑栓塞病情控制和防止复发。有心律失常者,应予以纠正。对感染性栓塞应使用抗生素,并禁用溶栓和抗凝治疗,防止感染扩散;对非细菌性血栓性心内膜炎,口服抗凝剂(如华法林)治疗其高凝状态的疗效欠佳,可采用肝素或低分子肝素治疗。心房黏液瘤可行手术切除。反常栓塞在卵圆孔未闭合深静脉血栓并存的情况下,可以考虑经导管卵圆孔封堵术治疗。

三、小动脉闭塞型脑梗死

小动脉闭塞型脑梗死又称腔隙性缺血性脑卒中(lacunar ischemic stroke),是指大脑半球或脑干深部的小穿通动脉,在长期高血压等危险因素基础上,血管壁发生病变,最终管腔闭塞,导致动脉供血区脑组织发生缺血性坏死(其梗死灶直径<1.5～2.0 cm),从而出现急性神经功能损害的一类临床综合征,占全部脑梗死的20%～30%。腔隙性脑梗死(lacunar infarct)主要指小动脉闭塞型脑梗死,累及的部位包括脑深部白质、基底核、丘脑和脑桥等。部分小病灶位于脑的相对静区,与1个穿支动脉供血区内的皮质下小梗死或出血相一致,放射学检查或尸检时才得以证实,推测为血管源性的腔隙(lacunes)。还有部分皮质小梗死也无明显的神经缺损症状,与大动脉疾病、心源性脑栓塞或其他非小血管病机制相关。脑内无症状性小腔隙很多见,患病率是有症状者的5～6倍,不属于小动脉闭塞型脑梗死范畴。

(一)病因

目前认为小动脉硬化是其主要病因。小动脉硬化为年龄相关或血管危险因素相关的小血管病。高龄、高血压、糖尿病、吸烟和家族史是本病发病的主要危险因素,而高胆固醇血症、过量饮酒、既往卒中病史等因素,与本病的发病相关性较小。脑的深部小梗死灶或皮质下小梗死是单个小穿通动脉闭塞引起的。小穿通动脉通常直径小于500 μm,从大脑中动脉主干、Willis环血管(大脑前动脉A1段前交通动脉、大脑后动脉P1段、后交通动脉)、椎基底动脉等发出,深入到大脑或脑干的灰质和白质。这些穿通动脉靠近主干动脉且血管较小,在高血压等因素的作用下容易出现脂质透明变性(lipohyali-nosis)和微粥样硬化斑(microatheroma)等小动脉硬化病理改变。早先认为脂质透明变性是导致小穿通动脉闭塞的主要原因。

(二)临床表现

(1)一般特点多见于中老年患者,男性多于女性。中国人发病率较白种人高。本病首次发病的平均年龄约为65岁,随着年龄增长发病逐渐增多。半数以上的病例有高血压病史,突然或逐渐起病,出现偏瘫或偏身感觉障碍等局灶症状。通常症状较轻、体征单一、预后较好,一般无头痛、颅内压增高和意识障碍等表现。

(2)常见的腔隙综合征。Fisher根据临床和病理学资料,将本病归纳为21种临床综合征,其中常见的5种如下:

1)纯运动性轻偏瘫(pure motor hemiparesis, PMH):是最常见类型,约占60%,病变多位于内囊放射冠或脑桥。表现为对侧面部及上下肢大体相同程度轻偏瘫,无感觉障碍、视觉障碍和皮质功能障碍(如失语等),多不出现眩晕、耳鸣、眼震、复视及小脑性共济失调等。常常突然发病,数小时内进展,许多患者遗留受累肢体的笨拙或运动缓慢。

2)纯感觉性卒中(pure sensory stroke, PSS):较常见,特点是偏身感觉缺失,可伴感觉异常,如麻木、烧灼或沉重感、刺痛、僵硬感等。病变主要位于对侧丘脑腹后外侧核。

3)共济失调性轻偏瘫(ataxic-hemiparesis):病变对侧轻偏瘫伴小脑性共济失调,偏瘫下肢重于上肢（足踝部明显），面部最轻，共济失调不能用无力来解释，可伴锥体束征。病变位于脑桥基底部内囊或皮质下白质。

4）构音障碍－手笨拙综合征（dysarthria-clumsy hand syndrome，DCHS）：约占20%，起病突然，症状迅速达高峰，表现为构音障碍、吞咽困难、病变对侧中枢性面舌瘫、面瘫侧手无力和精细动作笨拙（书写时易发现），指鼻试验不准，轻度平衡障碍。病变位于脑桥基底部、内囊前肢或膝部。

5）感觉运动性卒中（sensorimotor stroke，SMS）：以偏身感觉障碍起病，再出现轻偏瘫，病灶位于丘脑腹后核及邻近内囊后肢，是丘脑膝状体动脉分支或脉络膜后动脉丘脑支闭塞所致。

腔隙状态（lacunar state）是本病反复发作引起多发性腔隙性梗死，累及双侧皮质脊髓束和皮质脑干束，出现严重精神障碍、认知功能下降、假性延髓性麻痹、双侧锥体束征、类帕金森综合征和尿便失禁等。

（三）辅助检查

辅助检查同大动脉粥样硬化型脑梗死，详见本章节的相关内容。神经影像学检查是确诊的主要依据。CT可见内囊基底核区、皮质下白质单个或多个圆形、卵圆形或长方形低密度病灶，直径<1.5～2.0 cm，边界清晰，无占位效应。MRI呈T1低信号、T2高信号，可较CT更为清楚地显示腔隙性脑梗死病灶。

（四）诊断

中老年发病，有长期高血压、糖尿病等危险因素病史，急性起病，出现局灶性神经功能缺损症状，临床表现为腔隙综合征，即可初步诊断本病。如果CT或MRI检查证实有与神经功能缺失一致的脑部腔隙病灶，梗死灶直径<1.5～2.0 cm，且梗死灶主要累及脑的深部白质、基底核、丘脑和脑桥等区域，符合大脑半球或脑干深部的小穿通动脉病变，即可明确诊断。

（五）治疗

本类型脑梗死与大动脉粥样硬化型脑梗死治疗类似，详见本章节的有关内容。少数脑梗死患者发病早期表现为小卒中，但实际最后是严重卒中，甚至是致死性卒中，临床上难以区别。溶栓治疗对这些患者同样是至关重要的。近来的研究表明，对于神经系统症状轻微或快速自发缓解的急性脑梗死患者，溶栓治疗也有较好的疗效。虽有研究提示严重脑白质病变和微出血及多发性腔隙性脑梗死是溶栓后脑出血的独立危险因素，但不是溶栓治疗的禁忌证。对发病24小时内、NIHSS评分≤3的急性脑梗死患者，阿司匹林短期联合氯吡格雷较单用阿司匹林有更好的疗效，但长期联合抗血小板治疗增加出血风险，没有益处。高血压是小动脉闭塞型脑梗死最重要的危险因素，降压治疗能有效预防卒中复发和认知功能衰退,尤其要强调积极控制高血压。

第四节　脑出血

脑出血(intracerebral hemorrhage, ICH)是指非外伤性脑实质内出血,发病率为每年(60～80)/10万,在我国占全部脑卒中的20%～30%。虽然脑出血发病率低于脑梗死,但其致死率却高于后者,急性期病死率为30%～40%。

一、病因

最常见病因是高血压合并细小动脉硬化,其他病因包括动-静脉血管畸形、脑淀粉样血管病变、血液病(如白血病、再生障碍性贫血、血小板减少性紫癜、血友病、红细胞增多症和镰状细胞病等)、抗凝或溶栓治疗等。

二、临床表现

(1)一般表现:ICH常见于50岁以上患者,男性稍多于女性,寒冷季节发病率较高,多有高血压病史。多在情绪激动或活动中突然发病,发病后病情常于数分钟至数小时内达到高峰。少数也可在安静状态下发病。前驱症状一般不明显。

ICH患者发病后多有血压明显升高。由于颅内压升高,常有头痛、呕吐和不同程度的意识障碍,如嗜睡或昏迷等。

(2)局限性定位表现取决于出血量和出血部位。

1)基底核区出血。

壳核出血:最常见,占ICH病例的50%～60%,系豆纹动脉尤其是其外侧支破裂所致,可分为局限型(血肿仅局限于壳核内)和扩延型。常有病灶对侧偏瘫、偏身感觉缺失和同向性偏盲,还可出现双眼球向病灶对侧同向凝视不能,优势半球受累可有失语。

丘脑出血:占ICH病例的10%～15%,系丘脑膝状体动脉和丘脑穿通动脉破裂所致,可分为局限型(血肿仅局限于丘脑)和扩延型。常有对侧偏瘫、偏身感觉障碍,通常感觉障碍重于运动障碍。深浅感觉均受累,而深感觉障碍更明显。可有特征性眼征,如上视不能或凝视鼻尖、眼球偏斜或分离性斜视、眼球会聚障碍和无反应性小瞳孔等。小量丘脑出血致丘脑中间腹侧核受累可出现运动性震颤和帕金森综合征样表现;累及丘脑底核或纹状体可呈偏身舞蹈-投掷样运动;优势侧丘脑出血可出现丘脑性失语、精神障碍、认知障碍和人格改变等。

尾状核头出血：较少见，多由高血压动脉硬化和血管畸形破裂所致，一般出血量不大，多经侧脑室前角破入脑室。常有头痛、呕吐、颈强直、精神症状，神经系统功能缺损症状并不多见，故临床酷似蛛网膜下腔出血。

2）脑叶出血。

占脑出血的 5%～10%，常由脑动静脉畸形、血管淀粉样病变、血液病等所致。出血以顶叶最常见，其次为颞叶、枕叶、额叶，也有多发脑叶出血的病例。如额叶出血可有偏瘫、尿便障碍、Broca 失语、摸索和强握反射等；颞叶出血可有 Wernicke 失语、精神症状、对侧上象限盲、癫痫；枕叶出血可有视野缺损；顶叶出血可有偏身感觉障碍、轻偏瘫、对侧下象限盲，非优势半球受累可有构象障碍。

3）脑干出血。

脑桥出血：约占脑出血的 10%，多由基底动脉脑桥支破裂所致，出血灶多位于脑桥基底部与被盖部之间。大量出血（血肿＞5 m）累及双侧被盖部和基底部，常破入第四脑室，患者迅即出现昏迷、双侧针尖样瞳孔、呕吐咖啡样胃内容物、中枢性高热、中枢性呼吸障碍、眼球浮动、四肢瘫痪和去大脑强直发作等。小量出血可无意识障碍，表现为交叉性瘫痪和共济失调性偏瘫，两眼向病灶侧凝视麻痹或核间性眼肌麻痹。

中脑出血：少见，常有头痛、呕吐和意识障碍，轻症表现为一侧或双侧动眼神经不全麻痹、眼球不同轴、同侧肢体共济失调，也可表现为 Weber 或 Benedikt 综合征；重症表现为深昏迷，四肢弛缓性瘫痪，可迅速死亡。

延髓出血：更为少见，临床表现为突然意识障碍，影响生命体征，如呼吸、心率、血压改变，继而死亡。轻症患者可表现不典型的 Wallenberg 综合征。

4）小脑出血：约占脑出血的 10%。多由小脑上动脉分支破裂所致。常有头痛、呕吐，眩晕和共济失调明显，起病突然，可伴有枕部疼痛。出血量较少者，主要表现为小脑受损症状，如患侧共济失调、眼震和小脑性语言等，多无瘫痪；出血量较多者，尤其是小脑蚓部出血，病情迅速进展，发病时或病后 12～24 小时内出现昏迷及脑干受压征象，双侧瞳孔缩小至针尖样、呼吸不规则等。暴发型则常突然昏迷，在数小时内迅速死亡。

5）脑室出血：占脑出血的 3%～5%，分为原发性和继发性脑室出血。原发性脑室出血多由脉络丛血管或室管膜下动脉破裂出血所致，继发性脑室出血是指脑实质出血破入脑室。常有头痛、呕吐，严重者出现意识障碍如深昏迷、脑膜刺激征、针尖样瞳孔、眼球分离斜视或浮动、四肢弛缓性瘫痪及去脑强直发作、高热、呼吸不规则、脉搏和血压不稳定等症状。临床上易误诊为蛛网膜下腔出血。

三、辅助检查

（1）CT 和 CTA 检查。颅脑 CT 扫描是诊断 ICH 的首选方法，可清楚显示出血部位、出血量大小、血肿形态、是否破入脑室以及血肿周围有无低密度水肿带和占位效应等。

病灶多呈圆形或卵圆形,均匀高密度区,边界清楚,脑室大量积血时多呈高密度铸型,脑室扩大。1周后血肿周围有环形增强,血肿吸收后呈低密度或囊性变。脑室积血多在2～3周内完全吸收,而较大的脑实质内血肿一般需6～7周才可彻底消散。脑出血后动态CT检查还可评价出血的进展情况,并进行及时处理,减少因血肿扩大救治不及时给患者转归所带来的影响。

（2）MR和MRA检查,对发现结构异常、明确脑出血的病因很有帮助。MR对检出脑干和小脑的出血灶和监测脑出血的演进过程优于CT扫描,对急性脑出血诊断不及CT。脑出血时MR影像变化规律如下:

1）超急性期(<24小时)为长T1、长T2信号,与脑梗死、水肿不易鉴别。

2）急性期(2～7天)为等T1、短T2信号。

3）亚急性期(8天至4周)为短T、长T2信号。

4）慢性期(>4周)为长T1、长T2信号。MRA可发现脑血管畸形、血管瘤等病变。

（3）脑脊液检查。脑出血患者一般无需进行腰椎穿刺检查,以免诱发脑疝形成,如需排除颅内感染和蛛网膜下腔出血,可谨慎进行。

（4）DSA脑出血患者一般不需要进行DSA检查,除非疑有血管畸形、血管炎或moyamoya病又需外科手术或血管介入治疗时才考虑进行。DSA可清楚显示异常血管和造影剂外漏的破裂血管及部位。

（5）其他检查,包括血常规、血液生化、凝血功能、心电图检查和胸部X线摄片检查。外周白细胞可暂时增高,血糖和尿素氮水平也可暂时升高,凝血活酶时间和部分凝血活酶时间异常提示有凝血功能障碍。

四、诊断

中老年患者在活动中或情绪激动时突然发病,迅速出现局灶性神经功能缺损症状以及头痛、呕吐等颅高压症状应考虑脑出血的可能,结合头颅CT检查,可以迅速明确诊断。

五、治疗

治疗原则为安静卧床、脱水降颅压、调整血压、防治继续出血、加强护理防治并发症,以挽救生命,降低死亡率、残疾率和减少复发。

1. 内科治疗

（1）一般处理:一般应卧床休息2～4周,保持安静,避免情绪激动和血压升高。有意识障碍、消化道出血者宜禁食24～48小时,必要时应排空胃内容物。注意水电解质平衡、预防吸入性肺炎和早期积极控制感染。明显头痛、过度烦躁不安者,可酌情适当给予镇静止痛剂;便秘者可选用缓泻剂。

(2)降低颅内压:脑水肿可使颅内压增高,并致脑疝形成,是影响脑出血死亡率及功能恢复的主要因素。积极控制脑水肿、降低颅内压(intracranial pressure, ICP)是脑出血急性期治疗的重要环节。不建议应用激素治疗减轻脑水肿。

(3)调整血压:一般认为 ICH 患者血压升高是机体针对 ICP 为保证脑组织血供的一种血管自动调节反应,随着 ICP 的下降血压也会下降,因此降低血压应首先以进行脱水降颅压治疗为基础。但如果血压过高,又会增加再出血的风险,因此需要控制血压。调控血压时应考虑患者的年龄、有无高血压史、有无颅内高压、出血原因及发病时间等因素。

一般来说,当收缩压 >200 mmHg 或平均动脉压 >150 mmHg 时,要用持续静脉降压药物积极降低血压;当收缩压 >180 mmHg 或平均动脉压 >130 mmHg 时,如果同时有疑似颅内压增高的证据,要考虑监测颅内压,可用间断或持续静脉降压药物来降低血压,但要保证脑灌注压 >60~80 mmHg;如果没有颅内压增高的证据,降压目标则为160/90 mmHg 或平均动脉压 110 mmHg。降血压不能过快,要加强监测,防止因血压下降过快引起脑低灌注。脑出血恢复期应积极控制高血压,尽量将血压控制在正常范围内。

(4)止血治疗:止血药物如氨基己酸、氨甲苯酸、巴曲酶等对高血压动脉硬化性出血的作用不大。如果有凝血功能障碍,可针对性给予止血药物治疗,例如肝素。治疗并发的脑出血可用鱼精蛋白中和。华法林治疗并发的脑出血可用维生素 K1 拮抗。

(5)亚低温治疗:是脑出血的辅助治疗方法,可能有一定效果,可在临床当中试用。

(6)其他:抗利尿激素分泌异常综合征,又称稀释性低钠血症,可发生于约 10% 的ICH 患者。因经尿排钠增多,血钠降低,从而加重脑水肿。应限制水摄入量在 800~1 000 mL/d,补钠 9~12 g/d。脑耗盐综合征系因心钠素分泌过高所致的低钠血症,治疗时应输液补钠。低钠血症宜缓慢纠正,否则可导致脑桥中央髓鞘溶解症。中枢性高热大多采用物理降温,有学者提出可用多巴胺能受体激动剂如溴隐亭进行治疗。下肢深静脉血栓形成高危患者,一般在 ICH 出血停止、病情稳定和血压控制良好的情况下,可给予小剂量的低分子肝素进行预防性抗凝治疗。

2. 外科治疗

严重脑出血危及患者生命时内科治疗通常无效,外科治疗则有可能挽救生命;但如果患者预期存活率低,外科治疗较内科治疗通常增加严重残疾风险。主要手术方法包括:去骨瓣减压术、小骨窗开颅血肿清除术、钻孔血肿抽吸术和脑室穿刺引流术等。

目前对于外科手术适应证、方法和时机选择尚无一致性意见,主要应根据出血部位、病因、出血量及患者年龄、意识状态、全身状况决定。一般认为手术宜在早期(发病后

6～24 小时内)进行。通常下列情况需要考虑手术治疗：

（1）基底核区中等量以上出血（壳核出血 ≥30 mL，丘脑出血 ≥15 mL）。

（2）小脑出血 ≥10 mL 或直径 ≥3 cm，或合并明显脑积水。

（3）重症脑室出血（脑室铸型）。

（4）合并脑血管畸形、动脉瘤等血管病变。

3. 康复治疗

脑出血后，只要患者的生命体征平稳、病情不再进展，宜尽早进行康复治疗。早期分阶段综合康复治疗对恢复患者的神经功能，提高生活质量有益。

第十章
水、电解质紊乱

第一节 低钠血症

低钠血症是指血清钠 <135 mmo/L 的一种病理生理状态,与体内总钠量无关。

一、病因及分类

(一)缺钠性低钠血症

即低渗性失水。体内的总钠量和细胞内钠减少,血清钠浓度降低。

(二)稀释性低钠血症

即水过多,血钠被稀释。总钠量可正常或增加,细胞内液和血清钠浓度降低。

(三)转移性低钠血症

少见。机体缺钠时,钠从细胞外移入细胞内。总体钠正常,细胞内液钠增多,血清钠减少。

(四)特发性低钠血症

多见于恶性肿瘤、肝硬化晚期、营养不良、年老体衰及其他慢性疾病晚期,亦称消耗性低钠血症。可能是细胞内蛋白质分解消耗,细胞内渗透压降低,水由细胞内移向细胞外。

(五)脑性盐耗损综合征(cerebral salt wasting syndrome,CSW)

由于下视丘脑或脑干损伤导致下视丘脑与肾脏神经联系中断,导致远曲小管出现渗透性利尿,血钠、氯、钾降低,尿中含量增高。

任何存在神经系统受损的病人，在发生低钠血症时均应鉴别 CSW 和 SIADH。前者血容量降低伴有失水症状，血浆渗透压降低，尿钠和氯显著升高；后者血容量增多，血浆渗透压和中心静脉压降低，因此容量消耗是诊断 CSW 的鉴别要点，血 AVP 升高可用于评价血容量减少的程度。

二、临床表现

严重程度取决于血钠下降的速率。血 Na^+ 在 130 mmol/L 以上时，极少引起症状。Na^+ 在 125～130 mmol/L 之间时，表现为胃肠道症状。血钠降至 125 mmol/L 以下时，易并发脑水肿，此时主要症状为头痛嗜睡、肌肉痛性痉挛、神经精神症状和可逆性共济失调等。若脑水肿进一步加重，可出现脑疝、呼吸衰竭，甚至死亡。

如果低钠血症在 48 小时内发生，则有很大危险，可很快出现抽搐、昏迷、呼吸停止或死亡，可导致永久性神经系统受损的后果。慢性低钠血症者，则有发生渗透性脱髓鞘的危险，特别在纠正低钠血症过快时易发生。除脑细胞水肿和颅内高压临床表现外，由于血容量缩减，可出现血压低、脉细速和循环衰竭，同时有失水的体征。总体钠正常的低钠血症则无脑水肿的临床表现。

三、诊断与治疗

转移性低钠血症少见，临床上主要表现为低钾血症，治疗以去除原发病和纠正低钾血症为主。特发性低钠血症主要是治疗原发病。

严重高脂血症、高蛋白血症等可引起"假性低钠血症"，主要应针对原发病因治疗。对于颅内疾病引起的 CSW，可补充晶体电解质和水，必要时应用 AVP 拮抗剂，如托伐普坦、考尼伐坦、莫扎伐普坦等。此外可用皮质醇（fludrocortisone）每次 0.05～0.1 mg，每日 2 次，但不宜长期使用。

第二节　高钠血症

高钠血症是指血清钠＞145 mmol/L，机体总钠量可增高、正常或减少。

一、分类

1. 浓缩性高钠血症

即高渗性失水，最常见。体内总钠减少，而细胞内和血清钠浓度增高。见于单纯性失水或失水＞失钠时。

2. 潴钠性高钠血症

较少见。主要因肾排泄钠减少和（或）钠的入量过多所致，如右心衰竭、肾病综合征、肝硬化腹水、库欣综合征、原发性醛固酮增多症、颅脑外伤，以及急、慢性肾衰竭和补碱过多等。

3. 特发性高钠血症

较少见。本症分泌 AVP 的能力并未丧失，但是 AVP 释放的渗透压阈值提高，只有体液达到明显高渗状态时才能释放 AVP，因此体液一直处于高渗状态。

二、临床表现及诊断

潴钠性高钠血症以神经精神症状为主要表现，病情轻重与血钠升高的速度和程度有关。初期症状不明显，随着病情发展或在急性高钠血症时，主要呈脑细胞失水表现，如神志恍惚、烦躁不安、抽搐惊厥、癫痫样发作、昏迷乃至死亡。

特发性高钠血症的症状一般较轻，常伴血浆渗透压升高。特发性高钠血症无明显脱水体征，持续高钠血症，机体仍有 AVP 分泌能力，肾小管对 AVP 仍有反应性。

积极治疗原发病，限制钠的摄入量，防止钠输入过多，早期补充足量的水分以纠正高渗状态，然后再酌情补充电解质。纠正高钠血症不能操之过急，补液过速、降低高渗状态过快，可能引发脑水肿、惊厥、神经损害，从而导致死亡。

潴钠性高钠血症除限制钠的摄入外，可用 5% 葡萄糖液稀释疗法或鼓励多饮水，但必须同时使用排钠性利尿药。因这类病人多有细胞外容量增高，需严密监护心肺功能，防止输液过快过多，以免导致肺水肿。上述方法未见效且病情加重者，可考虑应用 8% 葡萄糖溶液做透析疗法。氢氯噻嗪和氯磺丙脲可缓解特发性高钠血症的症状。

第三节　低钾血症

低钾血症（hypokalemia）是指血清钾 <3.5 mmol/L 的一种病理生理状态。造成低钾血症的主要原因是体内总钾量丢失，称为钾缺乏症（potassium depletion）。临床上，体内总钾量不缺乏，也可因稀释或转移到细胞内而导致血清钾降低；反之，虽然钾缺乏，但如血液浓缩，或钾从细胞内转移至细胞外，血钾浓度又可正常甚至增高。

一、病因

（一）缺钾性低钾血症

表现为体内总钾量、细胞内钾和血清钾浓度降低。

（1）摄入钾不足。长期禁食、偏食、厌食，每日钾的摄入量<3 g，并持续 2 周以上。

（2）排出钾过多。主要经胃肠或肾丢失过多的钾。

1）胃肠失钾：因消化液丢失而失钾，见于长期大量的呕吐（如幽门梗阻）、腹泻（如血管活性肠肽瘤、滥用泻药、霍乱等）、胃肠胆道引流或造瘘等。

2）肾脏失钾：① 肾脏疾病：急性肾衰竭多尿期、肾小管酸中毒、失钾性肾病、尿路梗阻解除后利尿、Liddle 综合征；② 内分泌疾病：原发性或继发性醛固酮增多症、Cushing 综合征、异源性 ACTH 综合征等；③ 利尿药：如呋塞米、依他尼酸、布美他尼、氢氯噻嗪、美托拉宗、乙酰唑胺等排钾性利尿药，或甘露醇、山梨醇、高渗糖液等渗透性利尿药；④ 补钠过多致肾小管钠 – 钾交换加强，钾排出增多；⑤ 碱中毒或酸中毒恢复期；⑥ 某些抗生素，如青霉素、庆大霉素、羧苄西林、多黏菌素 B 等。

3）其他原因所致的失钾：如大面积烧伤、腹腔积液、腹腔引流、透析、长期高温作业等。

（二）转移性低钾血症

因细胞外钾转移至细胞内引起，表现为体内总钾量正常，细胞内钾增多，血清钾浓度降低。见于① 代谢性或呼吸性碱中毒或酸中毒的恢复期，一般血 pH 每升高 0.1，血钾约下降 0.7 mmol/L；② 使用大量葡萄糖液（特别是同时应用胰岛素时）；③ 周期性瘫痪，如家族性低血钾性周期性瘫痪、Graves 病；④ 急性应激状态，可致肾上腺素分泌增多，促进钾进入细胞内；⑤ 棉籽油或氯化钡中毒；⑥ 使用叶酸维生素 B12 治疗贫血；⑦ 反复输入冷存洗涤过的红细胞，因冷存过程中可丢失钾 50％左右，进入人体后细胞外钾迅速进入细胞内；⑧ 低温疗法使钾进入细胞内。

（三）稀释性低钾血症

细胞外液水潴留时，血钾浓度相对降低，机体总钾量和细胞内钾正常，见于水过多和水中毒，或过多过快补液而未及时补钾时。

二、临床表现

取决于低钾血症发生的速度、程度和细胞内外钾浓度异常的轻重。慢性轻型者的症状轻或无症状，急性而迅速发生的重型者症状往往很重，甚至致命。

（一）缺钾性低钾血症

（1）骨骼肌表现：一般血清钾<3.0 mmol/L 时，病人感疲乏、软弱、乏力；<2.5 mmol/L 时，全身性肌无力，肢体软瘫，腱反射减弱或消失，甚而膈肌、呼吸肌麻痹，呼吸、吞咽困难，重者可窒息。可伴麻木、疼痛等感觉障碍。病程较长者常伴肌纤维溶解、坏死、萎缩和神经退变等病变。

（2）消化系统表现：恶心、呕吐、厌食、腹胀、便秘、肠蠕动减弱或消失、肠麻痹等，重者肠黏膜下组织水肿。

（3）中枢神经系统表现：萎靡不振、反应迟钝、定向力障碍、嗜睡或昏迷。

（4）循环系统表现：早期心肌应激性增强，心动过速，可有房性、室性期前收缩；重者呈低钾性心肌病，心肌坏死、纤维化。心电图：血钾降至 3.5 mmol/L 时，T 波宽而低，QT 间期延长，出现 U 波；重者 T 波倒置，ST 段下移，出现多源性期前收缩或室性心动过速；更严重者可因心室扑动、心室颤动、心脏骤停或休克而猝死。

（5）泌尿系统表现：长期或严重失钾可致肾小管上皮细胞变性坏死，尿浓缩功能下降，出现口渴多饮和夜尿多；进而发生失钾性肾病，出现蛋白尿和管型尿等。

（6）酸碱平衡紊乱表现：钾缺乏时细胞内缺钾，细胞外 Na^+ 和 H 进入细胞内，肾远端小管 K 与 Na^+ 交换减少而 H 与 Na^+ 交换增多，故导致代谢性碱中毒、细胞内酸中毒及反常性酸性尿。

（二）转移性低钾血症

亦称为周期性瘫痪。常在半夜或凌晨突然起病，主要表现为发作性软瘫或肢体软弱乏力，多数以双下肢为主，少数累及上肢；重者累及颈部以上部位和膈肌；1～2 小时达高峰，一般持续数小时，个别可长达数日。

（三）稀释性低钾血症

主要见于水过多或水中毒时。

三、诊断

一般根据病史，结合血清钾测定可作出诊断。反复发作的周期性瘫痪是转移性低钾血症的重要特点，但其他类型的低钾血症均缺乏特异的症状和体征。特异的心电图表现（如低 T 波、QT 间期延长和 U 波）有助于诊断。病因鉴别时，要首先区分肾性（一般尿钾多 >20 mmol/L）或肾外性失钾；并对可能病因作相应的检查，必要时测定血浆肾素活性和醛固酮水平。一般情况下，血清钾水平可大致反映缺钾性低钾血症的缺钾程度（血清钾 <3.5 mmol/L 表示钾丢失达总量的 10% 以上）。

四、治疗

积极治疗原发病，给予富含钾的食物。对缺钾性低钾血症者，除积极治疗原发病外，应及时补钾。在血容量减少、周围循环衰竭、休克致肾功能障碍时，除非有严重心律失常或呼吸麻痹等紧急情况，应待补充血容量、排尿达到 30～40 mL/h 后，继续观察 6 小时，给予补钾。通常在尿量达 500 mL/d 以上可予以补钾。

（一）补钾量

参照血清钾水平，大致估计补钾量：① 轻度缺钾：血清钾 3.0～3.5 mmol/L，可补充钾 100 mmol（相当于氯化钾 8 g）；② 中度缺钾：血清钾 2.5～3.0 mmol/L，可补充钾 300 mmol（相当于氯化钾 24 g）；③ 重度缺钾：血清钾 2.0～2.5 mmo/L 水平，可补充钾 500 mmol（相当于氯化钾 40 g）。但一般每日补钾以不超过 200 mmol（相当于氯化钾 15 g）为宜。

（二）补钾种类

1. 饮食补钾

肉、青菜、水果、豆类含钾量高，100 g 肉、青菜、水果、豆类含钾 0.2～0.4 g，而 100 g 的米、面含钾 0.09～0.14 g，100 g 的蛋含钾 0.06～0.09 g。

2. 药物补钾

① 氯化钾：含钾 13～14 mmol/g，最常用；② 枸橼酸钾：含钾约 9 mmol/g；③ 醋酸钾 含钾约 10 mmol/g，枸橼酸钾和醋酸钾适用于伴高氯血症者（如肾小管酸中毒）的治疗；④ 谷氨酸钾：含钾约 45 mmol/g，适用于肝衰竭伴低钾血症者；⑤ L-门冬氨酸钾镁溶液：含钾 3.0 mmol/10mL，镁 3.5 mmol/10mL，门冬氨酸和镁有助于钾进入细胞内。

（三）补钾方法

1. 途径

轻者给予富含钾的食物。口服补钾以氯化钾为首选；为减少胃肠道反应，宜将 10% 氯化钾溶液稀释于果汁或牛奶中餐后服，或改用氯化钾控释片，或换用 10% 枸橼酸钾，或鼻饲补钾。严重病例需静脉滴注补钾。

2. 速度

一般静脉补钾的速度以 20～40 mmol/h 为宜，不能超过 50～60 mmol/h。

3. 浓度

常规静脉滴注法补钾，静注液体以含钾 20～40 mmol/L 或氯化钾 1.5～3.0 g/L 为宜。需要限制补液量和（或）不能口服补钾的严重低钾病人，可行深静脉穿刺或插管，采用精确的静脉微量输注泵匀速输注较高浓度的含钾液体。

（四）注意事项

① 补钾时需检查肾功能和尿量，尿量 >500 mL/d 或 >30 mL/h 则补钾安全，否则应慎重补钾以免引发高血钾；② 低钾血症时将氯化钾加入生理盐水中静滴，如血钾已正常，则将氯化钾加入葡萄糖液中静滴，可预防高钾血症和纠正钾缺乏症，如停止静脉

补钾 24 小时后血钾仍正常,可改为口服补钾(血钾 3.5 mmol/L,仍缺钾约 10%);③ 对输注较高浓度钾溶液的病人,应持续心脏监护和每小时测定血钾,避免严重高钾血症和(或)心脏停搏;④ 钾进入细胞内较为缓慢,细胞内外的钾平衡时间约需 15 小时或更久,故应特别注意输注中和输注后的严密观察,防止发生一过性高钾血症;⑤ 难治性低钾血症需注意纠正碱中毒和低镁血症;⑥ 补钾后可加重原有的低钙血症,出现手足搐搦,应及时补给钙剂;⑦ 不宜长期使用氯化钾肠溶片,以免小肠处于高钾状态引发小肠狭窄、出血、梗阻等并发症。

第四节 高钾血症

高钾血症(hyperkalemia)是指血清钾浓度 >5.5 mmol/L 的一种病理生理状态,此时的体内钾总量可增多(钾过多)、正常或缺乏。

一、病因

(一)钾过多性高钾血症

其特征是机体钾总量增多致血清钾过高,主要见于肾排钾减少。一般只要肾功能正常,尿量 >500 mL/d,很少引起高钾血症。

1. 肾排钾减少

主要见于肾小球滤过率下降和肾小管排钾减少。前者包括少尿型急性、慢性肾竭,后者包括肾上腺皮质功能减退症、低肾素性低醛固酮症、肾小管酸中毒、氮质血症、长期使用潴钾性利尿药(螺内酯、氨苯蝶啶、阿米洛利)、β 受体阻断剂、血管紧张素转换酶抑制剂、非甾体类抗炎药。

2. 摄入钾过多

在少尿基础上,常因饮食钾过多、服用含钾丰富的药物、静脉补钾过多过快或输入较大量库存血或放射照射血等引起。

(二)转移性高钾血症

常由细胞内钾释放或转移到细胞外所致,少尿或无尿诱发或加重病情,但机体总钾量可增多、正常或减少。

1. 组织破坏

细胞内钾进入细胞外液,如重度溶血性贫血,大面积烧伤、创伤,肿瘤接受大剂量化疗,血液透析,横纹肌溶解症等。

2. 细胞膜转运功能障碍

① 代谢性酸中毒时钾转移到细胞外,H 进入细胞内,血 pH 降低,血清钾升高;② 严重失水、休克致组织缺氧;③ 剧烈运动、癫痫持续状态、破伤风等;④ 高钾性周期性瘫痪;⑤ 使用琥珀胆碱、精氨酸等药物。

(三)浓缩性高钾血症

重度失水、失血、休克等致有效循环血容量减少,血液浓缩而钾浓度相对升高,多同时伴有肾前性少尿及排钾减少;休克、酸中毒、缺氧等使钾从细胞内进入细胞外液。

(四)假性高钾血症

如试管内溶血、静脉穿刺技术不良、血小板增多、白细胞增多等导致细胞内钾外移引起。

二、临床表现

常被原发病掩盖。主要表现为心肌收缩功能降低、心音低钝,可使心脏停搏于舒张期;出现心率减慢、室性期前收缩、房室传导阻滞、心室颤动及心跳停搏;血压早期升高,晚期降低,出现血管收缩等类缺血症;皮肤苍白、湿冷、麻木、酸痛等。因影响神经肌肉复极过程,病人疲乏无力,四肢松弛性瘫痪,腱反射消失,也可出现动作迟钝、嗜睡等中枢神经症状。

三、辅助检查

心电图是诊断高钾血症程度的重要参考指标:血清钾 >6 mmol/L 时,出现基底窄而高尖的 T 波;7～9 mmol/L 时,PR 间期延长,P 波消失,QRS 波群变宽,R 波渐低,S 波渐深,ST 段与 T 波融合;>9～10 mmol/L 时,出现正弦波,QRS 波群延长,T 波高尖;进而心室颤动、蠕动。

四、诊断

有导致血钾增高和(或)肾排钾减少的基础疾病,血清钾 >5. 5 mmol/L 即可确诊。临床表现仅供诊断的参考,心电图可作为诊断病情判定和疗效观察的重要指标。血钾水平和体内总钾含量不一定是平行关系。钾过多时,可因细胞外液水过多或碱中毒而使血钾不高;反之,钾缺乏时也可因血液浓缩和酸中毒而使血钾增高。确定高钾血症诊断后,还需寻找和确定导致高钾血症的原发疾病。

五、治疗

早期识别和积极治疗原发病,控制钾摄入,停用升高血钾的药物。高钾血症对机体的重要威胁是心脏抑制,治疗原则是迅速降低血钾水平,保护心脏。

(一)对抗钾的心脏抑制作用

(1)乳酸钠或碳酸氢钠液可碱化血液,促使钾进入细胞内;钠拮抗钾的心脏抑制作用;增加远端小管中钠含量和 Na^+-K^+ 交换,增加尿钾排出量;Na^+ 增加血浆渗透压,从而扩容稀释性降低血钾;Na^+ 有抗迷走神经作用,提高心率。在急重症时,立即用 11.2% 乳酸钠液 60～100 mL(或 4%～5%碳酸氢钠 100～200 mL)静脉滴注,一般数分钟起作用。注意事项:① 注射中应注意防止诱发肺水肿;② 乳酸钠或醋酸钠需在肝脏内代谢成碳酸氢钠,因此肝病病人应慎用;③ 碳酸氢钠不能与葡萄糖酸钙混合使用,以免出现碳酸钙沉积。

(2)钙剂可对抗钾的心肌毒性。常用 10%葡萄糖酸钙或 5%氯化钙 10～20 mL 加等量 25%葡萄糖液,缓慢静脉注射,一般数分钟起作用,但需多次应用。有心力衰竭者不宜同时使用洋地黄。钙离子并不能影响细胞内外液 K^+ 的分布,但可使静息膜电位与阈电位之间的差距增加,从而稳定心脏兴奋性,因此还需使用其他方法来降低血钾。

(3)高渗盐水作用机制与乳酸钠相似,但高氯可引发高氯性酸中毒,对高钾血症不利,应慎用。常用 3%～5%氯化钠液 100～200 mL 静脉滴注,效果迅速,但可增加循环血容量,对少尿无尿者可引发肺水肿,故应注意监护心肺功能。若尿量正常,也可应用等渗盐水。

(4)葡萄糖和胰岛素使血清钾转移至细胞内。一般用 25%～50%葡萄糖液,按每 3～4 g 葡萄糖给予 1 U 普通胰岛素持续静脉滴注。

(5)选择性 $β_2$ 受体激动剂可促进钾转入细胞内,如沙丁胺醇等。

(二)促进排钾

(1)经肾排钾。肾是排钾主要器官。可给予高钠饮食或静脉输入高钠溶液;应用呋塞米、依他尼酸、氢氯噻嗪等排钾性利尿药,但肾衰竭时效果不佳。

(2)经肠排钾。在肠道,阳离子交换树脂与钾交换,可清除体内钾。常用聚磺苯乙烯交换树脂 10～20 g,一日口服 2～3 次;或 40 g 加入 25%山梨醇液 100～200 mL 中保留灌肠。可单独或并用 25%山梨醇液口服,一次 20mL,一日 2～3 次。

(3)透析疗法。适用于肾衰竭伴急重症高钾血症者,以血液透析为最佳,也可使用腹膜透析。

（三）减少钾的来源

（1）停止高钾饮食或含钾药物；

（2）供给高糖高脂饮食或采用静脉营养，以确保足够热量，减少分解代谢所释放的钾；

（3）清除体内积血或坏死组织；

（4）避免应用库存血；

（5）控制感染，减少细胞分解。

第十一章
皮肤病

第一节　湿疹

湿疹是由多种内外因素引起的浅层真皮和表皮炎症。急性期皮损呈多形性,以丘疱疹为主,有明显的渗出倾向;慢性期皮损局限,有浸润肥厚和苔藓样变,瘙痒剧烈,易复发。

一、病因

(一)内部因素

① 慢性消化系统疾病:如胃肠功能障碍;② 神经精神因素:如精神紧张、失眠、过度劳累、情绪变化;③ 体内慢性感染病灶:如慢性鼻窦炎、扁桃体炎、慢性胆囊炎、肠寄生虫病等;④ 内分泌功能失调:如月经紊乱、妊娠等;⑤ 循环障碍:如小腿静脉曲张;⑥ 遗传因素,患者可能具有湿疹素质,这种素质受遗传因素支配,也受年龄、健康状况及环境因素的影响。

(二)外部因素

① 食物:如鱼、虾、牛羊肉等过敏;② 吸入物:如花粉、尘螨、微生物等过敏;③ 日常生活用品:香脂、化妆品、肥皂、人造纤维等;④ 环境因素:日光、紫外线、寒冷、潮湿、干燥及各种动物皮毛等。

二、临床表现

(一)急性湿疹

常在水肿性红斑的基础上出现多数密集的针头到粟粒大小的丘疹、丘疱疹或小水疱,由于搔抓、摩擦,常形成点状糜烂面和浆液性渗出。病变中心较重,周围有散在丘疹、丘疱疹,故境界不清。有继发感染时可形成脓疱、脓液和脓痂。皮疹对称分布,好发于头面、耳后、前臂、小腿、手、足等外露部位及外阴、肛门等处,瘙痒剧烈。常因饮酒、过度搔抓和热水烫洗而加重。急性湿疹若治疗及时适当可在 1～2 周得到缓解。

(二)亚急性湿疹

急性湿疹的红肿、渗出减轻后,皮损以小丘疹、鳞屑和结痂为主,仅有少数丘疱疹或小水疱及糜烂,可有轻度浸润,仍有剧烈瘙痒。

(三)慢性湿疹

可因急性、亚急性湿疹反复发作,迁延不愈而转为慢性湿疹,亦可一开始即呈现慢性湿疹的改变。表现为暗红色浸润肥厚性斑块,表面粗糙覆以少量糠秕样鳞屑,可有不同程度的苔藓样变,亦可伴有色素改变,境界较清楚,多对称分布于手、足、小腿、肘窝、外阴、肛门等处。常有阵发性剧痒。病情时轻时重,可迁延数月或更久。

(四)特殊类型的湿疹

除上述共同表现外,在某些特定的环境和(或)某些特殊条件下,临床表现可有一定的特殊性。常见的有:

1. 手部湿疹

皮损呈亚急性或慢性湿疹表现,多发生于指背及指端屈侧,可蔓延至手背和腕部,境界不清或呈小片状,慢性期有浸润肥厚,因手指活动而有皲裂。手部湿疹亦可发生于手掌,呈限局性浸润肥厚性斑块,边缘较清,表面干燥粗糙,常有皲裂。因手部接触外界各种刺激因子的机会较多,故发病率高,病情也较顽固难治。

2. 乳房湿疹

多见于哺乳期妇女。好发于乳头、乳晕及其周围的皮肤,皮损表现为境界不清的棕红色斑片,可见丘疹、丘疱疹、糜烂、渗出、鳞屑、结痂,可发生皲裂,自觉痒、痛。

3. 外阴、阴囊和肛周湿疹

常表现为慢性湿疹的改变,患部皮肤浸润肥厚,苔藓样变,表面可见鳞屑、结痂、抓痕及色素改变,瘙痒剧烈,可因过度搔抓或热水烫洗而呈急性发作,出现红肿、糜烂、渗出。病程慢性,常多年不愈。

4. 钱币状湿疹

皮损为直径1～3 cm 大小境界清楚的圆形、类圆形钱币样斑片,表面有密集的小丘疹或丘疱疹,红肿渗出明显。慢性者皮肤浸润肥厚,表面有鳞屑、结痂,周围可见卫星状分布的丘疹、水疱。多见于四肢,自觉剧烈瘙痒。

5. 干燥性湿疹

又称裂纹性湿疹或皮脂缺乏性湿疹。主要由于气候干燥、寒冷或过度热水烫洗后致皮肤水分脱失、皮脂分泌减少所致。表现为红斑、干燥、脱屑及细小皲裂,好发于四肢,特别是老年胫前,多见于冬季,伴不同程度的瘙痒。

三、实验室检查

分子生物学检测包括核酸杂交技术和 PCR 方法,敏感性高、特异性强,但操作较为复杂,实验要求较高,不能普遍应用。

四、诊断

根据急性期皮损多形性,以丘疱疹为主,有明显的渗出或渗出倾向,对称分布,境界不清,瘙痒剧烈;慢性期有浸润肥厚、苔藓样变等特点,诊断不难。

五、治疗

(一)一般治疗

尽可能寻找发病原因或诱发加重因素,避免可疑的致病因素,发病期间避免进食辛辣刺激性食物及鱼虾等易致敏食物;避免饮酒、浓茶、咖啡;避免局部刺激(如肥皂热水烫洗、搔抓等)。积极治疗全身慢性病灶及其他全身性疾患。

(二)全身治疗

1. 抗组胺药

有不同程度的镇静、止痒作用,部分新一代抗组胺药还有不同程度的抗炎症作用,可有效缓解症状,必要时可两种联合或交替使用。

2. 非特异性抗过敏治疗

10%葡萄糖酸钙 10 mL,每日 1 次缓慢静脉注射,维生素 C $2.0 \sim 3.0$ g 加入葡萄糖溶液中静脉点滴,亦可使用 5%溴化钙或硫代硫酸钠静脉注射。

3. 糖皮质激素

一般情况下不宜口服或注射糖皮质激素,仅在皮疹泛发、渗出显著、病情严重时,可考虑短期全身应用糖皮质激素,病情缓解后逐渐减量至停用。长期应用易引起不良反应。老年患者滥用糖皮质激素后,易发展成红皮病。

(三)局部治疗

急性湿疹:无渗出者可外用炉甘石洗剂、糖皮质激素霜剂,渗出不多时,可用氧化锌油或糊剂,亦可与糖皮质激素霜交替外用;渗出多时可用生理盐水或 3%硼酸溶液冷湿敷,待渗出明显减少或无渗出时,再用上述药物。亚急性湿疹:可选用糖皮质激素霜剂和氧化锌糊剂或焦油类制剂交替外用。慢性湿疹:可选用糖皮质激素软膏与焦油类软膏或非甾体类外用抗炎药如乙氧苯抑胺软膏、丁苯羟酸软膏交替外用;外用钙调磷酸酶抑制剂如他克莫司、吡美莫司对部分患者有效,可先用糖皮质激素制剂控制症状,再改用钙调磷酸酶抑制剂维持治疗,以避免长期外用糖皮质激素带来的风险。对于顽固的限局性浸润肥厚性损害亦可使用糖皮质激素局部皮损内注射,每周 1 次,4～6 次为一个疗程。

第二节　大疱性类天疱疮

大疱性类天疱疮是一种多发生于老年人的自身免疫性大疱性皮肤病。

一、病因

大疱性类天疱疮是一种自身免疫性疾病。大多数患者血清中存在抗基底膜带的自身抗体。这些抗体主要是 IgG,有 IgG_3 和 IgG_4 亚型,前者最常见。

二、临床表现

本病好发于 50 岁以上的中老年人,儿童也可以发病,但较罕见。性别上无差异。

皮损好发于胸腹、腋下、腹股沟及四肢屈侧。在外观正常的皮肤或红斑基础上发生浆液性水疱或大疱,疱壁厚而紧张,不易破裂,疱液初期澄清,后变混浊。有时为血疱。尼氏征阴性。水疱破裂后糜烂面不扩大,愈合较快,愈后有色素沉着,无瘢痕遗留。皮肤损害成批发生,此起彼伏。除紧张性水疱外,患者可出现红斑、丘疹或荨麻疹样损害,尤其在疾病的早期。8%～39%的患者有黏膜损害,多在皮损泛发期或疾病后期发生,主要侵犯舌、唇、腭、颊、咽,有时累及外阴、肛周等,表现为水疱或糜烂,糜烂面较易愈合。有不同程度的瘙痒,通常为中重度瘙痒,一般无全身症状。

病程缓慢,反复发作,如果不予治疗,病程可持续数月至数年,可自发性消退或加重。预后较天疱疮好。但少数皮损泛发的严重患者机体日益衰弱,可因继发感染等而导致死亡。

少见的临床亚型有局限型、多形型、小疱型、结节型及瘢痕性类天疱疮等。

本病可与其他免疫相关性疾病合并存在,如银屑病、扁平苔藓、红斑狼疮、糖尿病等。部分患者可合并发生恶性肿瘤。

三、实验室检查

约半数患者外周血嗜酸性粒细胞增多,血清 IE 增高,血中嗜酸粒细胞增多的程度与血清 IgE 水平无关。间接免疫荧光检查约 80% 患者血清中有循环抗表皮基底膜带抗体。主要是 IgG, 其次有 IgM 和 IgA。血清 IgE 水平与抗表皮基底膜带抗体滴度呈正相关。

四、治疗

(一)全身治疗

(1)糖皮质激素是首选药物。一般应用中等量泼尼松即可。泼尼松 $0.75 \sim 1$ mg/(kg•d),每日晨 8 时一次服药,病情控制后逐渐减量维持,维持量因人而异,一般 $5 \sim 15$ mg/d。

(2)免疫抑制剂:可单独应用或与糖皮质激素联合应用。硫唑嘌呤 $1 \sim 1.5$ mg/(kg•d);环磷酰胺 $1.5 \sim 2$ mg/(kg•d);甲氨蝶呤 $5 \sim 12.5$ mg/周。

(3)氨苯砜 $50 \sim 150$ mg/d 口服,可单独应用或与糖皮质激素联合应用。

(4)四环素 $1.0 \sim 2.0$ g/d,或米诺环素 $0.1 \sim 0.2$ g/d,单用,或与大剂量烟酰胺 $0.5 \sim 1.5$ g/d 联合应用,对抑制表真皮处的炎症反应和增加表真皮联结有效。

(二)局部治疗

注意创面清洁,糜烂面可用 1:8 000 高锰酸钾或 0.1% 乳酸依沙吖啶溶液湿敷。局限性类天疱疮可外用高效糖皮质激素制剂。

第十二章
气管切开

第一节　气管切开术

气管切开术系切开颈段气管,放入金属气管套管和硅胶套管,是解除喉源性呼吸困难、呼吸功能失常或下呼吸道分泌物潴留所致呼吸困难的常见手术。

适应证:

(1)喉阻塞:喉部炎症、肿瘤、外伤、异物等引起的严重喉阻塞。

(2)下呼吸道分泌物潴留:各种原因(颅脑外伤,胸腹外伤及脊髓灰质炎等)所致下呼吸道分泌物潴留,为了吸痰和保持气道通畅,可考虑气管切开。

(3)预防性气管切开:咽部肿瘤、脓肿伴呼吸困难;对某些口腔、鼻咽、颌面、咽、喉部大手术,为了进行全麻,防止术中及术后血液流入下呼吸道,保持术后呼吸道通畅;防止术后术区出血或局部组织肿胀阻碍呼吸,可施行气管切开。

(4)取气管异物:经内镜下钳取未成功,估计再取有窒息危险,或无施行气管镜检查设备和技术者,可经气管切开途径取出异物。

禁忌证:

(1)张力性气胸者。

(2)低血容量休克、心力衰竭尤其是右心衰竭者。

(3)肺大疱、气胸及纵隔气肿未引流前。

(4)大咯血患者。

(5)心肌梗死者(心源性肺水肿)。

---

*结合工作实际,本章仅对气管切开术相关内容进行介绍。

术后并发症：

（1）术后出血。

（2）气胸及纵膈气肿。

（3）皮下气肿。

（4）拔管困难。

（5）切口感染。

（6）套管脱出。

（7）呼吸骤停。

（8）气管食管瘘。

（9）喉气管狭窄。

（10）少见并发症，如喉返神经瘫痪、气栓。

第三篇

医养结合机构
护理规范

第一章
基础护理

第一节 出入院护理

一、入院护理常规

（1）病区接患者入院通知后，及时准备床单位及用物，做好新患者入院准备。

（2）热情迎接新患者，核对患者手腕标识带或核对病历首页，引导新患者到准备好的病床。

（3）办公桌护士办理入院手续。入院手续办理完毕，通知主管医师接诊新患者。入院手续包括接收住院证和病历首页并置于对应的病历夹中，核准和保管患者医疗保险卡和身份证复印件，准确填写一览牌、床头卡及相关登记，并安放有关卡片。

（4）给予入院指导。向患者或家属详细介绍医院住院指南，包括主管医师、责任护士、护士长及联系方式，病区环境、餐饮服务、作息时间、探视制度、陪护规定、住院安全事项、医保用药、用材须知等；并用"入院告知书"书面指导，请患者或家属详细阅读后签名。

（5）进行入院护理评估，包括患者生理、心理及社会状况的评估，测量患者体温、脉搏、呼吸、血压、体质量等；并按要求书写入院患者护理评估单、护理记录等。

（6）给予新患者入院卫生处置，如修剪指甲、剃胡须、更换病员服等；多余物品交代家属带回家。

（7）按医嘱落实患者饮食并予以正确地指导。

（8）及时正确执行医嘱，完成各项治疗，观察用药后的反应。

（9）运用护理程序，执行分级护理制度，实施整体护理。包括按要求巡视患者，仔细观察病情变化，与患者进行有效沟通，了解患者心理状况，征求患者意见。明确护理问题，及时解决患者需求，落实各项基础护理和危重患者护理，给予心理护理，做好住院期间全程健康指导和护理效果评价,并记录。

（10）发现病情变化立即报告医师。病情危重时,及时做好各项抢救准备。

二、出院护理常规

（1）办公室护士接到患者的出院医嘱后,通知责任护士告知患者出院日期及办理出院的相关手续。

（2）注销各种治疗护理卡,将填写好的出院证、出院结账单送住院处结算。

（3）按出院病历的顺序要求整理病历。

（4）出院前向患者或家属进行出院健康指导,包括病情观察、用药、饮食、活动、家庭康复训练、复诊时间、自我照顾指导等。

（5）协助患者整理物品,收回医院用物,诚恳征求患者意见和建议,热情护送患者出院。

（6）按要求进行床单位终末处理和消毒。

（7）对于病情不允许出院或家属自动要求出院的患者,应予以耐心解释、劝阻和说服,如说服无效,应请患者或符合法定要求的代理家属在病历中签名后方可出院。对于病情许可且医嘱可以出院而不愿出院的患者,应进行说服,如说服无效,应通知家属或患者所在单位办理患者出院手续并接患者出院,或与医务科联系且在征得家属或单位的同意后将出院患者护送回家。

（8）做好患者的病情追踪观察和电话回访工作。

第二节　清洁与卫生护理

一、口腔护理

（一）目的

（1）保持口腔清洁、湿润,预防口腔感染等并发症。

（2）去除口腔异味,促进食欲,确保病人舒适。

（3）评估口腔变化(如黏膜、舌苔及牙龈等),提供病人病情动态变化的信息。

（二）评估和观察要点

（1）评估患者的病情、自理能力、意识、配合程度、治疗及用药情况。

（2）观察口唇、口腔黏膜、牙龈、舌苔有无异常;口腔有无异味;牙齿有无松动,有无活动性义齿。

（三）操作要点

（1）核对患者,向患者解释口腔护理的目的、配合要点及注意事项,准备用物。

（2）选择口腔护理液,必要时遵医嘱选择药物。

（3）协助患者取舒适恰当的体位。

（4）颌下垫治疗巾,放置弯盘。

（5）按顺序擦洗牙齿表面、颊部、舌面、舌下及硬腭部,遵医处理口腔黏膜异常。

（6）操作前后认真清点棉球,温水漱口。

（7）协助患者取舒适体位,处理用物。

（四）义齿的清洁和护理

日间佩戴义齿,餐后取下清洗,清洗方法和刷牙法相同。夜间休息时,活动义齿应取下,浸于冷水杯中备用,每日换水一次。不可将义齿浸于热水或乙醇中,以免变色、变形和老化。

（五）指导要点

（1）解释口腔护理的目的和配合方法。

（2）指导患者正确的漱口方法。

（六）注意事项

（1）操作动作应轻柔,避免金属钳碰到牙齿,损伤牙龈或口腔黏膜。

（2）昏迷或意识模糊的患者棉球不能过湿,操作中注意夹紧棉球,防止遗留在口腔内,禁止漱口。

（3）有活动性义齿的患者协助清洗义齿。

（4）使用开口器时从磨牙处放入。

（5）擦拭舌面及硬腭部时,切勿触及咽部,以防引起恶心。

二、会阴护理

（一）目的

（1）保持会阴部清洁、舒适,预防和减少感染。

（2）为导尿术、留取中段尿标本和会阴部手术做准备。

（3）保持有伤口的会阴部清洁,促进伤口愈合。

（二）评估和观察要点

（1）了解患者的病情、意识、配合程度,有无失禁及留置导尿管。

（2）评估病室温度及遮蔽程度。

（3）评估患者会阴清洁程度，会阴皮肤黏膜情况，会阴部有无伤口，有无阴道流血、流液情况。

（三）操作要点

（1）向患者解释会阴护理的目的和配合要点，准备用物。

（2）协助患者取仰卧位，屈膝，两腿略外展。

（3）臀下垫防水单。

（4）用棉球由内向外、自上而下擦洗会阴，先清洁尿道口周围后清洁肛门；8:00用无菌生理盐水棉球擦洗；20:00用碘伏棉球擦洗（碘过敏患者除外）。

（5）留置尿管者，由尿道口处向远端依次用消毒棉球擦洗。

（6）擦洗完后擦干皮肤，皮肤黏膜有红肿、破溃或分泌物异常时报告伤口专科护士及时给予处理。

（7）协助患者恢复舒适体位并穿好衣裤，整理床单位，处理用物。

（四）指导要点

（1）解释会阴护理的目的及配合方法。

（2）观察女性患者阴道分泌物的性状和有无异味等。

（五）注意事项

（1）水温适宜。

（2）女性患者月经期宜采用会阴冲洗。

（3）为患者保暖，保护隐私。

（4）避免牵拉引流管、尿管。

三、协助沐浴和床上擦浴

（一）目的

（1）去除皮肤污垢，保持皮肤清洁，增进患者舒适度。

（2）刺激皮肤血液循环，增强皮肤的排泄功能，预防感染和压疮等并发症的发生。

（3）观察患者的一般情况，活动肢体，防止肌肉挛缩和关节僵硬等并发症。

（二）评估和观察要点

（1）评估患者的病情、自理能力、沐浴习惯及合作程度。

（2）评估病室或浴室环境。

（3）评估患者皮肤状况。

（4）观察患者在沐浴中及沐浴后的反应。

（三）操作要点

1. 协助沐浴

（1）解释沐浴的目的及注意事项,取得配合。

（2）调节室温和水温。

（3）必要时护理人员护送进入浴室,协助穿脱衣裤。

（4）观察病情变化及沐浴时间。

2. 床上擦浴

（1）向患者解释床上擦浴的目的及配合要点。

（2）调节室温和水温。

（3）保护患者隐私,给予遮蔽。

（4）由上至下,由前到后顺序擦洗。

（5）协助患者更换清洁衣服。

（6）整理床单位,整理用物。

（四）指导要点

（1）协助沐浴时,指导患者使用浴室的呼叫器。

（2）指导患者沐浴时不应用湿手接触电源开关,不要反锁浴室门。

（3）指导患者沐浴时预防意外跌倒和晕厥的方法。

（五）注意事项

（1）浴室内应配备防跌倒设施(防滑垫、浴凳、扶手等)。

（2）床上擦浴时随时观察病情,注意与患者沟通。

（3）床上擦浴时注意保暖,保护隐私。

（4）保护伤口和管路,避免伤口受压、管路打折扭曲。

四、床上洗头

（一）目的

（1）使头发整齐、清洁,去除头皮屑,减少感染的机会。

（2）按摩头皮,促进头部血液循环,促进头发的生长和代谢。

（3）维护患者的自尊和自信,建立良好的护患关系。

（二）评估和观察要点

（1）评估患者病情、配合程度、头发卫生情况及头皮状况。

（2）评估操作环境。

（3）观察患者在操作中、操作后有无病情变化。

（三）操作要点

（1）调节室温至 22～26 ℃，必要时使用屏风或隔帘，适宜水温。

（2）协助患者取舒适、方便的体位。

（3）患者颈下垫毛巾，放置马蹄形防水布垫或洗头设施，开始清洗。

（4）洗发后用温水冲洗。

（5）擦干面部及头发。

（6）协助患者取舒适卧位，整理床单位，清理用物。

（四）指导要点

（1）解释床上洗头的目的和配合要点。

（2）讲解操作中如有不适应及时告知护士。

（五）注意事项

（1）注意室温、水温，及时擦干头发，防止患者受凉。

（2）洗头时间不宜过长，以免患者疲劳。观察患者病情变化，有异常情况应及时处理。

（3）操作中保持患者体位舒适，保护伤口及各种管路，防止水流入眼、耳。

（4）应用洗头车时，按使用说明书或指导手册操作。

第三节　饮食与营养护理

一、协助进食和饮水

（一）目的

满足人体生理需要。

（二）评估和观察要点

（1）评估患者病情、意识状态、自理能力、合作程度。

（2）评估患者饮食类型、吞咽功能、咀嚼能力、口腔疾患、营养状况、进食情况。

（3）了解有无餐前、餐中用药，有无特殊治疗或检查。

（三）操作要点

（1）协助患者洗手，对视力障碍、行动不便的患者，协助将食物、餐具等置于容易取放的位置,必要时协助进餐。

(2)注意食物温度、软硬度。

(3)进餐完毕,协助患者漱口,整理用物及床单位。

(4)观察进食中和进食后的反应,做好记录。

(5)需要记录出入量的患者,记录进食和饮水时间、种类、食物含水量和饮水量等。

(四)指导要点

根据患者的疾病特点,进行饮食指导。

(五)注意事项

(1)特殊饮食的患者,在进食前应仔细查对。

(2)与患者及家属沟通,给予饮食指导。

(3)患者进食和饮水延迟时,做好交接班。

二、肠内营养支持

(一)目的

用于不能经口进食的患者,以鼻胃管供给食物和药物,以维持患者营养和治疗的需要。

(二)评估和观察要点

(1)评估患者病情、意识状态、营养状况、合作程度。

(2)评估管饲通路情况、输注方式,有无误吸风险。

(3)观察营养液输注中、输注后的反应。

(三)操作要点

(1)核对患者,准备营养液,温度以接近正常体温为宜,可用操作者手臂内侧检测温度,以不烫皮肤为宜。

(2)病情允许,协助患者取半卧位;无意识的患者要抬高床头 45° 为宜。

(3)输注前,检查并确认鼻饲管位置,抽取并估计胃内残留量,如有异常及时报告。

(4)输注前、后用约 20 mL 温水冲洗鼻饲管。

(5)注食过程中要匀速,60 mL 鼻饲液以 3 min 的时间推注为宜。

(6)输注完毕妥善固定鼻饲管。

(7)观察并记录注食量以及注食中、注食后的反应。

(8)鼻饲后要保持 30 min 再采取其他卧位,以防误吸的发生;避免搬动患者或可能引起误吸的操作。

（四）指导要点

（1）解释鼻饲饮食的重要性和必要性。

（2）如有堵管，可注入适量碳酸饮料如可乐、雪碧，停留 30 min，溶解食物；鼻饲管在日常的维护时，可注入适量碳酸饮料、α-糜蛋白酶注射液，可预防胃管堵塞，并保持清洁。

（3）妥善固定鼻饲管，每日检查鼻饲管的长度，注入鼻饲液或特殊用药前后，应用温开水冲洗鼻饲管。

（4）解释鼻饲管定期更换的意义。

（五）注意事项

（1）营养液现配现用，粉剂应搅拌均匀，配制后的营养液放置在冰箱冷藏，24 h 内用完；普通饮食需研碎均匀，用汤匙检查食物的细度再行注食。

（2）长期留置鼻胃管或鼻肠管者，每天用油膏涂拭鼻腔黏膜，轻轻转动鼻胃管或鼻肠管，观察管道的长度及是否盘旋在口腔内；注食前要确认管道在胃内，方可注食；每日更换固定的普通胶布并更换位置，防止相同的位置造成皮肤的损伤；每日进行口腔护理2次，定期（或按照说明书）更换鼻饲管。

（3）特殊用药前后用约 20 mL 温水冲洗鼻饲管，药片或药丸经研碎、溶解后注入鼻饲管。

（4）避免空气入胃，引起胀气。

（5）注意放置恰当的管路标识。

第四节 排泄护理

一、排尿异常护理

（一）评估和观察要点

（1）评估患者病情、意识、自理能力、合作程度，了解患者治疗及用药情况。

（2）了解患者饮水习惯、饮水量，评估排尿次数、排尿量、伴随症状，观察尿液的性状、颜色、透明度等。

（3）评估膀胱充盈度、有无腹痛、腹胀及会阴皮肤情况；了解患者有无尿管、尿路造口等。

（4）了解尿常规、血电解质检验结果等。

（二）操作要点

1. 尿量异常的护理

（1）记录 24 h 出入液量和尿比重,监测酸碱平衡和电解质变化,监测体质量变化。

（2）根据尿量异常的情况监测相关并发症的发生,有无脱水、休克、水肿、心力衰竭、高血钾或低血钾、高血钠或低血钠表现等。

（3）遵医嘱补充水、电解质。

2. 尿失禁的护理

（1）保持床单清洁、平整、干燥。

（2）及时清洁会阴部皮肤,保持清洁干爽,必要时涂皮肤保护膜。

（3）根据病情采取相应的保护措施,男性患者可采用尿套,女性患者可采用尿垫、集尿器或留置尿管。

3. 尿潴留的护理

（1）诱导排尿,如维持有利排尿的姿势、听流水声、温水冲洗会阴部、按摩或叩击耻骨上区等,保护隐私。

（2）留置导尿管定时开放,定期更换。

（三）指导要点

（1）宣教尿管夹闭训练及盆底肌训练的意义和方法。

（2）制订患者定时排尿的操作计划。

（四）注意事项

（1）留置尿管期间,注意尿道口清洁。

（2）尿失禁时注意局部皮肤的护理。

二、排便异常的护理

（一）评估和观察要点

（1）评估患者病情,有无高血压、心脏病、肠道病变等。

（2）了解患者排便习惯、次数、量,粪便的颜色、性状,有无排便费力、便意不尽等。

（3）了解患者饮食习惯、治疗和检查、用药情况。

（二）操作要点

1. 便秘的护理

（1）指导患者增加粗纤维食物摄入,适当增加饮水量。

（2）指导患者环形按摩腹部，鼓励适当运动。

（3）指导患者每天训练定时排便。

（4）遵医嘱给予缓泻药或灌肠。

2. 腹泻的护理

（1）观察记录生命体征、出入量等。

（2）保持会阴部及肛周皮肤清洁干燥，评估肛周皮肤有无破溃、湿疹等，必要时涂皮肤保护剂。

（3）合理饮食，协助患者餐前、便前、便后洗手。

（4）遵医嘱给药，补充水、电解质等。

（5）记录排便次数和粪便性状，必要时留取标本送检。

3. 大便失禁的护理

（1）评估大便失禁的原因，观察粪便的性状。

（2）必要时观察记录生命体征、出入量等。

（3）做好会阴及肛周皮肤护理，评估肛周皮肤有无破溃、湿疹等，必要时涂皮肤保护剂。

（4）合理膳食，详细做好饮食指导。

（5）指导患者根据病情和以往排便习惯，定时排便，进行肛门括约肌及盆底肌肉收缩训练。

4. 无法自行排便的护理

对于植物人状态的患者，无法自行排便3日以上应评估、干预，可采用人工抠便方法协助患者排便。

（1）人工抠便前评估患者有无痔疮，避免硬的粪块或手指用力划伤组织，造成出血。

（2）人工抠便前还应测试粪便的软硬度，用食指、中指轻柔触摸患者肛门，判断粪便的软硬度。

（3）先用开塞露10～20 mL或油剂缓慢注入肛门，保留3 min，起到软化、润滑粪便作用。

（4）若为硬便：用少许开塞露或油剂润滑戴橡胶手套的食指，女性患者由近阴道侧，食指轻柔进入肛门3～4 cm，顺时针旋转剥离粪块，缓慢由内向外，向患者的骶尾处抠出粪块，直到为软便，再参照软便抠便法。

（5）若为软便：用少许开塞露或油剂润滑戴橡胶手套的食指、中指，女性患者由近阴道侧，食指、中指轻柔进入肛门4～5 cm，缓慢有节律由内向外，向患者的骶尾处抠送粪便，可一直放在肛门处，直到指端感觉肠道内无粪便再撤出手指；另一手可同时配合按摩患者下腹部，以患者脐部为中心，用操作者的掌部顺时针轻柔、缓慢、有节律按摩。

（6）男性患者人工抠便时，操作者手指应由近骶尾处缓慢进入操作。

（三）指导要点

（1）指导患者合理膳食。

（2）指导患者养成定时排便的习惯，适当运动；对不能自行排便的患者每周一、四做好协助排便的工作。

（四）注意事项

（1）心脏病、高血压等病患者，避免用力排便，必要时使用缓泻药。

（2）大便失禁、腹泻患者，应注意观察肛周皮肤情况；对于水样便的患者可由伤口专科护士指导适当应用皮肤保护药护理皮肤，也可采用造口袋收集粪便以减轻肛周皮肤的破损。

（3）腹泻者注意观察有无脱水、电解质紊乱的表现。

（4）无法自行排便患者为硬便时，剥离粪块一定勿急勿快，避免损伤肛周组织，造成出血。

（5）人工抠便时，操作者手法轻柔，避免造成患者疼痛。

第五节　卧位与体位护理

一、卧位护理

（一）评估和观察要点

（1）评估患者病情、意识状态、自理能力、合作程度。

（2）了解诊断、治疗和护理要求，选择体位。

（3）评估自主活动能力、卧位习惯。

（二）操作要点

1. 薄枕平卧位

（1）垫薄枕，头偏向一侧。

（2）患者腰椎麻醉或脊髓腔穿刺后，取此卧位。

（3）昏迷患者注意观察神志变化，谵妄、全身麻醉尚未清醒者，应预防发生坠床，必要时使用约束带，并按约束带使用原则护理。

（4）做好呕吐患者的护理，预防窒息，保持舒适。

2. 仰卧中凹位（休克卧位）

（1）抬高头胸部 10°～20°，抬高下肢 20°～30°。

（2）保持呼吸道通畅，按休克患者观察要点护理。

3. 头低足高位

（1）仰卧，头偏向一侧，枕头横立于床头，床位抬高 15～30 cm。

（2）观察患者耐受情况，颅内高压患者禁用此体位。

4. 侧卧位

（1）侧卧，两臂屈肘，一手放于胸前，一手放于枕旁，下腿稍伸直，上腿弯曲。

（2）必要时在两膝之间、胸腹部和后背各放置软枕。

5. 俯卧位

（1）俯卧，两臂屈肘放于头部两侧，两腿伸直，胸下、髋部及踝部各放一软枕，头偏向一侧。

（2）气管切开、颈部伤、呼吸困难者不宜采取此体位。

6. 半坐卧位

（1）仰卧，床头支架或靠背架抬高 30°～60°，下肢屈曲。

（2）放平时，先放平下肢，后放床头。

7. 端坐卧位

（1）坐起，床上放一跨床小桌，桌上放软枕，患者伏桌休息；必要时可使用软枕、靠背架等支持物辅助坐姿。

（2）防止坠床，必要时加床档，做好背部保暖。

（三）指导要点

（1）协助并指导患者按要求采用不同体位，更换体位时保护各种管路的方法。

（2）解释调整体位的意义和方法，注意适时调整和更换体位，观察患者的不适及病情变化，及时采取措施。

（四）注意事项

（1）注意各种体位承重处的皮肤情况，预防压疮。

（2）注意各种体位的舒适度，及时调整。

（3）注意各种体位的安全，必要时可用床挡或约束带。

二、制动护理

制动是让患者身体的某一部分处于不动的状态。制动可以控制肿胀和炎症，避免再损伤。

（一）评估和观察要点

（1）评估病情、身体状况、肌肉和关节活动情况。

（2）了解患者的诊断和治疗，评估制动原因。

（3）评估患者自理能力、非制动部位的活动能力，制动部位及其皮肤情况等。

（二）操作要点

1. 头部制动

（1）采用多种方法（头部固定器、支架、沙袋等）或手法（双手或双膝）使患者头部处于固定不动状态。

（2）观察受压处皮肤情况。

（3）头部制动睡眠时，可在颈部两侧放置沙袋。

2. 肢体制动

（1）暴露患者腕部或踝部，用棉垫或保护垫包裹腕部或踝部，用保护带或加压带等将腕或踝固定于床缘两侧。

（2）根据制动目的和制动部位选择合适的制动工具。

3. 躯干制动

（1）选择合适的方法固定患者躯干，如筒式约束带、大单、支具等。

（2）搬动时勿使伤处移位、扭曲、震动。

4. 全身制动

（1）遵医嘱使用约束物，紧紧包裹躯干及四肢，必要时用约束带。

（2）约束时松紧适宜，手腕及足踝等骨突处，用棉垫保护；约束胸、腹部时，保持其正常的呼吸功能。

（3）制动时维持患者身体各部位的功能位。

（4）每 15 min 观察 1 次约束肢体的末梢循环情况，约 2 h 解开约束带放松 1 次，并协助翻身、局部皮肤护理及全关节运动。

5. 石膏固定

（1）石膏固定后注意观察患肢末梢的温度、皮肤颜色及活动情况，评估患肢是否肿胀，观察其表面的渗血情况。

（2）四肢石膏固定，抬高患肢；髋人字石膏用软枕垫起腰凹，悬空臀部。

（3）石膏未干前，不可在石膏上覆盖被毯；保持石膏清洁，避免水、分泌物、排泄物等刺激皮肤。

（4）防止石膏断裂，尽量避免搬动。在石膏未干前搬动患者，须用手掌托住石膏，忌用手指捏压；石膏干固后有脆性，采用滚动法翻身，勿对关节处实施成角应力。

（5）保持石膏末端暴露的指（趾）及指（趾）甲的清洁、保暖。

6. 夹板固定

（1）选择合适的夹板长度、宽度及固定的方式。

（2）两块夹板置于患肢的内外侧，并跨越上下两关节，夹板下加垫并用绷带或布带固定。

（3）观察患肢血供情况、夹板固定松紧度及疼痛等；可抬高患肢，使其略高于心脏平面。

7. 牵引

（1）观察肢端皮肤颜色、温度、桡动脉或足背动脉搏动、毛细血管充盈情况、指（趾）活动情况。

（2）下肢牵引抬高床尾，颅骨牵引则抬高床头。

（3）邓乐普（Dunlop）牵引治疗肱骨髁上骨折时，牵引时要屈肘 45°，肩部离床。

（4）枕颌带牵引时，颈部两侧放置沙袋制动，避免颈部无意识地摆动，颌下垫小毛巾，经常观察颌下、耳郭及枕后皮肤情况，防止压疮；颈下垫小软枕，减轻不适感。

（5）股骨颈骨折、转子间骨折时摆正骨盆，患肢外展，足部置中立位，可穿丁字鞋，防止外旋。

（6）骨牵引者，每天消毒针孔处。

（7）牵引需保持一定的牵引力，持续牵引并保持牵引有效。

（8）对于下肢牵引的患者，注意防止压迫腓总神经，根据病情，每天主动或被动做足背伸活动，防止关节僵硬和跟腱挛缩。

（三）指导要点

（1）向患者及家属讲解并做好约束物品正确使用的原因及目的，取得理解与合作。

（2）指导患者进行功能锻炼。

（3）告知患者及家属不可改变牵引装置，不得去除石膏内棉和夹板，如有不适及时通知医务人员。

（四）注意事项

（1）根据不同的制动方法，观察患者局部和全身的情况。

（2）协助患者采用舒适体位，减轻疼痛；每 2～3 h 协助翻身 1 次，观察皮肤受压情况。

（3）观察局部皮肤的完整性、血液循环情况。

三、体位转换

（一）评估和观察要点

（1）评估病情、意识状态、皮肤情况、活动耐力及配合程度。

（2）评估自理能力，有无导管、牵引、夹板固定，身体有无移动障碍。

（3）评估患者体位是否舒适；了解肢体和各关节是否处于合理的位置。

（4）翻身或体位改变后，检查各导管是否扭曲、受压、牵拉。

（二）操作要点

1. 协助患者翻身

（1）检查并确认病床处于固定状态。

（2）妥善安置各种管路，翻身后检查管路是否通畅，根据需要为患者叩背。

（3）检查并安置患者肢体，使各关节处于合理位置。

（4）轴线翻身时，保持整个脊椎平直，翻身角度不可超过 60°，有颈椎损伤时，勿扭曲或旋转患者的头部，保护颈部。

（5）记录翻身时间。

2. 协助患者体位转换

（1）卧位到坐位的转换，长期卧床患者注意循序渐进，先半坐卧位，再延长时间逐步改为坐位。

（2）协助患者从床尾移向床头时，根据患者病情放平床头，将枕头横立于床头，向床头移动患者。

（三）指导要点

（1）告知患者及家属体位转换的目的、过程及配合方法。

（2）告知患者及家属体位转换时和转换后的注意事项。

（四）注意事项

（1）注意各种体位转换间的患者安全，保护管路。

（2）注意体位转换后患者的舒适程度；观察病情、生命体征的变化，记录体位维持时间。

（3）协助患者体位转换时，不可拖拉，注意节力。

（4）被动体位患者翻身后，应使用辅助用具支撑体位保持稳定，确保肢体和关节处于功能位。

（5）注意各种体位受压处的皮肤情况，做好预防压疮的护理。

（6）颅脑手术后，不可剧烈翻转头部，应取健侧卧位或平卧位。

（7）颈椎或颅骨牵引患者，翻身时不可放松牵引。

（8）石膏固定和伤口较大患者翻身后应使用软垫支撑，防止局部受压。

四、护士腰背损伤的预防

护士由于职业关系经常需要搬动重物,当身体负重过大或用力不合理时,容易导致肌肉、骨骼或关节的损伤。

(一)损伤的原因

临床护士工作强度较大,护士在进行护理操作时,弯腰、扭转动作较多,如为患者翻身、协助患者下床、搬运患者等,容易造成腰部受损。为了适应快节奏的临床工作,护士常处于高度紧张状态,随时准备处理突发事件,护士的身体负荷过重、用力不合理或不当,可使腰部受损,导致腰背痛。急性腰部损伤还可能引发腰椎间盘突出症。长期蓄积性腰部损伤可导致腰部负荷进一步加重,是腰椎间盘突出症重要的诱发因素。

(二)减少腰背损伤的措施

(1)加强锻炼,提高身体素质。加强腰部锻炼是预防腰部损伤的重要措施。健美操、广播体操、太极拳、慢跑、游泳及瑜伽等形式的锻炼能够增加肌肉的柔韧性和骨关节活动度,提高机体免疫力,防止发生腰部损伤。

(2)保持正确的工作姿势。在日常工作中,应注意保持正确的身体姿势,良好的身体姿势不仅可以预防职业性腰背痛的发生,还可延缓腰椎间盘突出症的发生。如站立或坐位时,尽可能保持腰椎伸直,使脊柱支撑力增大,避免因过度屈曲引起腰部韧带劳损,减少身体重力对腰椎的损伤。半弯腰或弯腰时,应两足分开使重力落在髋关节和两足处,降低腰部负荷。弯腰搬重物时,应先伸直腰部、再屈髋下蹲,然后髋及膝关节用力,随后挺腰将重物搬起。

(3)经常变换工作姿势。护士在工作中,应避免长时间保持一种姿势或体位,要定时变换体位,以缓解肌肉、关节及骨骼疲劳,减轻脊柱负荷。另外,护士也要避免剧烈活动,以防腰部肌肉拉伤等。

(4)使用劳动保护用品。在工作中,护士可以佩戴腰围等保护用品以加强腰部的稳定性。腰椎间盘突出症急性期疼痛加重时坚持佩戴腰围,卧床休息时解下。腰围只有在活动、工作时使用,以免长时间使用造成腰肌萎缩,产生腰背痛等。

(5)养成良好的生活习惯。提倡躺卧硬板床休息,床垫的厚度要适宜;从事家务劳动时,应避免长时间弯腰活动或尽量减少弯腰次数。减少搬重物及持重物的时间,预防腰部损伤的发生。

(6)科学合理饮食。多食富含钙、铁、锌的食物,如牛奶、菠菜、西红柿及骨头汤等;增加机体内蛋白质的摄入量,如多食用肉、蛋、鱼及豆制品等;多食富含维生素 B、维生素 E 的食物,如杂粮、花生及芝麻等。

第二章
管路护理

第一节 胃管护理

一、准备物品

治疗碗（盛 38～40 ℃温开水）、胃管一根、纱布 2 块、压舌板、治疗巾、50 mL 注射器一个、20 mL 注射器一个抽吸胃液、石蜡油棉球、棉签、夹子或橡皮圈、别针、胶布、弯盘、听诊器、流质饮食（200 mL，温度 38～40 ℃），另备水温计、一次性手套、标记笔、手电筒、执行单、速干手消毒剂、车下放小桶内套黄色垃圾袋。

二、操作流程与步骤

（1）了解病人病情、意识状态、鼻腔情况、是否有人工气道，食道、胃肠梗阻或术后情况。

（2）向病人解释操作目的及配合要点，指导患者做深呼吸，操作过程中如不能忍耐可用手示意。

（3）携用物至床旁，问候患者，核对床号、姓名、性别、住院号，向患者解释目的，取得合作。

（4）环境安静、清洁，适宜操作。

（5）病人体位舒适，协助患者取平卧位或半卧位（床摇高 30°），昏迷病人取平卧位，头稍后仰，确定剑突位置。

（6）备好胶布，检查并打开胃管包装备用，清洁鼻腔。

（7）戴手套，颌下铺治疗巾，弯盘置口角旁。

（8）检查胃管是否通畅，润滑胃管，测量胃管放置长度。

（9）核对患者，将胃管沿一侧鼻孔缓缓插入。到咽喉部（约 14～15 cm）时，嘱病人做吞咽动作，插入 25 cm 左右嘱病人张口，检查胃管是否盘在口中，随后将胃管迅速插入所至的长度,暂用胶布固定于鼻翼。

(10)正确处理插管中出现的情况(恶心、咳嗽等)。

(11)为患者进行插管操作,插入适当深度并检查胃管是否在胃内,安置胃管后妥善固定,再次核对患者。

(12)撤去治疗巾,协助病人取舒适体位,整理床单位;向病人告知注意事项。

(13)胃管不通畅时,遵医嘱用 20 mL 的生理盐水冲洗胃管,反复冲洗直至通畅;但食管、胃手术后要在医生指导下进行,少量、低压冲洗,以防吻合口瘘或出血。

三、注意事项

(1)插管过程中患者出现呛咳、呼吸困难、紫绀等,表示误入气管,应立即拔出,休息片刻重插。

(2)昏迷患者插管时,应将患者头向后仰,当胃管插入会厌部时约 15 cm,左手托起头部,使下颌靠近胸骨柄,加大咽部通道的弧度,使管端沿后壁滑行,插至所需长度。

(3)每天检查胃管插入的深度,鼻饲前检查胃管是否在胃内,并检查患者有无胃潴留,胃内容物超过 150 mL 时,应当通知医师减量或者暂停鼻饲。

(4)鼻饲给药时应先研碎,溶解后注入,鼻饲前后均应用 20 mL 水冲洗导管,防止管道堵塞。

(5)鼻饲混合流食,应当间接加温,以免蛋白凝固。

(6)对长期鼻饲的患者,应当定期更换胃管。

第二节　尿管护理

一、准备物品

弯盘 1 个、双腔或三腔尿管 1 根(14 号)、纱布 2 块、一袋装 5 个碘伏棉球、另一袋装一个石蜡油纱布、血管钳 2 把、洞巾 1 块,20 mL 注射器内有无菌生理盐水、尿袋别针、无菌手套,无菌外阴消毒包内有弯盘 1 个、袋装 14 个碘伏棉球、血管钳或镊子、无菌手套 1 只、一次性方垫、屏风、锐器盒、执行单、速干手消毒剂。

二、操作流程与步骤(以女性为例)

(1)了解病情、膀胱充盈度、会阴部皮肤、黏膜情况。

(2)了解病人自理、合作程度、耐受力及心理反应。

（3）携用物至床旁，问候患者，核对床号、姓名、性别、住院号，向患者解释操作目的，取得合作。

（4）环境安静、清洁，关闭门窗，遮挡屏风，协助病人取舒适体位；保护病人隐私，注意心理反应。

（5）能自理的患者，嘱其自行洗净会阴，不能自理者应给予协助。

（6）松开盖被，脱去患者对侧裤腿，协助患者取屈膝仰卧位，两腿略外展，暴露外阴，评估患者外阴情况。

（7）臀下垫一次性方垫，打开外阴消毒包，置弯盘，左手戴手套，右手持血管钳夹取棉球依次消毒大腿外侧、阴阜、双侧大阴唇，再用戴手套的手分开大阴唇，消毒双侧小阴唇、尿道口至肛门。脱下手套置于弯盘内，移至床尾。

（8）再次清洁双手，在患者两腿之间打开导尿包，戴手套，铺洞巾，使洞巾和治疗巾内层形成一无菌区。

（9）按操作顺序排列好用物，检查尿管气囊，润滑导尿管前端，连接尿袋。

（10）再次消毒，顺序为：尿道口→小阴唇→尿道口。

（11）嘱患者深呼吸，插导尿管（适时给予鼓励），进 4～6 cm，见尿液后，再进 5～7 cm，注入气囊 10～15 mL 无菌生理盐水，轻拉固定。

（12）撤洞巾，摘手套，固定尿袋。

（13）观察导出尿液的性质、颜色及量，注意询问患者的感受。

（14）协助患者穿好衣服，取舒适卧位，交待注意事项。

（15）协助病人整理衣裤、床单位，恢复舒适卧位。

三、注意事项

（1）导尿过程中，若尿管触及尿道口以外区域，应重新更换尿管。

（2）患者留置尿管期间，尿管要定时夹闭。

（3）尿潴留患者一次导出尿量不超过 1 000 mL，以防出现虚脱和血尿。

（4）患者尿管拔除后，观察患者排尿时的异常症状。

（5）男性患者包皮和冠状沟易藏污垢，导尿前要彻底清洁，导尿管插入前建议使用润滑止痛胶，插管遇阻力时切忌强行插入，特别是尿管经尿道内口、膜部、尿道外口的狭窄部、耻骨联合下方和前下方处的弯曲部时，嘱患者缓慢深呼吸，慢慢插入尿管，必要时请专科医师插管。

第三节　气管切开术后切口护理

一、准备物品

换药碗 1 个,无菌纱布 2 块(Y 字形),生理盐水棉球 2 个,聚维酮棉球 8 个。

二、操作步骤与流程

(1)携用物至床旁。

(2)揭除污染敷料:用镊子揭去污染敷料,动作轻柔,对有粘连的切口,可用无菌生理盐水棉球湿润后揭去。

(3)清理切口:用另一把镊子夹取聚维酮棉球擦拭(由上至下,上至 5 cm 下至 10 cm)轻轻拭去皮肤及切口的分泌物及痰液。

(4)更换敷料:将新的无菌敷料放入切口处即气管套管与切口之间(Y 字形开口向上),注意调节好气管套管固定带的松紧度,以能容纳一指为宜。

三、注意事项

(1)切口换药动作轻柔。

(2)严格执行无菌操作原则。

(3)根据切口分泌物的多少适当增减换药次数,常规每日更换一次,随脏随换。

第四节　PICC 护理

一、准备用物

无菌治疗巾、无菌手套、无菌包、20 mL 注射器、生理盐水、75%酒精、碘伏、正压接头或肝素帽、贴膜、无菌纱布、无菌棉球、卷尺。

二、日常维护操作步骤与流程

(1)衣帽整齐,规范洗手,戴口罩。

（2）核对医嘱,备齐用物,推至患者床旁。

（3）核对床号姓名,解释 PICC 维护目的。

（4）在手臂下铺治疗巾,测量臂围,观察穿刺点有无发红、肿胀、渗血、渗液,导管有无移位。

（5）暴露导管穿刺部位,与皮肤成 180° 或 0° 自下而上去除敷贴,同时用一个手指按压穿刺点以免导管脱出体外。

（6）打开无菌包:投入注射器、肝素帽或正压接头、贴膜在无菌区内。

（7）消毒盐水瓶口,主力手戴手套持 20 mL 注射器,非主力手持盐水瓶,抽吸 20 mL 生理盐水置于无菌区内。

（8）主力手分别持两个小药杯,非主力手分别倒入酒精、碘伏。

（9）非主力手带手套。取出一块无菌巾,嘱患者手臂抬起铺于病人臂下,再取出一块治疗巾,在床旁建立无菌区(覆盖手臂和手)。

（10）将两个小药杯、弯盘、镊子移至无菌区。

（11）左手取第一块纱布包裹导管连接器尾巴并抬起,主力手用镊子夹住酒精棉球以穿刺点为中心旁开 0.5 cm 消毒连接器及连接器下皮肤,消毒面积上下各 10 cm,两侧至臂缘。先三遍酒精,顺时针、逆时针交替;再三遍碘伏,方法同酒精,纱布丢弃。

（12）取第二块纱布按压穿刺点,用碘伏棉球正反消毒导管、连接器及肝素帽各三遍:分别用纱布包裹连接器、肝素帽分离,取下旧的肝素帽,用碘伏棉球消毒连接器接头三遍(每次消毒时间在 15 s,不少于 10 s)。放置在纱布上,生理盐水预冲新的正压接头 / 肝素帽。

（13）连接新正压接头 / 肝素帽,用生理盐水脉冲式冲管(冲管前先抽回血,回血不超过圆盘),再用 0.1% 肝素盐水脉冲式封管(余 1.5～2 mL 时正压持续,取下注射器)。

（14）脱下手套,固定导管:将导管摆放呈 C 型或 S 型,贴上透明贴膜,敷贴覆盖穿刺点及周围皮肤(从中间到四周方向,不可有气泡),下方压在圆盘的正上方。

（15）最后敷贴上标记日期、维护人,妥善安置病人。

（16）交代病人注意事项。协助病人取舒适卧位。

（17）整理床单位及用物,规范洗手。

三、注意事项

（1）注意保护导管,避免感染和导管损伤,平日穿长袖衣衫保护导管免受外力撞击、摩擦和利器损坏。置管的上肢避免负重(举重、提重物、用力),避免剧烈运动,限制患者浸泡于水中,避免导管直接与水接触,淋浴时用薄膜敷料或胶套包扎好,伤口敷料保持干燥,如潮湿及时更换。

（2）此导管应由专业护士护理,患者及家属请勿直接维护。每周采用 10 ml 以上生理盐水以脉冲式冲管,确保导管通畅。更换贴膜、正压接头。

（3）不要在置管侧手臂上方扎止血带、测血压；衣服袖口不宜过紧。

（4）做 CT 和 MRI 检查时,禁止使用高压注射泵推注造影剂。

（5）导管避免接触锐器或锋利的物体,防止被割断。

第三章
皮肤、伤口、造口护理

　　皮肤、伤口、造口患者的护理内容包括准确评估皮肤、伤口、造口状况，为患者实施恰当的护理措施，从而减少或去除危险因素，预防相关并发症，增加患者舒适度，促进其愈合。

第一节　压疮的预防与护理

一、压疮预防

（一）评估和观察要点

（1）评估压疮情况，包括患者病情、意识状态、营养状况，肢体活动能力、自理能力、排泄情况及合作程度等。

（2）评估患者压疮易患部位的皮肤。

（二）操作要点

（1）根据危险因素做好患者的压疮评估。

（2）对活动能力受限或长期卧床患者，协助患者每隔 2 h 翻身；侧卧时保持 30°；合理使用卧床的护理用具，如充气床垫、R 型翻身垫、手圈脚圈护理垫及局部减压护理用具。

（3）保持患者皮肤清洁无汗液，衣服和床单元清洁干燥、无皱褶。

（4）大小便失禁患者及时清洁局部皮肤，肛周可涂皮肤保护药。

（5）高危人群的骨突处皮肤，可使用水胶体敷料保护，皮肤脆薄者慎用。

（6）病情需要限制体位的患者，采取可行的压疮预防措施。

（7）每班严密观察并严格交接患者皮肤状况。

（三）指导要点

（1）讲解发生压疮的危险因素和预防措施。

（2）指导患者加强营养，增加皮肤抵抗力，保持皮肤干燥清洁。

（3）协助患者正确功能位摆放。

（四）注意事项

（1）对感觉障碍的患者慎用热水袋或冰袋，防止烫伤、冻伤。

（2）受压部位在解除压力 30 min 后，压红不消退，缩短变换体位时间，禁止酒精擦拭、烤灯照射及按摩局部皮肤。

（3）正确使用压疮预防器具，不宜使用橡胶类圈状物。

（4）可用赛肤润外涂，已经破损的皮肤禁用。

二、压疮护理

（一）评估和观察要点

（1）评估患者病情、意识、生命体征、活动能力及合作程度。

（2）评估患者营养及皮肤状况，有无大小便失禁。

（3）辨别压疮分期，观察压疮的部位、大小（长、宽、深；伤口按矢状位描写为长度）、潜行（伤口潜行以人体的中心矢状位头部为 12 点位，潜行位置用钟表的数位描写）、组织形态、渗出液、颜色、感染情况及伤口周围皮肤或组织状况。

（4）了解患者接受的治疗和护理措施及效果。

（二）操作要点

（1）避免压疮、局部受压。

（2）长期卧床患者可使用充气床垫或者采取局部减压措施，定期变换体位，避免压疮加重或出现新的压疮。

（3）压疮 I 期患者局部贴水胶体敷料或赛肤润涂抹保护。

（4）压疮 II ～ IV 期患者采取针对性的治疗和护理措施，定时换药，清除坏死组织，选择合适的敷料，皮肤脆薄者禁用水胶体敷料。

（5）对无法判断的压疮和怀疑深层组织损伤的压疮需进一步全面评估，采取必要的清创措施，根据组织损伤程度选择相应的护理方法。

（6）根据患者情况加强营养。

（三）指导要点

（1）告知患者及家属发生压疮的相关因素、预防措施和处理方法。

（2）指导患者加强营养，增加创面愈合能力。

（四）注意事项

（1）压疮Ⅰ期患者禁止局部皮肤按摩，不宜使用橡胶类圈状物。

（2）病情危重者，根据病情变换体位，保障护理安全。

（3）定期对压疮进行观察、测量和记录。

（4）根据压疮渗出情况确定伤口换药频率。

（5）伤口清洗一般选用加温生理盐水。

（6）如有多处压疮换药，应先换清洁伤口，后换感染伤口；清洁伤口换药时，应从伤口中间向外消毒；感染伤口换药时，应从伤口外向中间消毒。

（7）换药过程中密切观察病情，出现异常情况及时报告专科护士及医生。

（8）伤口的愈合速度随时考虑血糖、局部皮肤压力及全身感染、营养情况，跟进指导饮食是非常重要的。

第二节　伤口护理

一、评估和观察要点

（1）评估患者病情、意识、自理能力、合作程度。

（2）了解伤口形成的原因及持续时间。

（3）了解患者曾经接受的治疗护理情况。

（4）观察伤口的部位、大小（长、宽、深；伤口按矢状位描写为长度）、潜行（伤口潜行以人体的中心矢状位头部为12点位，潜行位置用钟表的数位描写）、组织形态、渗出液、颜色、感染情况及伤口周围皮肤或组织状况。

二、操作要点

（1）协助患者取舒适卧位，暴露换药部位，保护患者隐私。

（2）依次取下伤口敷料，若敷料粘在伤口上，用生理盐水浸湿软化后缓慢取下。

（3）伤口现提倡用加温生理盐水冲洗，勿用碘伏、酒精及双氧水等消毒剂，可根据伤口的情况选用新型敷料处理、治疗伤口，也可用中药膏剂清创换药，结合患者的经济情况选择湿性换药并解释清楚意义。

（4）清创时由伤口的专科护士评估后去除坏死组织。

（5）胶布固定时，伤口包扎不可固定太紧。

三、指导要点

（1）保持伤口敷料及周围皮肤清洁。

（2）指导患者沐浴、翻身、咳嗽及活动时保护伤口的方法。

四、注意事项

（1）定期对伤口进行观察、测量和记录。

（2）根据伤口渗出情况确定伤口换药频率。

（3）伤口清洗一般选用加温的生理盐水。

（4）如有多处伤口需换药，应先换清洁伤口，后换感染伤口；清洁伤口换药时，应从伤口中间向外消毒；感染伤口换药时，应从伤口外向中间消毒；有引流管时，先清洁伤口，再清洁引流管。

（5）换药过程中密切观察病情，出现异常情况及时报告伤口专科护士及医师。

（6）伤口的愈合能力与血糖、局部皮肤压力及全身感染、营养情况有关，跟进指导饮食是非常重要的。

第三节 造口护理

一、评估和观察要点

（1）评估患者病情、意识、自理能力、合作程度、心理状态、家庭支持程度、经济状况。

（2）了解患者或家属对造口护理方法和知识的掌握程度。

（3）辨别造口类型、功能状况及有无并发症，评估周围皮肤情况。

二、操作要点

（1）每日观察造口处血供及周围皮肤情况。

（2）每日观察排出物的颜色、量、性状及气味。

（3）根据需要更换造口底盘及造口袋。

1）更换时保护患者隐私，注意保暖。

2）一手固定造口底盘周围皮肤，一手由上向下移除造口袋，观察排泄物的性状。

3）温水清洁造口及周围皮肤。

4）测量造口大小。

5）修剪造口袋底盘，剪裁的开口与造口黏膜之间保持适当空隙（1～2 mm）；对于不规则的造口,可选择可塑形造口底盘,紧密贴合造口,有效保护造口皮肤。

　　6）按照造口位置自下而上粘贴造口袋,排泄口平行矢状位;卧床患者的造口袋排泄口近床侧,垂直于矢状位;周围皮肤经造口专科护士评估后可涂皮肤保护药、防漏膏等;用手按压底盘 13 min,老年患者皮肤松弛,应适度按压 5～10 min。

　　7）夹闭排泄口。

三、指导要点

　　（1）引导患者参与造口的自我管理,指导患者及家属更换造口袋的详细操作步骤,小肠造口者选择空腹时更换。

　　（2）指导患者和家属造口及其周围皮肤并发症的预防和处理方法。

　　（3）指导患者合理膳食,训练排便功能。

四、注意事项

　　（1）使用造口辅助用品前阅读产品说明书或咨询造口治疗师。

　　（2）移除造口袋时注意保护皮肤,防止皮肤损伤;粘贴造口袋前保证造口周围皮肤清洁干燥。

　　（3）保持造口袋底盘与造口之间的空隙在合适的范围。

　　（4）避免做增加腹压的运动,以免形成造口旁疝。

　　（5）定期评估造口,及时扩张,防止狭窄。

第四章
常见疾病护理常规

第一节　急性上呼吸道感染护理常规

一、护理评估

（1）询问患者有无反复呼吸道感染的病史。

（2）评估患者体温的变化和呼吸形态，是否有发热、呼吸困难。

（3）评估患者有无头痛、耳鸣、流脓涕等症状。

（4）了解患者的胸部 X 线、病原学及外周血象等检查结果。

（5）了解患者有无焦虑、恐惧、抑郁等心理反应。

二、护理措施

（1）保证患者适当休息，病情较重或年老者应卧床休息。

（2）鼓励患者多饮水。饮水量视患者的体温、出汗及气候情况而异。给予清淡、易消化、丰富维生素、高热量、高蛋白的饮食。

（3）密切监测体温变化。体温 >38.5 ℃给予物理降温；高热时遵医嘱使用解热阵痛药，并及时观察降温的效果。高热者按高热护理常规护理。

（4）保持呼吸道通畅，及时清除鼻腔及咽喉部分泌物。按医嘱用药，如鼻塞严重时，可先清除鼻腔分泌物后用 0.5%麻黄碱液滴鼻，2～3 次/日，每次 1～2 滴；咽部不适时，可给予润喉含片或雾化吸入。

（5）对于出汗多的患者，及时更换衣物，做好皮肤护理。

（6）患者出现寒战时，要注意保暖。

三、健康指导

（1）注意呼吸道隔离，尽量少去人多拥挤的公共场所，预防交叉感染。

（2）保持充足的营养和休息，加强身体锻炼，增加机体抵抗力。忌烟。

（3）保持环境清洁，定期开窗通风，注意根据气候变化增减衣服。

（4）积极防治各种慢性疾病，如佝偻病、营养不良及贫血。

第二节　肺炎护理常规

一、护理评估

（1）定时测量血压、体温、脉搏及呼吸，观察面色、神志、末梢温度及尿量变化。

（2）评估胸痛的程度及性质。注意痰液的性状，是否痰中带血或呈铁锈色。

（3）观察有无败血症，如皮肤、黏膜出血点、巩膜黄染等。

（4）观察有无感染性休克、急性呼吸窘迫症及神经症状，如神志模糊、烦躁、呼吸困难、嗜睡、谵妄、昏迷等。

（5）密切观察各种药物作用和副作用。

二、护理措施

（1）帮助患者卧床休息。胸痛剧烈时，取患侧卧位，减轻疼痛，必要时遵医嘱用镇痛药。

（2）给予高热量、高蛋白及丰富维生素的饮食；鼓励饮水 $1\,000\sim3\,000$ mL/d，预防分泌物干结，以利痰液排出；高热者，给予清淡、易消化的半流质饮食；有明显麻痹性肠梗阻或胃扩张者，应禁食。

（3）保持呼吸道通畅。帮助清除呼吸道分泌物，指导患者进行有效地咳嗽。痰液黏稠，年老体弱者，可给予翻身、拍背、吸入疗法及体位引流等协助排痰。当 $PaO_2<60$ mmHg 或有发绀时，应给予吸氧。

（4）密切观察病情变化，及时报告医师并积极处理。

1）监测体温变化。体温 >38.5 ℃给予物理降温。高热时遵医嘱使用解热镇痛药，并及时观察降温的效果。高热者按高热护理常规护理。

2）观察有无休克的早期症状，如烦躁不安、反应迟钝、尿量减少、心率增快等，立即配合抢救，按休克护理常规护理。

3）观察有无腹胀、肠鸣音减弱或消失、便血，及时发现中毒性肠麻痹。

（5）保证静脉输液通畅。输液不宜过快，以免发生心力衰竭、肺水肿。必要时测中心静脉压了解血容量。

（6）在使用抗生素前遵医嘱留取痰和血标本进行培养，标本留取后及时送检。

三、健康指导

（1）锻炼身体，增强机体抵抗力。

（2）注意气候变化和保暖，避免淋雨和着凉。

（3）注意休息，避免过度疲劳、吸烟、醉酒。

（4）指导患者尽早防治上呼吸道感染，嘱咐出现任何感染征象时及时就医。

第三节　支气管哮喘护理常规

一、护理评估

（1）密切观察血压、脉搏、呼吸、神志、发绀和尿量等情况。

（2）评估药物作用和副作用，尤其是糖皮质激素。

（3）了解患者哮喘复发的病因和过敏源，避免诱发因素。

（4）密切观察哮喘发作先兆症状，评估有无鼻咽痒、咳嗽、打喷嚏、流涕、胸闷等症状。

二、护理措施

（1）协助患者取坐位或半坐卧位，增加患者舒适度利于呼吸。

（2）给予营养丰富、清淡、含维生素丰富的饮食。鼓励多饮水、多吃水果和蔬菜，少吃辛辣油腻的食物；少吃胀气或难消化的食物，如豆类、芋艿、山芋等，避免腹胀压迫胸腔而加重呼吸困难。哮喘发作时，禁食和禁饮。哮喘缓解后，给予清淡流质或半流质饮食。

（3）协助患者有效地咳嗽和排痰，鼓励患者缓慢深呼吸。

（4）呼吸困难者，给予持续湿化吸氧。

（5）给予精神安慰和心理指导。

（6）遵医嘱使用支气管解痉剂、抗生素等。

（7）密切观察哮喘发作早期症状，做好哮喘发作时护理。

1）注意患者有无鼻咽痒、咳嗽、打喷嚏、流涕、胸闷等哮喘发作的早期症状。

2）哮喘发作时守护和安抚患者，缓解紧张情绪。

3）给予吸氧。

4）遵医嘱正确应用支气管解痉剂、镇静剂。注意禁用吗啡和大量镇静剂，以免抑制呼吸。

三、健康指导

（1）指导患者寻找过敏源，尽量避免接触可能的过敏源。

1）保持居室内空气清新、干燥，经常开窗通风。

2）避免接触花粉、刺激性气体、烟雾、灰尘和烟油等。室内不放置花草植物、地毯、羽毛制品等。

3）忌食诱发哮喘的食物，如鱼、虾、蟹、蛋等。

4）戒烟，不喂养猫、狗、鸟等动物。

（2）劳逸结合，避免精神紧张和剧烈运动。坚持散步、慢跑、气功、太极拳、体操等锻炼，提高抗寒能力和机体免疫力。

（3）注意保暖，避免受凉。寒冷气候外出时，做好保暖措施。

（4）指导患者尽早报告哮喘发作的先兆，如出现胸闷、呼吸不畅、喉部发痒、打喷嚏、咳嗽等症状时，及时报告医护人员，以便及时处理。

第四节　呼吸衰竭护理常规

一、护理评估

（1）评估患者既往基础疾病的情况，有无慢性支气管炎、支气管哮喘、支气管扩张、肺结核、慢性阻塞性肺心病等病史。

（2）评估患者的神志、血压、呼吸、脉搏、体温、皮肤颜色、尿量和粪便颜色等，有无休克、肺性脑病、消化道出血等。

（3）观察各类药物作用和副作用（尤其是呼吸兴奋剂）。

（4）评估机械通气患者的缺氧程度和通气效果；监测血氧饱和度和各项化验指数变化。

（5）评估患者的心理状态及社会支持情况。

二、护理措施

（1）患者绝对卧床休息，严格控制陪护和探视，充分保证患者休息。

（2）能进食者，鼓励进食高蛋白、丰富维生素、易消化、无刺激的流质或半流质饮食。

病情危重者给予鼻饲。

（3）保持呼吸道通畅

1）鼓励患者咳嗽、咳痰，更换体位和多饮水。

2）危重患者每 2～3 小时翻身拍背 1 次，帮助排痰。如建立人工气道患者或使用机械通气者，按相应护理常规护理。

3）神志清醒者可行雾化吸入，2～3 次／日，每次 10～20 分钟。

（4）合理吸氧。根据血气分析和临床情况而定。Ⅱ型呼吸衰竭注意给予持续低浓度低流量吸氧。

（5）严密观察病情变化，警惕休克、肺性脑病及消化道出血等并发症。一旦发现，及时报告和处理，做好特护记录。

（6）遵医嘱给予治疗，注意观察药物的作用和副作用。使用呼吸兴奋剂时，必须保持呼吸道通畅；对烦躁不安、失眠者，慎用镇静剂，以防呼吸抑制。

（7）做好皮肤护理，预防压疮发生。

（8）给予心理支持，安抚患者，缓解或消除患者的害怕、紧张和恐惧情绪。

三、健康指导

（1）指导患者腹式和缩唇式呼吸训练及家庭氧疗，改善通气。

（2）注意防寒保暖，戒烟，尽量少去公共场所，积极预防和治疗上呼吸道感染。

（3）鼓励患者根据病情适当活动。

（4）鼓励家属多给予关心和照顾。

第五节　心绞痛护理常规

一、护理评估

（1）评估诱发患者心绞痛的因素，了解疼痛的部位、性质及持续时间，观察抗心绞痛药物的疗效及不良反应，警惕心肌梗死的发生。

（2）监测患者的心率、心律、血压、脉搏、呼吸变化。

（3）监测心电图变化，注意有无形态、节律等变化，评估有无心肌缺血、心律失常。

（4）评估患者对疾病的认知程度和心理状态。

二、护理措施

（1）根据患者病情合理安排休息和活动，充分保证足够的睡眠。心绞痛发作频繁时，应卧床休息,保持环境安静,严格控制探视;疼痛发作时,立即停止活动,就地休息。

（2）合理饮食,给予低脂肪、低胆固醇、低热量、适量纤维素的饮食。进食不宜过饱,避免暴饮暴食,控制食盐摄入量<6 g/d。戒烟酒,不饮浓茶和咖啡。

（3）吸氧监护:最初 2～3 天高流量吸氧(4～6 L/min),重者可面罩给氧,给予床边心电、血压、血氧监测 2～3 天。

（4）心绞痛严重时,遵医嘱舌下含化或静脉滴注硝酸甘油等,用药时注意滴速和血压的变化。

（5）保持大便通畅,避免用力大便。必要时使用缓泻剂或开塞露塞肛。

（6）给予患者安抚和心理支持,指导患者放松,缓解和消除紧张情绪。

三、健康指导

（1）指导患者避免诱发心绞痛的因素,纠正不良的生活方式,如避免高脂肪、高胆固醇、高盐饮食;避免重体力劳动和剧烈活动;避免情绪过度激动和精神高度紧张;戒烟酒,不饮浓茶和咖啡;避免寒冷刺激;避免长时间洗澡或淋浴等。

（2）告诉患者疼痛发作时的处理方法,随身携带"保健盒",学会正确服药和疗效观察。

（3）指导患者识别心肌梗死的先兆症状,如心绞痛发作频繁或程度加重、含服硝酸甘油无效时应立即护送就医。

第六节　急性心肌梗死护理常规

一、护理评估

（1）评估诱发患者心绞痛的因素,了解疼痛的部位、性质、程度及持续时间,疼痛发作时有无大汗或恶心、呕吐等伴随症状,观察抗心绞痛药物的疗效及不良反应。

（2）监测心电图变化,注意有无形态、节律等变化,了解心肌缺血程度、有无心律失常。

（3）严密监测患者的血压、脉搏、呼吸、体温、面色、心律、心率、尿量等变化,注意潜在并发症的发生,如心力衰竭、心源性休克、心律失常、心搏骤停等。

（4）评估患者对疾病的认知程度和心理状态,有无紧张、焦虑情绪。

二、护理措施

（1）嘱患者绝对卧床休息 1～3 天,严格限制探视,落实患者的生活护理。

（2）患者胸痛发作时禁食，2 天内进食流质饮食，之后改为软食。少量多餐，宜给予低热量、低脂肪、低盐、产气少、适量纤维素的清淡饮食。

（3）持续心电监测 3～7 天或至生命体征平稳。严密监测生命体征每 1 小时 1 次并记录，注意潜在并发症的发生。

（4）遵医嘱予氧气吸入。24 h 持续吸入，鼻导管吸氧流量为 4～6 L/min，面罩吸氧流量为 6～8 L/min。

（5）控制疼痛，遵医嘱给予镇痛药，必要时肌内注射哌替啶 50～100 mg。

（6）预防便秘，保持大便通畅。避免用力大便，必要时使用缓泻剂或开塞露塞肛。

（7）溶栓治疗时应监测出凝血时间，观察药物的不良反应。

（8）给予心理支持，缓解紧张和焦虑情绪。

三、健康指导

（1）指导患者调整和纠正不良生活方式。如避免高脂肪、高胆固醇、高盐饮食；避免重体力劳动和剧烈活动；避免便秘；控制情绪过度激动和精神高度紧张；戒烟酒，不饮浓茶和咖啡；避免寒冷刺激；避免长时间洗澡或淋浴等。

（2）坚持服药，定期复查。

（3）指导患者自我识别心肌梗死的先兆症状，如心绞痛发作频繁或程度加重、含服硝酸甘油无效时应立即护送就医。

（4）如无并发症的患者，心肌梗死 6～8 周后可逐渐增加活动量，以不感到疲劳为适度。

第七节　心律失常护理常规

一、护理评估

（1）询问患者既往有无器质性心脏病，有无类似发病史。

（2）评估患者血压、心律、心率、神志等，评估心律失常发生的时间、频率和类型，了解抗心律失常药物的效果。

（3）评估心律失常发作时有无伴随症状，如脉搏加快或细弱、血压下降、头晕、黑蒙、晕厥、气短、胸痛等。注意严重的心律失常可引发心搏骤停。

（4）评估患者对疾病的认知程度和心理状态，有无紧张、焦虑情绪。

二、护理措施

（1）根据心率失常的程度和特点合理安排休息和活动。严重心律失常者，应卧床休息；心动过速者；应限制活动；心动过缓者，避免兴奋迷走神经的活动，如避免排便时屏气；室性心动过速者，指导患者尝试频繁用力咳嗽，促进心律复律。

（2）饮食宜清淡无刺激，避免进食刺激性食物和饮用兴奋性饮料。戒烟、酒。低钾时，给予含钾高的食物，如橙子、香蕉等。

（3）遵医嘱给予氧气吸入。

（4）监测血压、心率、呼吸、神志等变化。

（5）急性心律失常者给予持续心电监护。评估心律失常发生的时间、频率和类型。对于室颤等严重的心律失常，及时作好急救准备，立即给予复律和心肺复苏，并遵医嘱给予生命支持疗法。

（6）遵医嘱给予抗心律失常药物治疗，观察药物的作用及副作用。

（7）给予患者安抚和心理支持，稳定患者情绪，缓解紧张和焦虑。

三、健康指导

（1）指导患者避免诱发心率失常的诱因。保持心情舒畅，注意劳逸结合；建立健康的生活方式，戒烟酒、控制体质量；保持大便通畅；及时治疗腹泻、脱水等引起电解质紊乱的疾病；避免从事高空作业、驾驶等紧张工作。

（2）严格遵医嘱服药，定期复查。

（3）教会患者及其家属观察脉搏变化，如发现异常，及时就医。

第八节 原发性高血压护理常规

一、护理评估

（1）询问患者有无原发性高血压的危险因素。

（2）评估患者的血压、脉搏、心率、呼吸等，了解血压的波动范围。

（3）询问患者有无头痛、胸闷、恶心等症状。

（4）评估患者对疾病的认识，用药史及对治疗的依从性。

二、护理措施

（1）根据患者的血压合理安排休息和活动，保证充足睡眠。血压控制不理想、波动大时,应避免剧烈活动;严重高血压或出现有头痛、胸闷、恶心等症状时卧床休息。服药后注意预防直立性低血压,如避免突然改变体位,动作宜缓慢等。

（2）饮食以低盐、低脂肪、低胆固醇、优质蛋白高、含钾高、清淡为宜。戒烟,忌酗酒。

（3）密切观察患者的生命体征,观察有无头痛、胸闷、恶心等症状,严防高血压危象的发生。

（4）遵医嘱给予降压等治疗,观察降压药的疗效和副作用。

（5）保持大便通畅,忌用力大便。

（6）并发心衰、肾功能不全、高血压脑病等按相关疾病护理常规护理。

（7）给予心理护理,引导患者严格遵医嘱服药,增强战胜疾病的信心。

三、健康指导

（1）指导患者调整和纠正不良生活方式。如避免高脂肪、高胆固醇、高盐饮食;避免剧烈活动;避免便秘;控制情绪,避免过度激动和精神高度紧张;戒烟酒等。

（2）向患者强调遵医嘱服药的重要性,坚持服药,定期复查。

（3）教会患者及其家属测量血压。交待患者如出现血压急剧上升、头痛、胸闷、恶心等不适,需立即就地休息,尽快到医院就诊。

第九节　急性心衰护理常规

一、护理评估

（1）评估可能引起患者急性心力衰竭的原因,了解既往病史。

（2）检测患者的血压、心率、呼吸频率及深度、有无气促及肺部啰音等。

（3）观察患者是否咳粉红色泡沫痰,评估患者的出入水量是否平衡等。

（4）评估患者缺氧的程度,如有烦躁不安等意识障碍、皮肤黏膜颜色有无发绀等。

（5）评估患者对疾病的认知程度和心理状态,有无紧张、恐惧、害怕等情绪。

二、护理措施

（1）协助患者取端坐位,双腿下垂,以利于呼吸和减少静脉回心血量。紧急情况下可行四肢 轮流结扎法减少静脉回流。

（2）急性心衰期暂禁食;病情好转并稳定后,宜低盐、清淡饮食。

（3）给予高流量氧气吸入。在湿化瓶内加入 $30\% \sim 50\%$ 酒精抗泡沫剂,保证足够的血氧分压。

（4）迅速建立静脉通道，遵医嘱给药，如硫酸吗啡、硝酸酯类、利尿药、氨茶碱等，严格控制输液速度。

（5）持续心电监测，严密观察血压、心率、呼吸、神志、尿量等，准确记录出入水量。

（6）给予心理支持，安慰患者，避免精神过度紧张。

三、健康指导

（1）针对患者可能发生心力衰竭的诱因，给予针对性地预防指导。

（2）指导患者在药物治疗的过程中，如有头痛、恶心、出汗等应及时报告医护人员。

（3）嘱咐患者遵医嘱服药，定期复查。

第十节　急性胰腺炎护理常规

一、护理评估

（1）询问患者既往有无胆道疾患、胰管阻塞、十二指肠邻近部位病变，有无大量饮酒和暴饮暴食等诱因。

（2）评估患者有无腹痛、腹胀、恶心、呕吐、发热、血尿淀粉酶增高等特点。

（3）评估患者对疾病的认知程度及心理状态。

二、护理措施

（1）急性发作期和重症者应绝对卧床休息，避免精神和身体过度疲劳。

（2）给予心理支持，讲解有关疾病知识，消除患者紧张恐惧心理，使其积极配合治疗护理。

（3）发病早期绝对禁食，尽量少饮水；病情好转后逐渐进食免油的清淡流质饮食；病情稳定，血尿淀粉酶恢复正常后给予蛋白质丰富饮食。

（4）严禁饮酒，不宜高质饮食，避免暴饮暴食，养成饮食清淡和进食规律的习惯。

（5）密切观察体温、呼吸、脉搏、血压和尿量，评估腹痛、腹胀程度和范围，注意水、电解质平衡，早期给予营养支持。

（6）减轻腹痛和腹胀，及时给予解痉镇痛药。腹胀和呕吐严重者给予胃肠减压。

（7）遵医嘱使用抗生素、抑制胰酶活性等，观察其疗效和副作用。

（8）对于出血坏死性胰腺炎伴腹腔内大量渗液者，或伴急性肾衰竭者做好腹膜透析准备。

三、健康指导

（1）指导患者及时治疗胆道疾病、肠道寄生虫病等与胰腺炎发病有关的疾病。

（2）帮助患者建立有规律的饮食及改善生活环境。戒烟，饮食宜清淡，避免暴饮暴食，防止胰腺炎复发。

（3）指导患者如出现腹痛、恶心、呕吐等，及时赴医院就诊。

第十一节　上消化道出血护理常规

一、护理评估

（1）询问患者有无引起上消化道出血的疾病，如食管疾病胃十二指肠疾病、门静脉高压症、肝胆疾病及血管性疾病等。

（2）评估患者呕血与黑粪的量、颜色和形状，判断出血的量、部位及时间。

（3）评估患者体温、脉搏和血压，观察患者面色，评估有无失血性周围循环衰竭。

（4）了解患者的饮食习惯、工作性质，评估患者对疾病的心理反应。

二、护理措施

（1）患者若绝对卧床休息，宜取侧卧位或仰卧位。头偏向一侧，保持呼吸道通畅，避免呕血误入呼吸道引起窒息，必要时吸氧。

（2）活动性出血期间禁食。

（3）给于心电监护，严密监测患者心率、血压、呼吸、尿量、面色及神志变化。评估呕血或黑便的量及性状，准确判断活动性出血情况。

（4）积极做好抢救准备，如建立有效的静脉输液通道，立即配血，药物止血、气囊压迫止血、内镜治疗、介入治疗、手术治疗等。

（5）遵医嘱给予补充血容量、止血、抑制胃酸分泌等药物，观察药物疗效和不良反应。

（6）给予口腔护理，保持口腔清洁，协助患者便后用温水轻擦肛门周围，做好皮肤护理。

（7）安抚患者及家属，给予心理支持，减轻恐惧，稳定情绪。

三、健康指导

（1）向患者讲解引发本病的相关因素，预防复发。

（2）指导患者合理饮食、活动和休息，避免诱因。

（3）指导患者和家属观察呕血和黑粪的量、性状、次数，掌握有无继续出血的征象。一旦出现反复呕血并呈鲜红，或出现黑粪次数增多、粪质稀薄或呈暗红，应考虑再出血，立刻就医。

第十二节　糖尿病护理常规

一、护理评估

（1）了解患者生活方式、饮食习惯、有无糖尿病家族史等，了解可能的病因。

（2）评估糖尿病的临床表现，如有无多饮、多食、多尿、体质量减轻的典型症状，有无乏力、头晕、头痛、视力障碍，有无皮肤干燥和瘙痒、皮肤疖和溃疡等感染灶等。

（3）了解患者实验室检查结果，如空腹血糖、餐后血糖、糖耐量试验、糖化血红蛋白等，以便了解病情。

（4）评估患者对糖尿病知识的了解程度及心理状态。

二、护理措施

（1）患者血糖控制基本平稳的情况下可进行日常活动和工作，避免过度疲劳。如果出现任何症状加重或感觉不适，应适当休息。

（2）严格饮食管理，给予糖尿病饮食。

（3）遵医嘱进行糖尿病治疗，观察降糖药的副作用，及时处理低血糖。如出现心慌、脉速、出汗、饥饿感，甚至昏迷等低血糖反应时，及时报告医师并抢救处理。一旦确诊低血糖发生，立即口服能快速升高血糖的物品，如一杯饮料（雪碧、可乐、果汁等）、糖果（水果糖、奶糖、巧克力糖）、糖水（温开水冲白糖或葡萄糖 25～50 g）、口服葡萄糖片、一勺蜂蜜或果酱等，如果 5 分钟内症状仍无改善，应再服糖 1 次，若 10 分钟仍无改善，考虑静脉输注葡萄糖溶液。切不可用低热量饮料或甜味剂食品治疗低血糖。

（4）评估病情变化，注意监测生命体征、血糖、血酮、尿酮、电解质及体质量等情况，预防糖 尿病并发症。若出现异常，及时报告医师并处理。

（5）指导患者进行运动疗法，注意运动安全。如患者出现下列情况，应禁止运动：血糖 >16.7 mmol/L 或空腹血糖 <4.5 mmol/L（应适当加餐后再运动）；尿中有酮体；足部或下肢感觉异常；心悸、气促、恶心、眩晕；身体突然发生的剧烈疼痛；视物模糊等。

（6）协助口腔及皮肤护理。注意保护足部，避免穿过紧的鞋、袜，防止受伤导致足部感染。

（7）向患者及家属提供系统规范化的糖尿病健康教育。

三、健康指导

（1）向患者及家属讲解糖尿病知识。

（2）引导患者生活规律，戒烟酒，避免过度劳累，保持情绪稳定。

（3）向患者讲解运动疗法的方法及注意事项。外出随身携带识别卡，以便发生紧急情况时及时处理。

（4）指导患者糖尿病自我照顾，包括口服降糖药的服用和不良反应观察、胰岛素注射、低血糖反应防治、足部护理及血糖监测等。交代患者赴医院定期复查和体检。告诉患者如出现任何症状加重或特殊不适，及时就医。

第十三节　脑梗死护理常规

一、护理评估

（1）了解既往是否有高血压、冠心病、糖尿病等病史。了解患者的生活方式、饮食习惯，有无烟、酒嗜好，有无家族史。了解起病前有无情绪激动、长时间静坐等。

（2）评估起病时间，有无短暂性脑缺血发作，有无头昏、头痛、呕吐、失语、偏瘫、吞咽障碍、呛咳等。

（3）了解实验室等检查结果，如血糖、血脂、CT、MRI等。

（4）评估患者对疾病的认识和心理状态。

二、护理措施

（1）急性期卧床休息，头偏向一侧。

（2）给予低盐、低脂、低胆固醇、丰富维生素及易消化饮食。有意识障碍及吞咽困难者予以鼻饲流质。

（3）注意评估血压、脉搏、呼吸、神志、瞳孔的变化。观察有无吞咽障碍、步态不稳、肌张力异常、神志淡漠等表现。

（4）遵医嘱给药，观察药物的疗效及副作用。溶栓抗凝治疗时，注意有无出血倾向，如观察有无皮肤、黏膜出血点；口服阿司匹林应注意有无黑便；使用改善循环的药物，如低分子右旋糖酐，静脉滴入速度宜慢，注意有无过敏反应；抗凝、扩血管及溶栓治疗过程中，注意有无原有症状加重或出现新症状，警惕梗死范围扩大、出血、栓子脱落等。

（5）做好基础护理，防止压疮、感染等并发症。

（6）给予心理安抚和支持,鼓励积极治疗。

（7）尽早进行肢体功能和语言康复训练。

三、健康指导

（1）指导患者坚持低盐、低脂饮食,多饮水,多食蔬菜、水果,少食含脂肪及胆固醇的肥肉、猪油、动物内脏等,戒烟酒。积极防治高血压、冠心病、糖尿病等相关疾病。

（2）指导患者康复训练与自我护理,鼓励患者适当活动,避免长时间静坐。遵医嘱服药,定期复查。出现头昏、视物模糊、言语障碍、乏力等症状时及时就医。

第十四节　脑出血护理常规

一、护理评估

（1）评估既往病史,是否有高血压、动脉粥样硬化、脑动静脉病变等疾病。了解起病前有无情绪激动、过度兴奋、劳累、用力排便等。

（2）评估有无头痛、呕吐、应激性溃疡、肢体瘫痪、失语及吞咽困难等症状和体征。评估呕吐的形状,有无喷射性呕吐,了解头痛的程度。

（3）了解实验室等检查结果,如血糖、血脂、CT、MRI等。

（4）评估患者对疾病的认识和心理状态。

二、护理措施

（1）急性期绝对卧床休息2～3周,避免一切可能使患者血压和颅内压增高的因素,包括移动头部、用力大便、情绪激动等。有精神症状如躁动时,加床栏。

（2）给予低盐、低脂、低胆固醇、丰富维生素及易消化饮食。发生应激性溃疡者应禁食。有意识障碍及吞咽困难者予以鼻饲流质。

（3）根据医嘱治疗和观察药物疗效。静脉滴注20%甘露醇时,应防止药物外渗,保证脱水效果,做到每次在30分钟内快速滴完,并观察尿量,如4小时内尿量<200 mL应慎用或停用。

（4）严密观察病情变化,预防再出血、消化道出血、脑疝等并发症。及时测量体温、血压、脉搏、呼吸、神志、瞳孔变化,监测尿量和水、电解质变化。如出现头痛、呕吐、视神经盘水肿、血压升高、神志障碍加深、脉搏变慢、呼吸不规则等,应警惕脑疝形成。若患者出现呃逆、腹部饱胀、胃液呈咖啡色或解黑色大便,提示消化道出血,应立即通知医师及时给予止血药物。

（5）保持呼吸道通畅，神志不清者头偏向一侧，勤吸痰，防异物及痰液堵塞。定时翻身拍背，预防吸入性肺炎和肺不张。

（6）对于拟手术治疗者，协助做好手术准备。

（7）保持瘫痪肢体功能位置和预防压疮护理，尽早进行肢体功能和语言康复训练。

（8）给予心理安抚和支持，鼓励积极治疗。

三、健康指导

（1）坚持低盐、低脂饮食，多食新鲜蔬菜水果，保持大便通畅，戒烟酒，忌暴饮暴食，避免过度劳累、情绪激动、突然用力过度等不良刺激，预防再出血。

（2）遵医嘱服药，控制血压、血脂等。高血压者不应自行增减或停用降压药。指导肢体功能瘫痪者尽早进行肢体功能康复训练。